Viktor E. Frankl

WER EIN WARUM ZU LEBEN HAT

Viktor E. Frankl war Professor für Neurologie und Psychiatrie an der Universität Wien und 25 Jahre lang Vorstand der Wiener Neurologischen Poliklinik. Die von ihm begründete »Logotherapie/Existenzanalyse« wird auch als »Dritte Wiener Richtung der Psychotherapie« bezeichnet. Er hatte Gastprofessuren an der Harvard University sowie an den Universitäten Stanford, Dallas und Pittsburgh inne und war Distinguished Professor of Logotherapy an der U.S. International University in San Diego, Kalifornien. Frankl wurde 1905 in Wien geboren. An der Universität Wien erwarb er das Doktorat der Medizin, später auch das philosophische Doktorat. Während des Zweiten Weltkriegs verbrachte er drei Jahre in Auschwitz, Dachau und anderen Konzentrationslagern. Vier Jahrzehnte hindurch machte er unzählige Vortragsreisen in alle Welt. Er erhielt insgesamt 29 Ehrendoktorate von Universitäten in Europa, Nord- und Südamerika, Asien und Afrika. Zahlreiche Auszeichnungen wurden ihm verliehen, darunter der Oskar Pfister Award der American Psychiatric Association und die Ehrenmitgliedschaft in der Österreichischen Akademie der Wissenschaften. Frankls 39 Bücher sind bisher in 50 Sprachen erschienen. Die englische Fassung von *... trotzdem Ja zum Leben sagen* erzielt Millionenauflagen und wurde in die Liste der »zehn einflussreichsten Bücher in Amerika« aufgenommen. Viktor Frankl starb 1997 in Wien.

Viktor E. Frankl

WER EIN WARUM ZU LEBEN HAT

Lebenssinn und Resilienz

BELTZ

Die Textsammlung beruht auf der Ausgabe »Logotherapie und Existenzanalyse. Texte aus sechs Jahrzehnten« (Quintessenz Verlag 1996). In der Neuausgabe erscheinen die Texte in veränderter Reihenfolge. Die Schreibweise wurde der neuen deutschen Rechtschreibung angepasst. Literaturangaben wurden vereinheitlicht und aktualisiert.

MIX
Papier | Fördert gute Waldnutzung
FSC® C089473

Dieses Buch ist erhältlich als:
ISBN 978-3-407-86492-5 Print
ISBN 978-3-407-86493-2 E-Book

7. Auflage 2026

Redaktion: Tarek Münch
Umschlaggestaltung: www.anjagrimmgestaltung.de (Gestaltung), www.stephanengelke.de (Beratung)
Umschlagabbildung: © IMAGNO/Viktor Frankl Archiv
Zeichnung auf S. 159: © IMAGNO/Viktor Frankl Archiv
Grafiken im Innenteil: Meris Sibilla

Layout, Satz und Herstellung: Antje Birkholz
Druck und Bindung: Beltz Grafische Betriebe, Bad Langensalza
Beltz Grafische Betriebe ist ein Unternehmen mit finanziellem Klimabeitrag (ID 15985-2104-1001)
Printed in Germany

Weitere Informationen zu unseren Autor_innen und Titeln finden Sie unter: www.beltz.de

In memoriam Otto Pötzl

1928–1945 Vorstand
der Neurologisch-psychiatrischen
Universitätsklinik Wien

INHALT

WER EIN WARUM ZU LEBEN HAT, ERTRÄGT FAST JEDES WIE

VORWORT ZUR NEUAUSGABE

Ich bin nicht nur Facharzt für zwei Fächer, sondern auch Überlebender von vier Lagern, Konzentrationslagern, und so weiß ich denn auch um die Freiheit des Menschen, sich über all seine Bedingtheit hinauszuschwingen und selbst den ärgsten und härtesten Bedingungen und Umständen entgegenzutreten, sich entgegenzustemmen, kraft dessen, was ich die Trotzmacht des Geistes zu nennen pflege.[1]

Als Viktor Frankl diese Zeilen kurz nach seiner Befreiung aus dem Konzentrationslager schrieb, sprach noch niemand von »Resilienz«. Zur festen Größe im medizinischen Diskurs wurde der Begriff erst Ende der 1970er Jahre mit Emmy Werners großer Längsschnittstudie »Die Kinder von Kauai«. Über einen Zeitraum von vierzig Jahren hatte die amerikanische Entwicklungspsychologin 698 Kinder beobachtet, die 1955 auf der hawaiianischen Insel geboren wurden und alle in schwierigen Verhältnissen aufwuchsen. Ein Drittel entwickelte sich trotz Armut, Arbeitslosigkeit oder Alkoholismus im Elternhaus zu psychisch stabilen, erfolgreichen Erwachsenen. Bei der genaueren Betrachtung dieser Teilgruppe stieß Weiner auf eine Reihe von »Resilienz-Faktoren«, allen voran die sichere Bindung an eine konstante Bezugsperson, aber auch Humor, die Bereitschaft, Hilfe anzunehmen, und verschiedene Formen von Spiritualität.

Mit dem Einzug der positiven Psychologie hat die Resilienzforschung diese und weitere Faktoren als Bestimmungsmomente eingehender untersucht und bald erkannt, dass sie nicht nur zur

Bewältigung schwieriger Lebensumstände, sondern allgemein als Leitlinien gelingenden Lebens in Anschlag zu bringen sind. Seit einiger Zeit ist daher ein regelrechter Boom des Resilienzbegriffs in der wissenschaftlichen und populären psychologischen Literatur zu verzeichnen.

In dieser Literatur wird häufig auf Viktor Frankl Bezug genommen – und zwar gleichermaßen auf sein Werk als auch auf seine Biographie, insbesondere mit Blick auf sein Überleben und den Umgang mit seinen Erfahrungen der Lagerhaft in vier Konzentrationslagern während der Hitlerdiktatur. Frankl wird von einigen Autoren sogar als einer der Pioniere der Resilienzforschung beschrieben – obwohl sich das Wort »Resilienz« im umfangreichen Werk Frankls tatsächlich nicht ein einziges Mal finden lässt.

Diese Abwesenheit ist schon insofern bemerkenswert, als Frankl bis zu seinem Tod im Jahr 1997 ausgesprochen rege und interessiert am jeweils aktuellen wissenschaftlichen Diskurs in der Psychiatrie, Psychotherapie und Psychologie teilgenommen hat und immer wieder in kritischen Dialog mit neuen Forschungstrends und -themen innerhalb der Verhaltenswissenschaften getreten ist. Es ist daher eher unwahrscheinlich, dass er insbesondere im Rahmen seiner Lehrtätigkeit an den Universitäten Harvard, Dallas, Duquesne und San Diego nicht mit dem Begriff und Konzept der Resilienz in Berührung gekommen sei.

Rückblickend lässt sich nicht gesichert rekonstruieren, warum Frankl den Begriff anderen überlassen und selbst nie aufgegriffen hat, obwohl er mit der »Trotzmacht des Geistes« ein *prima facie* ähnliches Konzept vorstellte, das auch in dem Nietzsche-Zitat anklingt, das in verschiedenen Texten von Viktor Frankl wiederkehrt: »Wer ein Warum zu leben hat, erträgt fast jedes

Wie.«* Das passive »Ertragen« bei Nietzsche wendet Frankl allerdings zur aktiven »Trotzmacht des Geistes«:

> *Ob man ein typischer KZler wurde oder aber auch noch in dieser Zwangslage, selbst noch in dieser äußersten Grenzsituation, Mensch blieb. Dies stand jeweils zur Entscheidung. [...] Wenn es für mich noch eines Nachweises dafür bedurft hätte, dass die Trotzmacht des Geistes eine Wirklichkeit ist – das Konzentrationslager war das experimentum crucis.***

Wie verhalten sich Resilienz und »Trotzmacht des Geistes« zueinander? Im Folgenden sollen die Konturen des Resilienzbegriffs und die Konturen von Frankls Arbeiten zur Frage nach der Möglichkeit, unabänderliches Leiden seelisch heil zu überstehen, nachgezeichnet werden, um Übereinstimmungen und Unterschiede zwischen den beiden Konzepten zu benennen.

Resilienz avant la lettre?

Zum Einstieg in einen solchen Dialog zwischen der Resilienzforschung und der von Frankl begründeten Forschungstradition ist es allerdings notwendig, gleich vorab mit einem historischen Missverständnis aufzuräumen – zumal eine rationale Durchleuchtung dieses Irrtums auch den Weg ebnet zu einer informierteren Diskussion der Beziehung zwischen Frankls Logotherapie und der Resilienz: Man liest bisweilen, Frankls eigenes Überleben seiner dreijährigen Internierung in den Konzentrationslagern Theresienstadt, Auschwitz, Kaufering und Türkheim verdanke sich seiner

* Siehe S. 113, 212 und 301 in diesem Band.

** S. 103 in diesem Band

Resilienz (oder Trotzmacht);[2] es sei geradezu ein Paradebeispiel der Wirkung resilienten Verhaltens – und erfährt damit mehr über den Mangel an historischen und existentiellen Realismus als über Resilienz und/oder die »Trotzmacht des Geistes«.

Denn so einfach ist es leider nicht – Leid, Krankheit, Ungerechtigkeit und Tod lassen sich nicht so leicht überlisten und der Machbarkeit des Menschen unterwerfen, als dass etwa bloß die »richtige« Haltung oder bestimmte Resilienzfaktoren das Überleben oder Überstehen leidvoller Situationen gesichert ermöglichen (und im Umkehrschluss jenen, die nicht überleben und überstehen Mitverantwortung für ihr Schicksal unterstellt werden kann). Frankl selbst betonte in seinen Gedenkreden oft genug, dass gerade »die Besten« den Holocaust nicht überlebt haben, und das Überleben selbst sich oft wenig mehr verdankte als dem rohen Zufall oder unverdienter Gnade:

> *Denn wir Überlebenden wussten ganz genau, dass die Besten, die unter uns dort waren, von dort nicht herausgekommen sind – die Besten waren es, die nicht zurückgekehrt sind! So konnten wir unser Überleben nicht anders denn als unverdiente Gnade empfinden.*[3]

Frankl hob vielmehr die Rolle der Willkür des Sterbens und die Gnade des Überlebens hervor – und die unheilvolle Rolle eines politischen Systems, das es dazu kommen ließ, dass bloßer Zufall, etwa in Gestalt momentaner Launen der Aufseher und Lagerkommandanten, über Sein oder Nichtsein der Lagerinsassen bestimmen konnten. Frankl war in dieser Hinsicht also – und nicht nur in Bezug auf das historisch und biographisch einmalige Leid des Holocaust – viel zu sehr einer realistischen Würdigung menschlichen Leids verpflichtet, als dass er Leiden mit einem anderen Ziel oder Begriff belegen konnte, als mit dem, was Leid nun einmal ist: leidvoll und als solches durch nichts schönzudenken oder schönzureden.

Versuche, Leiden in dieser Form umzudeuten, waren ihm daher – und das sollten sie den helfenden Berufen insgesamt sein – aus zweierlei Gründen suspekt: Erstens, weil sie dem Ernst der jeweiligen Lage ebenso wenig gerecht werden wie der Situationsangemessenheit des Leidens; zweitens, weil sie die Unbedingtheit des Leidens selbst zu unterschätzen drohen und sich damit gerade nicht in jene Geisteshaltung versetzen, aus der heraus man Leid anerkennen, ehrlich begegnen und vielleicht auch bewältigen kann.

... trotzdem Ja zum Leben sagen

Worum es Frankl vielmehr ging, war zunächst weniger die Bewältigung konkreten Leids, sondern die zuvor zu klärende viel grundlegendere und unbedingtere Frage, ob ein Leben, das früher oder später einmal von der tragischen Trias aus Leid, Schuld und Tod heimgesucht wird – und damit alles menschliche Leben – überhaupt noch sinnvoll und lebenswert sein kann. Frankls Nachdenken über diese Frage kommt in einer Schlüsselstelle eines seiner ersten Vorträge nach der Befreiung aus dem Konzentrationslager zum Ausdruck. In ihr formuliert er zugleich eines der Leitmotive seines Lebenswerks, der Logotherapie und Existenzanalyse:

> *Meine Damen und Herren, ich glaube nicht, einen Fehler zu begehen, wenn ich an dieser Stelle persönlich werde; vielmehr denke ich, es Ihnen irgendwie schuldig zu sein, damit Ihr Verständnis dafür zu erleichtern, was ich Ihnen auseinandersetzen möchte. Nun: im Konzentrationslager gab es viele, und schwere, Probleme; aber das Problem für die Häftlinge lautete letztlich: »Werden wir überleben? Denn nur dann hätte unser*

Leiden einen Sinn.« Doch für mich lautete das Problem anders – mein Problem war genau das umgekehrte: Hat das Leiden, hat das Sterben einen Sinn?
Denn nur dann – könnte das Überleben einen Sinn haben! Mit anderen Worten: nur ein sinnvolles – ein auf jeden Fall sinnvolles – Leben erschien mir wert, erlebt zu werden, ein Leben hingegen, dessen Sinnhaftigkeit dem rohesten Zufall ausgeliefert ist – dem Zufall nämlich, ob man mit ihm, dem Leben, nun davonkommt oder nicht –, ein solches Leben, mit so fragwürdigem Sinn, musste mir eigentlich auch dann nicht lebenswert erscheinen, wenn man mit ihm davonkommt …[4]

Wenn Frankl also in seinem umfangreichen Werk immer wieder auf das Thema Leidbewältigung zurückkommt, so tut er dies zwar auch, aber nicht alleine und nicht einmal primär, um sich der Frage zu widmen, wie man auch noch im Leiden seelisch heil bleiben könne. Zunächst war zu klären, ob Leben selbst überhaupt sinnvoll sein kann, auch wenn und obwohl es bisweilen von Leid überschattet ist; er stellt das Leiden somit in den Zusammenhang mit der Sinnhaftigkeit des Daseins im Allgemeinen: Kann man trotzdem Ja zum Leben sagen?

Erst sofern Leben trotz Leid sinnvoll sei, und sofern es mitunter noch gelingen kann, auch noch in leidvollen Situationen eines Sinns ansichtig zu werden, so Frankl, würde es sich überhaupt lohnen, die Mühen des Kampfes um und mit dem Leben, vor den das Leid uns stellen kann, auf uns zu nehmen – immer vorausgesetzt allerdings, es handelt sich um unabänderliches Leiden. Denn ist es änderbar, liegt der Sinnaufruf des Augenblicks andererseits offenkundig nicht im Ertragen, sondern darin, daran zu wirken, dieses Leid zu beheben oder zumindest zu lindern.

Das entscheidende Element von Frankls Leiddiskussion ist Realismus – und daher zeigen die Texte aus sechs Jahrzehnten, die in diesem Band versammelt sind, dass sich Frankls Blick auf den leidenden Menschen von zahlreichen derzeitig aktuellen Coping-Modellen inklusive Resilienz u.a. dadurch unterscheidet, dass er

Leiden nicht als Sonderfall menschlichen Erlebens betrachtet, sondern als normalen Bestandteil menschlicher Existenz. Denn keinem Dasein bleiben Leid und Schuld erspart, und ein jedes ist mit dem Problem der Vergänglichkeit der Dinge und der eigenen Sterblichkeit konfrontiert. Frankl appelliert also an den Realismus der helfenden Berufe, wenn er die Leidensfähigkeit des Menschen ebenso zum Inventar seelisch-geistiger Reife zählt wie die Liebes- und Arbeitsfähigkeit – es ist letztlich Lebensfähigkeit, weil Leid wie Freude Teil des Lebens ist.

Sinn in und trotz Leid

Viktor Frankl wird oft – und vermutlich zu Recht – nachgesagt, ein äußerst optimistisches und positives Menschen- und Weltbild zu zeichnen, daher mag es auf den ersten Blick paradox erscheinen, dass Leidensfähigkeit und Leidbewältigung in seinem Werk so viel Raum einnehmen. Das ist zum Einen sicherlich auch historisch und biographisch zu verstehen – eine seriöse europäische Psychiatrie und Psychologie des vergangenen Jahrhunderts konnte und wollte es sich nicht leisten, sofern sie sich einem Minimum an Realismus verpflichtet fühlte, an den Zivilisationsbrüchen von Auschwitz und Hiroshima einfach vorüberzugehen und zur Tagesordnung des unbeschwerten Alltagslebens zurückzukehren. Zum anderen ist leicht ersichtlich, dass die Sinnfrage sich insbesondere im Leiden stellt, wenn sich Freiräume schließen und Menschen Gefahr laufen, daraufhin am Leben insgesamt zu zweifeln oder zu verzweifeln.

Der Beitrag der Logotherapie zu dieser Problematik besteht in einem bedingungslosen Realismus – und das bedeutet einerseits das Leid aus dem Gesamtbild des Lebens nicht zu verdrängen, andererseits aber auch das verbleibende Gute im Leid nicht zu vergessen oder zu übersehen und den Blick auf noch verbleibende oder neu sich öffnende Freiräume zu wenden und darin nach verborgenen Sinnmöglichkeiten zu suchen.

Der von Logotherapie und Existenzanalyse an den leidenden Menschen herangetragene Trost besteht auch darin, dass ihm zugesichert wird, dass sein Leben immer sinnvoll war und auch im Leiden noch sinnvoll sein kann. Des weiteren gründet er sich auf der klinischen Beobachtung, dass Leid nicht notwendig auch Verzweiflung bedeuten muss, sondern gegebenenfalls eine viel breitere Vielfalt an Reaktionen bereithält – dass das Schicksal also, gleich, in welcher Valenz es uns begegnet, noch gestaltbar ist.

Angesichts des Leistungsgedankens, der mit der aktuellen Rezeption des Resilienzkonzepts bisweilen in Verbindung gebracht wird, muss man Frankls Modell der »Trotzmacht des Geistes« vor dem Missverständnis schützen, es ginge ihm darum, den Leidenden im Sinne gegenwärtig sehr präsenter Optimierungsbestrebungen zu Erfolg, Stärke und Selbstverwirklichung zu führen. All das mag geschehen – und die empirische Forschung über Sinnfindungsmöglichkeiten im Leid legt eine solche Wirkung tatsächlich in überwältigender Weise nahe. Dennoch stand dies, als Frankl seine Gedanken zur »Trotzmacht des Geistes« und der Sinnfindung im Leiden formulierte, noch gar nicht im Mittelpunkt der von ihm begründeten ärztlichen Seelsorge.

Frankl ging es vielmehr darum, dem Leiden im sinnlosen Leben, an dem Patienten zusätzlich zu ihrer Primärerkrankung so regelmäßig zu zerbrechen drohen, wenn ihnen krankheitsbedingt ihre vertrauten Entfaltungsräume entrissen wurden, eine lebbare Alternative gegenüberzustellen: Nicht wegen und nicht gegen, sondern trotz des Leids noch individuelle Sinnfreiräume zu erkunden und zu verwirklichen.

Heilung braucht Sinn

Mit diesem existentiellen Überbau und dem daraus resultierenden ärztlich-seelsorgerlichen Angebot standen Viktor Frankl und die Logotherapie lange Zeit alleine dar; sie standen genau genommen nicht nur alleine, sondern sogar in direkter Opposition zu weitaus weniger existentiell motivierten Gegenmodellen, welche die Sinnfrage insgesamt ins Reich des Pathologischen verbannen wollten. Viktor Frankl sprach in diesem Zusammenhang vom Pathologismus* – also der Verfehlung menschlicher Anliegen dadurch, dass sie nicht eigentlich als Zeichen menschlicher Reife, sondern vielmehr als Entgleisungen der Seele missdeutet werden:

> *Am bedenklichsten ist der Pathologismus, wo nicht nur das Menschliche mit dem Krankhaften verwechselt wird, sondern auch das Allermenschlichste, das es überhaupt geben mag: nämlich die Sorge, um möglichste Sinnerfüllung menschlichen Daseins, wo dieses Allermenschlichste für etwas nur Allzumenschliches gehalten wird, für eine Schwäche, für einen Komplex. So wenig ist der Sinnanspruch des Menschen an sein Dasein, so wenig ist dieser Wille zum Sinn ein Krankheitszeichen, dass wir ihn sogar […] als ein Heilmittel mobilisieren.*[5]

Für den Einzelnen, der insbesondere durch die Sinnfrage bewegt ist – der also im Leid mit existentiellen Fragen konfrontiert ist, ist die Folge eines solchen pathologistischen Generalverdachts absehbar doppelt fatal. Einerseits ist sein Leben überschattet; und nun wird ihm auch noch zertifiziert, dass seine Leiden am ver-

* Siehe S. 298–300 u. S. 332 f. in diesem Band.

meintlichen oder echten Sinnverlust Ausdruck nicht existentieller Anliegen, sondern eigentlich nichts anderes sei als eine psychologische Deformation. So lautet etwa die Gegenstimme Sigmund Freuds:

> *Im Moment, da man nach dem Sinn und Wert des Lebens fragt, ist man krank, denn beides gibt es ja in objektiver Weise nicht; man hat nur eingestanden, dass man einen Vorrat an unbefriedigter Libido hat, und irgendetwas anderes muss damit vorgefallen sein, eine Art Gärung, die zur Trauer und Depression führt.*[6]

Unter diesem Vorzeichen wird die nach Frankl menschlichste aller Fragen, die Frage nach dem Sinn, zum Zeichen eines psychischen Defizits erklärt – mit der Folge, dass einem vermittelt wird: Nicht nur die Welt stimmt nicht, auch mit uns stimmt etwas nicht. Man sehe sich etwa Kurt Eisslers auf Grundlage dieses Sinnmodells beschriebenen Versuch an, einer sterbenden Patientin beratend beizustehen:

> *Die Patientin verglich die Sinnfülle ihres früheren Lebens mit der Sinnlosigkeit der gegenwärtigen Phase; aber selbst jetzt, wo sie nicht mehr in ihrem Beruf arbeiten konnte und sich für viele Stunden am Tag hinlegen musste, sei ihr Leben trotzdem sinnvoll, meinte sie, und zwar insofern, als ihr Dasein für ihre Kinder wichtig war und sie selbst so eine Aufgabe zu erfüllen hatte. Wenn sie aber einmal ins Spital eingeliefert würde, ohne Aussicht, jemals nach Hause zurückkehren zu können, und nicht mehr fähig, das Bett zu verlassen, würde aus ihr ein Klumpen nutzlosen faulenden Fleisches werden und ihr Leben jeden Sinn verlieren. Zwar war sie bereit, alle Schmerzen so lange zu ertragen, als dies noch irgendwie sinnvoll wäre; aber wozu wollte ich sie dazu verurteilen, ihre Leiden zu einer Zeit zu erdulden, zu der das Leben längst keinen Sinn mehr hätte? Daraufhin erwiderte ich, dass sie meines Erachtens einen groben Fehler begehe; denn ihr ganzes Leben sei sinnlos und von jeher sinnlos gewesen, noch bevor sie jemals erkrankt wäre. Einen Sinn des Lebens zu finden, sagte ich, hätten die Philosophen noch immer vergeblich versucht, und so bestehe denn auch der Unterschied zwischen ihrem früheren und ihrem gegenwärtigen Leben einzig und allein darin, dass sie in dessen früherer Phase an einen Sinn des Lebens noch zu glauben vermochte, während sie in der gegenwärtigen Phase eben nicht mehr imstande war, es zu tun. In Wirklichkeit, schärfte ich ihr ein, seien beide Phasen ihres Lebens ganz und*

gar sinnlos gewesen. Auf diese Eröffnung hin reagierte die Patientin, indem sie ratlos war, mich nicht recht zu verstehen vorgab und in Tränen ausbrach.[7]

Einem solchen Nihilismus entgegnet die Logotherapie und Existenzanalyse mit Hinweisen und Hilfestellungen, wie wir der Welt hoffend gegenübertreten und die Welt selbst, gerade in ihrer Unvollkommenheit, annehmen können. Denn diese Unvollkommenheit sagt uns: Die Welt ist auf unsere Hoffnung angewiesen, und nur der Mensch ist es, der diese Hoffnung überhaupt in die Welt trägt. Wenn er sie aufgibt, verschwindet die Hoffnung sang- und klanglos von der Erdoberfläche – mit absehbaren Folgen allerdings nicht nur für die Welt, sondern auch für den einzelnen Menschen selbst. Das hieße wiederum: Die Hoffnung und Sinnstrebigkeit des Menschen ist nicht ein psychologischer Mangel, sie liegt in seiner Natur und damit liegt sie auch schon in der Natur der Welt. Der psychologische Mangel offenbart sich vielmehr in der Abkehr von Hoffnung und Sinn – denn es ist die Abkehr von einem Kernmerkmal menschlichen Selbst- und Welterlebens.

Neben der ausführlichen Darlegung seines Ansatzes im »Grundriss der Existenzanalyse und Logotherapie« (S. 223–376) zeigen Frankls Texte aus sechs Jahrzehnten die verschiedenen Dimensionen sinnzentrierter Psychologie, angefangen bei seiner frühen Abgrenzung von der defizitorientierten Psychoanalyse (»Seelenärztliche Selbstbesinnung«, S. 53–58) über die »Psychologie und Psychiatrie des Konzentrationslagers« (S. 85–120) bis hin zu Frankls Auseinandersetzung mit den Sinnkrisen der modernen Konsumgesellschaft (»Bemerkungen zur Pathologie des Zeitgeists«, S. 209–222).

Der Weg zu innerer Stärke angesichts schwerer Lebensumstände läuft also nicht alleine über das zu stärkende Selbst, sondern über den zu verwirklichenden Sinn. Mit Blick auf die Rolle, die Frankl als Pionier der Resilienz bisweilen zugeschrieben wird, muss daher festgehalten werden, dass fraglos große Schnittmengen zwischen der Resilienz und der »Trotzmacht des Geistes« auszumachen sind, der Weg zur und das Ziel der Leidbewältigung in beiden Fällen aber unterschiedlich sind.

Frankls Modell unterscheidet sich etwa von der zeitgenössischen Resilienzrezeption darin, dass es Resilienz nicht eigentlich als Ziel, sondern als Nebenprodukt einer bedingungslosen Sinnoffenheit betrachtet; dass es weiters auf die natürlichen Selbstheilungskräfte des Menschen vertraut, sofern dieser nur einer Sinnmöglichkeit auch noch im unabänderlichen Leid ansichtig geworden ist und damit auch besser in der Lage, das individuelle Profil der jeweiligen Person in ihrer einmaligen Situation zu würdigen.

Dem gegenüber steht in der Resilienzforschung mitunter das Bestreben, aus Einzelbeobachtungen und Gruppenuntersuchungen jene Faktoren zu isolieren, die üblicherweise Menschen dazu verhelfen können, resilient zu sein. Oft wird dabei übersehen, dass gerade angesichts von Leid und seiner Bewältigung alles Denken in der Kategorie des »üblicherweise« Hilfreichen auf eine je einzigartige Person in einer je einmaligen Situation – und damit an seine Grenzen – stößt. Sobald man mit konkretem Leid konfrontiert ist, wird es aber nötig, das eigene Erleben, Entscheiden, Handeln und Helfen nicht nur auf bekannte Tatsachen auszurichten, sondern auf noch unentdeckte Möglichkeiten zu lenken, die erst in der prekären Situation darauf warten, verwirklicht zu werden.

Man kann es noch allgemeiner sagen: Frankls Modell versucht, die Würde des gebrochenen Menschen vor dem Zugriff des Leidens zu bewahren und aktiviert gleichsam als Nebeneffekt zahlreiche der Faktoren, welche die zeitgenössische Forschung als Resilienzvariablen entdeckt und festgeschrieben hat.

Auch unter diesem Gesichtspunkt ist eine Wiederentdeckung Frankls im Rahmen der Resilienzforschung zu begrüßen und eröffnet der Forschung neue Möglichkeiten, die bislang weitgehend zu wenig Beachtung gefunden haben. Für den Logotherapeuten ist es einerseits ungemein interessant, dass die zeitgenössische Psychologie Zug um Zug auf mitunter gänzlich anderen Wegen zu Einsichten hingeführt wird, die vormals in einem anderen ideenhistorischen und sozialen Kontext (hier insbesondere im Zuge des Holocaust und der Geschehnisse von Hiroshima und Nagasaki) formuliert wurden. Und für den zeitgenössischen Psychiater, Psychologen und Psychotherapeuten mag ebenso interessant sein, dass die im Rahmen der Resilienzforschung diskutierten protektiven Faktoren auch im Zusammenhang eines größeren existenzpsychologischen Modells eingebettet sind, das sich selbst angesichts der bis heute unfassbaren Zivilsationsbrüche des vergangenen Jahrhunderts bewährt hat und neben der Resilienz vermutlich zahlreiche weitere noch zu entdeckende Hinweise auf bestmögliche Hilfe für den leidenden Menschen der Gegenwart enthält.

*Alexander Batthyány ist Professor für Philosophie der Psychologie und Inhaber des Viktor Frankl Lehrstuhls in Liechtenstein sowie Leiter der Abteilung Logotherapie am Univ.-Institut für Psychoanalyse in Moskau. Er leitet das Viktor Frankl Institut in Wien und ist Erstherausgeber der Gesammelten Werke von Viktor Frankl.**

* Der Autor dankt Tarek Münch für den Gedankenaustausch im Vorfeld der Neuausgabe.

VORWORT ZUR ERSTAUSGABE

Am 14. Mai 1986 hat die Universität Wien Prof. DDr. Viktor Frankl die Ehrendoktorwürde der Naturwissenschaften verliehen. Es war das zwölfte Ehrendoktorat* Frankls und für mich als den Laudator dieser Feier ein Anlass, zurückzublicken auf Lebenswerk und Leben eines Mannes, den ich selbst als junger Student vor mehr als 30 Jahren kennenlernen durfte.

Die Laudatio zu halten war keine schwierige Aufgabe: Einen Mann zu rühmen, von dem seit 1946 nicht weniger als 27 Bücher in 20 Sprachen** erschienen sind (unter anderem eine siebenbändige Ausgabe seines Gesamtwerks in japanischer Sprache!), ist nicht schwer. Die Verdienste des Verfassers von *Man's Search for Meaning* aufzuweisen, eines Werkes, das weltweit bis heute nicht weniger als 149 Auflagen erlebte, einen Wissenschaftler zu würdigen, bei dem man, um nicht in Zeitnot zu geraten, als Laudator die Ehrungen und Auszeichnungen nur exemplarisch wiedergeben kann, sollte eine einfache Aufgabe darstellen – gäbe es da nicht ein anderes Problem: aus der übergroßen Fülle seiner Werke auszuwählen, was für ihn, seine Thesen und seine Entwicklung entscheidend war.

Ich musste damals im stillen Alleingang meine Entscheidung treffen und wurde von Viktor Frankl selbst in meiner Auswahl bestätigt. Als nun die Bitte an mich gerichtet wurde, zu einem Werk einleitende Gedanken zu formulieren, das »Texte aus fünf Jahr-

* Viktor Frankl sind bis zu seinem Lebensende 27 Ehrendoktorate verliehen worden.

** Derzeit sind Frankls 39 Bücher in 50 Sprachen übersetzt worden (Frühjahr 2017).

zehnten« zusammenfassen will, war meine Neugier nicht gering, wie diese Selektion wohl aussehen mochte. War mir doch nur allzu gut in Erinnerung geblieben, dass seine erste Publikation bereits im Jahre 1924 erschienen war – ein Datum, bei dem man stutzt, wenn man das Geburtsjahr 1905 bedenkt: Der erst Neunzehnjährige hatte in der *Internationalen Zeitschrift für Psychoanalyse* einen Beitrag zur Entstehung mimischer Bejahung und Verneinung publiziert, dem eine langjährige Korrespondenz mit Freud vorausgegangen war, die der Mittelschüler Frankl geführt hatte. Bereits zwei Jahre später hielt er dann als junger Medizinstudent auf dem Internationalen Kongress für Individualpsychologie ein Grundsatzreferat.

Schon damals begegnen wir der wesentlichsten Eigenheit Viktor Frankls: dem unbeugsamen Willen, einen eigenen Weg einzuschlagen. Und wer so entscheidet, hat es schwer, von bestehenden Institutionen akzeptiert zu werden. Die bereits im genannten Grundsatzreferat angedeuteten Abweichungen von den orthodoxen Schulmeinungen der Individualpsychologie wurden gravierender und führten schließlich zum Bruch mit Adler, auf dessen ausdrücklichen Wunsch Frankl 1927 von der Gesellschaft der Individualpsychologen ausgeschlossen wurde.

Der Beitrag »Die Begegnung der Individualpsychologie mit der Logotherapie« (S. 153–169) gibt einen versöhnlichen Rückblick auf diese Entwicklungsphase, die für Frankl einen notwendigen Schritt auf seinem eigenen Weg darstellte. Ihm war offenbar bereits damals klar, dass sich die Psychoananalyse das Ziel setzt, den Menschen an die Wirklichkeit anzupassen, während die Individualpsychologie auf eine Gestaltung dieser Wirklichkeit abzielt – eine Stufenfolge, in der schon dem jungen Frankl die nächste, letzte und entscheidende Position zu fehlen schien. Sie wird im Beitrag »Zur geistigen Problematik der Psychotherapie« dargelegt:

Der wesentliche Schritt über Anpassung und Gestaltung hinaus ist das Übernehmen von *Verantwortung*: Ich sein heißt verantwortlich sein. Und so ist als höchste Ebene die der *Sinnfindung* zu postulieren, das Auffinden jener Werte, die der Einzelne in seinem konkreten Lebensschicksal verwirklichen kann. Und schon in dieser 1938 verfassten Arbeit (S. 33–51) stellt Frankl klar, dass hier nicht wir, sondern vielmehr der Kranke selbst zu entscheiden hat. Zu entscheiden, vor wem er sich verantwortlich fühlt (sei es vor Gott, sei es vor seinem Gewissen) und wofür er sich verantwortlich fühlt, also welchen Sinn er in seinem Leben findet.

In diesen frühen Schriften der ausklingenden Dreißigerjahre stellt Viktor Frankl bereits das Problem der scheinbaren Sinnlosigkeit der Existenz in den Mittelpunkt seiner Überlegungen und fordert den bemerkenswerten Therapieschritt des *weltanschaulich geführten Gesprächs*.

Dabei wird eine gefährliche Klippe erkannt und umgangen: dass nämlich nicht ein bestimmter Standpunkt angeboten oder gar oktroyiert werden darf, sondern vielmehr die kompromisslos unmissionarische Haltung ein Zentraldogma der seelenärztlichen Tätigkeit zu sein hat. Klar und verbindlich spricht Frankl dies in »Seelenärztliche Selbstbesinnung« aus: »Welche Weltanschauung jemand wählt, bleibe unbeeinflusst. Entscheidend ist, *dass* er Weltanschauung besitzt.«

Diese tolerante Haltung macht nicht einmal vor der religiösen Sphäre halt: In der Oskar-Pfister-Lecture »Man's Search for Ultimate Meaning« (S. 179–202)* wird die Brücke zur Religion mit allen Konsequenzen für die seelenärztliche Tätigkeit geschlagen. Doch Frankls

* In diesem Band erscheint der Vortrag unter dem Titel »Der Mensch auf der Suche nach einem letzten Sinn«.

Auffassung des Begriffes »Religion« ist so weit, dass Agnostizismus und selbst Atheismus mit eingeschlossen werden können.

In seiner Autobiographie schildert Viktor Frankl, wie er im Alter von etwa vier Jahren mit der Erkenntnis aus dem Schlaf aufschreckte, auch er werde eines Tages sterben müssen. War es dieser frühe Impuls, der ihn die Zentralfrage so klar formulieren ließ: Wie sich der Sinn des Lebens mit der Vergänglichkeit in Einklang bringen lässt? Schon als Mittelschüler setzte sich Frankl, unter anderem von Gustav Theodor Fechner angeregt, mit Ideen auseinander, die er später mit Martin Heidegger diskutieren sollte. Und so ist für ihn von Anfang an der weltanschauliche Bereich in die nervenärztliche Tätigkeit integriert:

In »Philosophie und Psychotherapie« (S. 59–69) wird die unmissverständliche Forderung erhoben, dass der Nervenarzt nicht »vorbeibehandeln« darf an weltanschaulichen Entscheidungen und persönlichen Werten des Patienten. Neurosen entstehen durch ganz bestimmte weltanschauliche Positionen bzw. werden durch sie aufrechterhalten. Und wohl nicht zufällig greift Frankl in seinem Beitrag »Rudolf Allers als Philosoph und Psychiater« (S. 121–131) ein wörtliches Zitat seines Physiologielehrers auf: »Ich habe noch keinen Fall von Neurose gesehen, bei dem sich nicht als letztes Problem und als letzter Konflikt eine, wenn man es so nennen will, ungelöste metaphysische Frage enthüllt hätte …«

Als wollte das Schicksal Frankl an seinen eigenen Thesen messen, erfährt dieser zielstrebige und erfolgreiche Weg einen jähen Bruch: Er wird aus der Arbeit als Primarius am Rothschild-Spital gerissen und in mehrere Konzentrationslager gebracht (unter anderem nach Auschwitz). Was ist über diese Jahre zu sagen, in denen er in den Konzentrationslagern seine erste Frau verlor, seinen Vater, seine Mutter, seinen Bruder? Völlig unpathetisch spricht

Frankl selbst von einem großen *experimentum crucis* für seine damals schon klar ausformulierten Vorstellungen über Sinnfindung: »Überleben kann nur durch eine Orientierung auf die Zukunft erfolgen, auf einen Sinn, dessen Erfüllung in der Zukunft wartet.«

Mutet es nicht wie eine kürzelhafte Illustration des Schicksals an, dass das Manuskript der *Ärztlichen Seelsorge* verloren gegangen war und der Wunsch nach seiner Rekonstruktion einer der entscheidenden Impulse zum Überleben von Viktor Frankl wurde? In »Psychologie und Psychiatrie des Konzentrationslagers« (S. 85–120) stellt Frankl in affektlos-sezierender Form die Grenzsituation einer permanent provisorischen Existenz und der andauernden Ungewissheit des Endes dar. Er hatte jedoch nicht nur die Kraft zu überleben, sondern auch nach seiner Rückkehr aus dem KZ die Stärke, mit ruhiger Besonnenheit seinen Maximen treu zu bleiben. Mit Entschiedenheit tritt er gegen den Gedanken einer Kollektivschuld auf und schreibt 1947 in »Die Existenzanalyse und die Probleme der Zeit«: »Sofern es kollektive Verantwortung gibt, kann sie nur eine planetarische sein. Die eine Hand soll sich nichts darauf einbilden, dass nicht sie es ist, sondern die andere, die von einem Geschwür befallen wurde; denn immer ist es der ganze Organismus, der erkrankt ist.«

Seine differenzierte, von einer positiven Grundeinstellung getragene Haltung – etwas durch Liebe zur Existenz zu bringen – verdichtet Viktor Frankl 1947 in »Zeit und Verantwortung«, indem er dem Descartes'schen *Cogito ergo sum* ein *Amo ergo est* gegenüberstellt.

Der Brückenschlag zwischen Philosophie und Psychotherapie – von Frankl in seiner Lehre wie auch in seinem Leben realisiert – darf freilich nicht eine weitere entscheidende Komponente vergessen lassen: seine naturwissenschaftlich-experimentelle Begeisterung. In seiner autobiographischen Skizze berichtet er, dass er bereits im Alter von drei Jahren den Wunsch äußerte, Arzt zu werden, und auch einige Ideen zur Erprobung von Medikamenten vorstellen konnte (die allerdings den gegenwärtigen Standards nicht ganz entsprechen dürften).

Die Experimentalpsychologie fesselte Frankl jedenfalls so sehr, dass er 1949 in Wien mit dem Hauptfach Psychologie promovierte. Der Hauptgedanke, dass neben der noetischen und der psychologischen Ebene der *biologische Bereich* nicht übersehen werden darf, ist wohl auch dafür verantwortlich, dass er bereits 1939 die Arbeit »Zur medikamentösen Unterstützung der Psychotherapie bei Neurosen« (S. 71–83) vorlegte. Und so wird es wohl nur den Außenstehenden wundern, dass Pöldinger in seinem *Kompendium der Psychopharmakotherapie* Frankl als einen der ersten zitiert, die günstige Behandlungserfolge bei ängstlich-gespannten Depressionen mit Glyzerinestern berichten konnten, und ihn unter die Pioniere der Tranquilizerforschung einreiht.

Freilich wird auch hier das »Werkzeug« Medikament nicht isoliert gesehen. Es hat vielmehr nach Frankls Überzeugung den Stellenwert eines Dopings »in einem Kampfe, zu dem der Kranke die Waffe aus der Hand des Psychotherapeuten schon vorher erhalten haben muss«. Dieser 1939 niedergeschriebene Satz scheint heute wichtiger denn je – in einer Zeit, die von der Überzeugung geprägt ist, dass es für und gegen alles eine Pille gibt und geben muss.

Viktor Frankls Aufgeschlossenheit gegenüber der Experimentalpsychologie war aber auch Triebfeder dafür, dass bereits 1972 die erste empirische Arbeit (*Logotherapie als Persönlichkeitstheorie* von Elisabeth Lukas) bei mir als Dissertation eingereicht wurde. Ihr folgte eine lange Reihe von Arbeiten, in denen einzelne Thesen und Gedanken der Forschungsrichtung Existenzanalyse bzw.

der psychotherapeutischen Behandlungsmethode Logotherapie untersucht wurden.

Gerade hierbei darf allerdings ein Kerngedanke von Frankls Lebenswerk nicht übersehen werden: Im Versuch, dem Kranken zu helfen, darf man der weltanschaulichen Auseinandersetzung nicht ausweichen. Techniken wie das Ignorieren der Symptome, die Dereflexion oder gar ihr Ironisieren, die paradoxe Intention mögen uns in viel später entstandenen verhaltenstherapeutischen Ansätzen begegnen. Sie jedoch als isolierte Werkzeuge einzusetzen muss notwendigerweise zu derselben Enttäuschung führen wie eine Überbewertung der medikamentösen Unterstützung der Therapie.

Der hier vorgelegte Querschnitt durch ein halbes Jahrhundert Forschungsarbeit zeigt den wunderbaren Brückenschlag, den Viktor Frankl zwischen Psychiatrie, Philosophie und Psychologie vollzogen hat. Wir würden sein Anliegen missverstehen, wollten wir es dabei bewenden lassen, diesen Brückenschlag zu bewundern, und nicht zu erkennen, dass Frankl damit gleichzeitig die untrennbare Einheit dieser drei Bereiche fordert. Psychotherapeutisches Bemühen ohne Einbeziehung der philosophisch-weltanschaulichen Dimension muss fruchtlos bleiben. Die vorliegenden Arbeiten werden helfen, diese Forderung aus ihrer Entstehungsgeschichte zu verstehen und damit ernst zu nehmen. Es sei mir erlaubt, bei Frankls eigenen Formulierungen eine Anleihe zu nehmen, wenn ich die Hoffnung ausspreche, dass dieser Band erkennen lässt: Der Sinn des Lebens von Viktor Frankl mag darin gelegen sein, anderen zu helfen, in ihrem Leben einen Sinn zu sehen!

Giselher Guttmann war Professor für allgemeine und experimentelle Psychologie an der Universität Wien.

TEIL 1

TEXTE AUS SECHS JAHRZEHNTEN

ZUR GEISTIGEN PROBLEMATIK DER PSYCHOTHERAPIE

Sobald wir darangehen, die geistige Problematik der Psychotherapie aufzuzeigen, empfiehlt es sich fürs Erste einmal, die gegenwärtigen psychotherapeutischen Strömungen in wissenschaftshistorischem Aspekt daraufhin zu untersuchen, welche geistesgeschichtlichen Entwicklungstendenzen zu beobachten seien. Hier finden wir nun als große historische Repräsentanten die Systeme der *Psychoanalyse* und der *Individualpsychologie* vor. Fragen wir uns aber, was denn den wesentlichen Befund in Bezug auf das neurotische Geschehen vom Standpunkt der genannten Lehrmeinungen ausmache, so können wir Folgendes feststellen: Für den Psychoanalytiker besteht das wesentliche Moment bei der Entstehung neurotischer Symptome in der *Verdrängung*, im Unbewusstmachen gewisser Bewusstseinsinhalte; das therapeutische Prinzip im Rahmen der Psychoanalyse ist demgemäß wesentlich ein Bewusstwerdenlassen im Sinne der Aufhebung von Verdrängungen. Kennzeichnend für diesen Grundzug der psychoanalytischen Behandlungsmethode mag wohl der Ausspruch von Sigmund Freud sein, dass dort, wo Es ist, Ich werden soll – eine Tat, die er mit der Trockenlegung der Zuidersee vergleicht. Demgegenüber sehen wir bei der individualpsychologischen Behandlungsweise, dass hier das neurotische Symptom, ganz im Sinne des grundlegenden Adler'schen Begriffes des *Arrangements*, als ein Versuch des Individuums gedeutet wird, Verantwortung abzuwälzen. Es wird also nach der psychoanalytischen Auffassung im neurotischen Geschehen das Ich als Bewusst-Sein irgendwie eingeschränkt, während nach der individualpsychologischen Lehre eine Minderung des Verantwortlich-Seins eintritt.

Eine allgemeine Besinnung auf die tiefsten Grundlagen menschlicher Existenz ergibt nun folgende anthropologische Formel: *Ich-Sein heißt Bewusst-Sein und Verantwortlich-Sein.**

Im Lichte dieser anthropologischen Grundformel zeigt es sich also, dass Psychoanalyse bzw. Individualpsychologie je eine Seite der menschlichen Existenz in ihr Blickfeld rücken, um von ihr aus zu einer Deutung des neurotischen Geschehens vorzudringen. Das besagt aber auch gleichzeitig nicht weniger, als dass beide Systeme nicht ganz zufällig geschaffen wurden, dass sie vielmehr mit wissenschaftstheoretischer Gesetzmäßigkeit, ja aus ontologischer Notwendigkeit heraus entstehen mussten und, in diesem Aspekte, ihre Einseitigkeiten sowohl wie ihre Gegensätzlichkeit bloß wirkliche Ergänzungen darstellen.

Aber nicht nur die von uns supponierten *anthropologischen Ausgangspunkte* beider Lehren bilden eine wahrhafte Ergänzung zueinander, sondern auch der *methodische Weg*, auf dem sie sich in ihrer Grundauffassung vom menschlichen Seelenleben bewegen. Beide Lehren machen sich nämlich einer Einschränkung der phänomenal gegebenen seelischen Wirklichkeit schuldig, die Psychoanalyse in materialer Hinsicht, was den Inhalt seelischer Strebungen an-

* Diese beiden Komponenten haben natürlich, wie jede geistige Funktion, ihre biologische Fundierung, indem das Bewusst-Sein vom Evidenzgefühl getragen wird und anderseits das Verantwortlich-Sein auf die Instinktsicherheit des Individuums angewiesen ist. Beide Funktionen scheinen im Falle des originären zwangsneurotischen Charakters in ihrer biologischen Schicht irgendwie erschüttert und in den einzelnen zwangsneurotischen Symptomen kompensatorisch überbaut: Finden wir doch, dass der Zwangsneurotiker in seinem ganzen Leben gerade an einem Übermaß an Bewusstheit und Verantwortlichkeitsgefühl zu leiden hat.

langt, indem sie als möglichen Inhalt in letzter Auflösung immer nur Libidinöses gelten lässt. Demgegenüber schränkt die individualpsychologische Auffassung das seelische Geschehen insofern in formaler Hinsicht ein, als sie wohl Strebungen verschiedenen Inhalts anerkennt, soweit aber neurotische Formen infrage stehen, sie irgendwie als unecht hinstellt, als Mittel zum Zweck, im Sinne des angeführten Arrangementbegriffes.* Faktisch ist es natürlich so, dass im allgemein-seelischen, aber auch im neurotischen Geschehen einerseits nicht nur libidinöse, sondern auch andere Strebungen bedeutsam sind, während anderseits – im Gegensatze zur individualpsychologischen Auffassung – neurotische Symptome nicht nur Mittel zum Zweck, sondern auch (zumindest primär) unmittelbarer Ausdruck sind. Immerhin haben wir gesehen, wie auch in dieser Beziehung Psychoanalyse und Individualpsychologie in ihren einseitigen und zu Übertreibungen führenden psychologischen Grundpositionen letzten Endes nur zwei notwendige Ergänzungen darstellen.

Was nun schließlich, über den anthropologischen Ausgangspunkt und den methodischen Weg hinaus, das *weltanschauliche Ziel* anlangt, das beiden Lehren in ihrer Praxis bewusst oder unbewusst vorschwebt, jedenfalls aber implicite in ihnen enthalten ist, können wir folgende Feststellungen machen: Die oberste Maxime psychoanalytischen Handelns ist die Herstellung eines Kompromisses zwischen den Ansprüchen des Unbewussten einerseits und den Forderungen oder der Versagung der Realität anderseits, somit die *Anpassung* der Triebhaftigkeit an die Wirklichkeit. Die Individualpsychologie hingegen hat die therapeutische Devise, über

* Auf dem Ips. [Individualpsychologischen] Kongress in Düsseldorf (1926) hat Verf. versucht, die Neurose primär als Ausdruck und erst sekundär als Mittel darzustellen.

jedwede Anpassung des Individuums hinausgehend zu einer mutigen *Gestaltung* der Wirklichkeit seitens des Ichs zu gelangen. (Hier stoßen wir also beim Vergleich beider Systeme erstmalig statt auf ergänzendes Gegenüberstehen auf eine fortschreitende Stufenfolge!) Fragen wir uns nunmehr, ob es denn nicht außer Anpassung und Gestaltung sozusagen eine weitere Dimension gebe, in die der Mensch vorzudringen hat, sofern wir ihn gesunden lassen wollen; oder fragen wir uns, welche die letzte Kategorie sei, die wir noch mit einzubeziehen haben in unser Bild vom Menschen, wenn es seiner seelisch-geistigen Wirklichkeit gerecht werden soll – dann gelangen wir zu der Ansicht, dass diese Kategorie die der *Erfüllung* sein mag, der Sinnfindung. Dabei wäre zu bemerken, dass Erfüllung des Menschen wesentlich über bloße Gestaltung seines Lebens hinausreicht, so zwar, dass Gestaltung jeweils eine extensive, Erfüllung bzw. Sinnfindung jedoch gleichsam eine vektorielle Größe darstellen: Sinnfindung ist gerichtet, gerichtet nämlich auf jene jeder einzelnen menschlichen Person vorbehaltene oder, besser gesagt, aufgegebene Wertmöglichkeit, die es eben zu erfüllen gilt; gerichtet auf jene Werte, die jeder einzelne Mensch in der Einmaligkeit seiner Existenz und Einzigartigkeit seines Schicksalsraumes zu verwirklichen hat. Ist somit Psychoanalyse auf *Vergangenheit* und Kausalität, Individualpsychologie aber auf *Zukunft* und Finalität eingestellt, so rekurriert eine Psychotherapie in diesem letzten Sinne wesentlich auf *Zeitlos-Überzeitliches*, eben auf ein Absolutes im Sinne objektiver Werthaftigkeit. Oder: Setzt die Individualpsychologie dem bloßen Müssen der psychoanalytischen Auffassung das Wollen (»mutige Gestaltung« sagten wir oben) entgegen, dann müssen wir noch fragen: Wo bleibt jene dritte Kategorie des Sollens? Wurde doch tatsächlich in beiden Lehren der Komplex all jener Strebungen vernachlässigt, den man unter Variation des bekannten individualpsychologischen Schlagwortes als »moralisches Geltungsstreben« bezeichnen könnte, im Sinne eines durchaus echten, originären Strebens nach moralischer Geltung.

Derartigen Rechtsansprüchen der Psychotherapie kommt bekanntlich Fritz Künkel entgegen, wenn er der bisherigen Seelen-Heilkunde das Postulat einer Seelenheil-Kunde entgegensetzt. Wobei wir uns jener Definition von Max Scheler erinnern, nach der das Heil des Menschen in der Erfüllung seiner höchstmöglichen Werte gelegen ist. J. H. Schultz spricht einmal von »höheren Existentialwertschichten« und sagt von ihnen: »Wer dort beheimatet ist, kann leiden, ohne krank, ohne neurotisch zu werden.« Wo ist jene therapeutisch interessierte Psychologie, die diese »höheren« Schichten menschlicher Existenz in ihren Aufriss einbezöge und in diesem Sinne und im Gegensatz zum Worte von der »Tiefenpsychologie« den Namen *»Höhenpsychologie«* verdiente? Wo ist, mit anderen Worten, jene Theorie vom schlechthin seelischen und im Besonderen vom neurotischen Geschehen, die über den Bereich des Psychischen hinauslangend die gesamte menschliche Existenz, in all ihrer Tiefe und Höhe, berücksichtigte und demgemäß als *Existenzanalyse* bezeichnet werden könnte?

Solche Gedanken sind ja nicht neu; es wird aber darauf ankommen, mit methodischer Sauberkeit ihnen nachzugehen, um in ihren praktischen Konsequenzen jene weltanschauliche Fairness zu wahren, ohne die eine existenzanalytische Einstellung zum Kranken nicht denkbar ist. – Jene Psychotherapeuten haben es selbstverständlich leicht, die vermöge ihrer Personalunion in der psychotherapeutischen Praxis gleichzeitig Ärzte sein können und weltanschauliche Führer, etwa ihr psychotherapeutisches Handeln bewusst in den Dienst ihrer religiösen Überzeugung oder ihrer politischen Wertung stellen. Gerade daran wird aber die spezifische

Gefahr ersichtlich, die jede bewusst wertende Psychotherapie mit sich bringt, die Gefahr einer Grenzüberschreitung rein ärztlichen Handelns sowie des Oktrois der persönlichen Weltanschauung des Arztes auf den Kranken im Rahmen seiner Behandlung. Tatsächlich haben sich auch seit längerer Zeit immer wieder warnende Stimmen erhoben. Einer der führenden Geister der deutschen Psychotherapie, der allzu früh verstorbene Hans Prinzhorn, stellte die Frage: »Im Namen welcher Instanz ...« Will heißen, im Namen welcher Instanz vermag der Psychotherapeut in seiner Praxis wertend vorzugehen. V. Weizsäcker erinnert daran, dass wir Psychotherapeuten »nicht Menschen bilden, sondern ermöglichen« sollen. Schließlich warnt niemand Geringerer als Kretschmer davor, dass der Arzt zum Priester werde.

Auf der anderen Seite jedoch treten uns immer dringlicher die Forderungen entgegen, Weltanschauung und Wertungen bewusst ins psychotherapeutische Handeln einzubeziehen. Spricht doch Gauger direkt davon, dass »die Frage nach der Sinngebung des menschlichen Daseins *die* Frage der Psychotherapie« sei und bezeichnet »seelische Gesundheit« als »nichts anderes als die richtige Antwort auf die Frage nach dem Sinn des Lebens«. Für J. H. Schultz »ist die Neurose recht eigentlich ein Fall von sinnlosem Leben«. Und C. G. Jung kennzeichnet die Neurose als »das Leiden der Seele, die ihren Sinn nicht gefunden hat«.

Wir sehen somit eindeutig und eindringlich, wie sehr eine weltanschauliche und bewusst wertende Stellungnahme in der Psychotherapie nötig ist, und müssen uns anderseits fragen, ob sie auch möglich sei, d. h. erlaubt vom Standpunkt jener weltanschaulichen Fairness und methodischen Sauberkeit, die wir oben zur Voraussetzung machten. Gegenüber dem Dilemma: *Notwendigkeit einer Wertung und Unmöglichkeit des Oktrois* – gelangen wir so in eine Problemlage, die sich in Anlehnung an die mustergültige geschichtliche Formulierung Kants folgendermaßen ausdrücken lässt: Ist Psychotherapie als wertende Psychotherapie möglich? Und: Wie ist Psychotherapie als wertende Psychotherapie möglich? Was also in der gegenwärtigen kritischen Situation der Psychotherapie wesentlich nottut, sind, um weiter mit Kant zu sprechen, sozusagen »Prolegomena zu einer Psychotherapie, die als wertende Psychotherapie wird auftreten können«.

Aus dem geschilderten Dilemma hilft uns nun aber jene schlichte und doch umfassende Besinnung auf den tiefsten Gehalt menschlichen Daseins, auf den phänomenalen Urtatbestand menschlicher Existenz, deren Ansatz wir ja bei der oben skizzierten Grundlegung einer Existenzanalyse berührt haben. Gingen wir doch davon aus, dass das Verantwortlich-Sein neben dem (selbstverständlichen) Bewusst-Sein das menschliche Da-Sein ausmache. Die Verantwortlichkeit der menschlichen Person, betrachtet als anthropologischer Zentralbegriff, bedeutet aber auch einen ethischen Grenzbegriff, d. h. einen Begriff, der ethisch noch neutral ist. Wenn wir nämlich einen Menschen sein Dasein zutiefst als Verantwortlichsein verstehen lassen, wenn wir ihm somit seine Verantwortlichkeit als tragenden Grund seiner Existenz bewusst machen, so beinhaltet das für ihn schon eine unbedingte Verbindlichkeit zu wertender Stellungnahme, mit anderen Worten, der seiner Verantwortlichkeit bewusst gewordene Mensch ist irgendwie gezwungen, aus eben dieser Verantwortlichkeit heraus schlechthin zu werten; wie er aber wertet, welche Wertrangordnung er etwa aufstellen mag, das entzieht sich bereits der ärztlichen Einflussnahme. Ja, wir werden sogar fordern müssen, dass er gerade aus seiner bewusst gewordenen Verantwortlichkeit heraus von sich aus, selbstständig zu den seiner Individualität gemäßen (»wahlverwandten« [Wladimir

Eliasberg]) Werten und Wertskalen vordringe, während anderseits wir es uns versagen müssen, auf diese konkreten Stellungnahmen bzw. auf die einzelnen Wertinhalte Ingerenz auszuüben.*

Sobald also nur einmal, im Rahmen ebenjener geforderten Existenzanalyse, der Kranke seiner wesenhaften Verantwortlichkeit durch den Psychotherapeuten sich bewusst geworden ist, wird dieser, der Arzt, etwa die Lösung folgender zwei Hauptfragen dem Kranken selbst überlassen müssen: 1. *Vor wem* dieser sich verantwortlich fühle – z. B. ob vor dem eigenen Gewissen, oder: vor Gott – und 2. *wofür* er sich verantwortlich fühle, d. h., welchen konkreten Werten er dienend sich zuwendet, in welcher Richtung er den Sinn seines Lebens findet und welche Aufgaben ihn erfüllen.

Die Lösung dieser Fragen bleibt also auf jeden Fall dem Kranken selbst vorbehalten. Und wenn er, wie so viele differenziertere Persönlichkeiten, sein Ringen um den Sinn seiner Existenz, mit der Frage nach dem Sinn des Lebens, uns offenbart, so werden wir ihm vor allem bewusst machen müssen, dass letztlich nicht er der Fragende ist, sondern eigentlich der Befragte; dass es dem Urtat-

* Diese Auffassungen lassen sich von vielen Seiten her durch ähnlich lautende belegen. Karl Jaspers spricht etwa vom »Sein als entscheidendem Sein«; Pfeiffer, in seinem Büchlein über Martin Heidegger und Karl Jaspers, bezeichnet ausdrücklich die »Verantwortlichkeit als Letztes«. Im Besonderen hinsichtlich der Psychotherapie definierte Rudolf Allers einmal (in einem Vortrag) die Psychotherapie als »Erziehung zur Anerkennung der Verantwortlichkeit«. Und Arthur Kronfeld, der sich des oben besprochenen Dilemmas wohl bewusst ist, fordert, dass der Neurotiker »sich selbst gegenüber erhöht verantwortlich« werde. In Bezug auf die angedeutete Grenzsetzung für die wertende Psychotherapie verlangt J. H. Schultz, dass »der Kranke durch die Arbeit des Arztes ein Mensch werde eigenen Wesens, eigener Welt, eigener Verantwortung«. Und auch Meinertz wünscht: »… nicht bestimmte Werte aufzeigen, bekehren; sondern helfen, zu seinen Werten, seiner Persönlichkeit angemessenen Möglichkeiten durchzustoßen«. Ganz klar formuliert Oswald Schwarz den Sachverhalt (in einem privaten Schreiben): »Wir geben Haltungen und nie Inhalte.«

bestand der Verantwortlichkeit im Dasein mehr entspräche, wenn er, statt stets nach dem Sinn des Lebens zu fragen, sich selbst als Befragten erlebte, als Menschen, dem das Leben seinerseits ständig Fragen stellt, als ein Wesen hineingestellt mitten in eine Fülle von Aufgaben. Lehrt doch die Psychologie, dass Sinnentnahme auf einer höheren Entwicklungsstufe steht als Sinngebung. Zur persönlichen Fähigkeit jedoch, dem eigenen Leben in seiner Einzigartigkeit und Einmaligkeit Sinn zu entnehmen, zur Fähigkeit der selbstständigen Sinnfindung also, haben wir Psychotherapeuten den Kranken zu bringen.

All das, was wir bisher besprochen haben, macht sozusagen den allgemeinen Teil einer Existenzanalyse aus, der nunmehr ergänzungsbedürftig ist durch deren speziellen Teil, unter dem wir uns jene Technik vorstellen, die mit den vielfältigsten Einwänden des Kranken fertig wird, und jene Dialektik, die die Auflehnung des Menschen gegen die vermeintliche Bürde des Verantwortlichseins, die Flucht vor seiner Freiheit aufhebt. Vor allem wird es unter Umständen notwendig sein, das Aufzeigen der Verantwortlichkeit als eines Grundzuges menschlichen Daseins dem Verständnis des schlichten Menschen näherzubringen, in einer möglichst konkretisierenden Alltagssprache, die sich in manchen Fällen nicht scheuen darf, sich geeigneter Gleichnisse zu bedienen. Was hier und in Weiterem folgt, ist selbstredend Produkt persönlicher Erfahrung in derartigen weltanschaulichen Diskussionen mit Kranken, es haftet alldem sonach nicht nur die Note des Praktischen, sondern, naturgemäß, auch der Charakter des Fragmentarischen und Subjektiven an, wie eben aller persönlichen Empirie.

Um also, wie gesagt, dem schlichten Menschen des Alltags seine volle Verantwortlichkeit bewusst werden zu lassen, können wir ihn etwa darauf verweisen, wie er mit seinem persönlichen Leid, aber auch mit seinen vielfachen Möglichkeiten, es zu besiegen, ganz vereinzelt dasteht; diesen Herrn XY oder diese Frau NN gibt es sozusagen im ganzen kosmischen Geschehen nur ein einziges Mal; und wie er bzw. sie mit ihrem Leben fertig wird, was diese Menschen tun oder auch unterlassen, das alles ist unwiederholbar und endgültig. Diese Menschen stehen mit ihrem Schicksal jeweils einzig da, niemand vermag es ihnen abzunehmen, die Aufgabe, es zu erfüllen, ist einzigartig und exklusiv. Aus diesem Bewusstsein der spezifischen Aufgabe jedes Einzelnen folgt dann automatisch das Bewusstsein der Verantwortung ihr gegenüber, ja mitunter geradezu das Gefühl einer gewissen Mission. Nichts aber vermag einen Menschen im Kampfe gegen Schwierigkeiten oder, wenn es darauf ankommt, im Ertragen des Unvermeidlichen stärker zu machen als eben dieses Gefühl, eine einmalige Aufgabe zu haben und in deren Erfüllung unvertretbar zu sein.

Oder aber wir weisen den betreffenden Kranken an, sich einmal vorzustellen, sein Lebensablauf wäre ein Roman und er selbst eine entsprechende Hauptfigur; es läge dann aber ganz in seiner Hand, den Fortgang des Geschehens von sich aus zu lenken, sozusagen zu bestimmen, was im jeweils nächsten Kapitel zu folgen hat. Auch dann wird er statt der scheinbaren Last der Verantwortung, die er scheut und vor der er flüchtet, seine wesenhafte Verantwortlichkeit im Dasein als Freiheit der Entscheidung gegenüber einer Unzahl von Möglichkeiten des Handelns erleben. Noch intensiver können wir schließlich an den persönlichen Einsatz seiner Aktivität appellieren, wenn wir ihn dazu auffordern, sich vorzustellen, er sei an einem Endpunkt seines Lebens angelangt und im Begriffe, seine eigene Biographie zu verfassen; und eben jetzt halte er gerade bei jenem Kapitel, das von der Gegenwart handelt; und es liege nun, wie durch ein Wunder, ganz in seiner Hand, Korrekturen vorzunehmen; er dürfte gerade noch das, was unmittelbar darauf geschehen sollte, ganz frei bestimmen … Auch das Vehikel dieses Gleichnisses wird ihn zwingen, aus dem vollen Gefühl seiner Verantwortlichkeit heraus zu leben und zu handeln.

Selbst am krankhaft-neurotischen Geschehen lässt sich noch nachweisen, wie die Verantwortlichkeit, wenn auch unbewusst, den Menschen in den Grundlagen seiner Person durchdringt. Denn die krankhaft übertriebene Todesangst manchen Neurotikers stellt in letzter Auflösung nichts anderes dar als eine Gewissensangst, und ich konnte in einem Einzelfalle einem Karzinophoben bewusst machen, dass sein lebhaftes und fast ausschließliches Interesse für seine künftige Todesart nur ein Überbau war für sein Desinteresse gegenüber der ganzen Art, in der er lebte, gegenüber seiner der Verantwortung nicht bewussten Lebensart. (So manche hypochondrische Neurose mag in diesem Sinne gleichsam eine Abspaltung der allgemeinen Todesangst = Gewissensangst auf ein einzelnes Organ vorstellen.)

Aber selbst dann, wenn wir den uns anvertrauten Kranken so weit gebracht haben, dass er seine wesenhafte Verantwortlichkeit im Dasein völlig anerkennt, gibt es noch eine Menge scheinbarer Gegenargumente und Ausflüchte vor der Freiheit.

So hören wir immer wieder die Behauptung, das Leben würde ja doch sinnlos in Anbetracht der Tatsache seiner zeitlichen Endlichkeit, also in Anbetracht des Todes. Diesem Einwand vermögen wir jedoch ohne Weiteres zu begegnen, wenn wir dem betreffenden Kranken folgende einfache Überlegung vor Augen führen: Wäre unser Dasein zeitlich unbegrenzt, so könnten wir mit Recht jede einzelne Handlung beliebig hinausschieben, es käme nie darauf an, sie eben jetzt zu tun, denn sie könnte geradeso gut morgen oder übermorgen oder in hundert Jahren geschehen. Gerade die Tatsache einer letzten Grenze des Lebens, also der Handlungsmöglichkeit, ist es ja, die uns zwingt, die Zeit auszunützen und eine Handlungsgelegenheit nicht ungenützt vorübergehen zu lassen. Es ist also gerade der Tod, der so dem Leben und unserem Dasein als etwas Einmaligem Sinn verleiht.

Aber nicht bloß die zeitliche Endlichkeit unserer Existenz wird als scheinbares Gegenargument vorgebracht, sondern auch die Endlichkeit, Beschränkung der menschlichen Person in Bezug auf ihre Fähigkeiten und Anlagen, sozusagen die Tatsache der Individuation: dass wir nicht allseitig sind, sondern unvollkommen, befangen darin, was Georg Simmel den »Fragmentcharakter des Lebens« nennt. Aber auch dieser Einwand gegen die Sinnhaftigkeit unseres Lebens lässt sich widerlegen, wenn wir nur imstande sind, die Individuation als durchaus sinngebendes Prinzip darzustellen. Dies mag wiederum mit einem schlichten Gleichnis, der Biologie entnommen, geschehen: Auf je niedrigerer biologischer Entwicklungsstufe ein mehrzelliges Lebewesen steht, je geringer seine einzelnen Zellen differenziert sind, umso eher ersetzlich wird jede einzelne dieser Zellen sein. Erst die hochdifferenzierte Zelle im Verbande des hierarchisch gegliederten Zellenstaates erscheint uns relativ unersetzlich, zumindest nicht wahllos vertretbar durch eine andere Zellart. Mit anderen Worten, um den Preis ihrer Omnipotenz erkauft sich diese hochdifferenzierte Zelle die Wichtigkeit und Bedeutsamkeit innerhalb des Ganzen, des auf dem Prinzip der Arbeitsteilung aufgebauten Organismus. Analog ist es gerade unsere Unvollkommenheit, ja unsere Einseitigkeit, die die Einzigartigkeit unserer Person, die unsere ganze Individualität ausmacht. So wie in einem Mosaik jedes einzelne Teilchen nur dadurch und insofern unersetzlich ist, als kein anderes seine Form und Farbe hat, so ist auch der Einzelne in der Gemeinschaft gerade vermöge seiner unvollkommenen und einseitigen Begabung und Fähigkeiten ein absolut wertvolles Glied dieses höheren Ganzen. (Auf diese Weise lässt sich die Gemeinschaft – über ihre gefühlsmäßige Gegebenheit hinaus – als etwas Aufgegebenes, als wesenhafte Aufgabe im menschlichen Dasein rechtfertigen.)

Es gäbe natürlich noch eine große Reihe weiterer Einwände, deren Beseitigung mitunter dem Arzte obliegt, sobald er sich einmal auf die Ebene derartiger weltanschaulicher Diskussionen mit seinen Kranken gewagt hat. Es gehört aber nicht in den Rahmen dieser Ausführungen zur allgemeinen Problematik der Psychotherapie und zur Grundlegung einer allgemeinen Existenzanalyse, noch mehr Meritorisches zu deren speziellem Teil beizutragen. Wir kehren daher zu allgemeineren Fragen zurück und wollen nun feststellen, dass der existenzanalytische Versuch, die Psychotherapie bis zu ihren weltanschaulichen Konsequenzen zu führen, nur selten und in Ausnahmefällen die bisherige psychotherapeutische Technik ersetzt, im Allgemeinen vielmehr bloß eine, wenn auch unter Umständen wichtige, Ergänzung darstellt. Aber auch diese Ergänzung ist an sich kein Novum: Jeder gute Psychotherapeut hat mehr oder weniger bewusst in seiner Praxis derartige weltanschauliche Gesichtspunkte schon berücksichtigt: de facto! Aber unsere Frage lautete ja, ob und inwieweit de jure. Und unser Bemühen galt ja der methodischen Abgrenzung einer Psychotherapie »vom Geistigen her«, um die Gefahr willkürlicher Grenzüberschreitung zu bannen.

Lange Zeit war Weltanschauung immer nur Objekt seelenärztlichen Handelns, man verfiel in den Fehler des Psychologismus und glaubte sogar, von einer »Psychopathologie der Weltanschauung« sprechen zu können. Man bedachte hierbei nicht, dass etwa die Herleitung eines pessimistischen oder fatalistischen

Weltbildes aus einem Minderwertigkeitsgefühl genauso eine inadäquate Kritik darstellt, wie wenn man einem Menschen, der am Sinn des Lebens zweifelt und verzweifelt, raten wollte, durch eine Arsenkur sein körperliches Befinden zu bessern. Was nottut, ist eine immanente Kritik der Lebensauffassung des Kranken, was zur Voraussetzung hat, dass wir prinzipiell bereit sind, auf rein weltanschaulicher Basis die Diskussion aufzunehmen. Es gibt also keine Psychotherapie der Weltanschauung und kann eine solche a priori niemals geben; wohl aber ist Weltanschauung als Psychotherapie möglich und, wie wir gezeigt haben, gelegentlich auch nötig. Ähnlich der Überwindung des Psychologismus innerhalb der Philosophie durch den Logizismus wird es also darauf ankommen, innerhalb der Psychotherapie die bisherigen psychologistischen Abweichungen durch eine Art *Logotherapie* zu überwinden, das hieße durch das Einbeziehen weltanschaulicher Auseinandersetzungen in das Gesamt der psychotherapeutischen Behandlung – wenn auch in der oben dargelegten bedingten, begrenzten, neutralen Form. Nämlich in Form eben einer Existenzanalyse, die ausgeht vom unleugbaren Urtatbestand menschlicher Verantwortlichkeit als Wesen menschlicher Existenz und abzielt auf nicht mehr und nicht weniger als die restlose Anerkennung dieses Tatbestandes seitens des Kranken, um von diesem Punkte aus zu dessen geistiger Verankerung beizutragen, ihm den Halt am Geistigen zu geben.

In vielen Fällen mag eine derartige existenzanalytisch orientierte Psychotherapie durchaus die Bezeichnung einer »unspezifischen« Therapie verdienen, d. h., sie wird unter Umständen dem betreffenden Kranken helfen, ohne dass sie an der jeweiligen konkreten Ursache seines Leidens ansetzte. Wir wissen aber, dass zum großen Teil *alle* Psychotherapie unspezifisch vorgeht.

Neuerdings wird ja von vielen Seiten zugegeben, dass Psychogenese eines Symptoms einerseits und Indikation zu dessen Psychotherapie anderseits nicht unbedingt einander decken müssen. So ist es beispielsweise bekannt, dass gewisse Formen von Warzenbildung ohne Weiteres einer Suggestivbehandlung zugänglich sind, und doch wird niemand ernstlich daran glauben, dass es sich in den betreffenden Fällen um eine psychische Verursachung gehandelt hätte; anderseits wird man so manchen Fall von Schlaflosigkeit auf Grundlage eines Circulus vitiosus, nämlich bloßer Erwartungsangst, obzwar nachweislich seelisch bedingt, dennoch durch medikamentöse Beeinflussung – die den Zirkel durchbricht – in statu nascendi beseitigen. So mancher erfahrene Psychotherapeut weiß heute, dass etwa die von der Psychoanalyse als pathogen hingestellten »Komplexe« mehr oder weniger ubiquitäre Erscheinungen darstellen – und doch gelingt ja immer wieder die Heilung der Neurosen aus psychoanalytischer Erfassung des Symptoms. Anderseits bin ich überzeugt, dass so manche individualpsychologische Therapie ihren Effekt weniger der Aufdeckung realer Zusammenhänge verdankt als vielmehr einem radikalen Appellieren an die Moralität des Kranken, der es gleichsam nicht länger »auf sich sitzen lassen« will, dass der Arzt ihn etwa als Tyrannen oder Lebensfeigling hinstellt, und lieber mit dem letzten Rest von Energie das so gedeutete Symptom überwindet.

Es besteht also allenthalben eine Inkongruenz zwischen Psychogenese und Indikation zur Psychotherapie, und wir werden es daher auch verstehen und gelten lassen, dass eine psychotherapeutische Behandlung aufgrund existenzanalytischen Vorgehens gelegentlich eine unspezifische Behandlung bedeutet. Denn es wird sich mitunter auch zeigen, dass der existenzanalytische Ansatz am

Weltanschaulichen, das therapeutische Bemühen vom Geistigen her, sozusagen der ökonomischere Weg ist. Ich erinnere mich beispielsweise einer Frau, die an zwangsneurotischen Erscheinungen litt (sogenannter blasphemischer Zwang) und kurz vor einer dauernden Übersiedlung ins Ausland eine Beratungsstelle aufsuchte. Angesichts der Kürze der zur Verfügung stehenden Zeit konnte naturgemäß von einer eigentlichen Behandlung keine Rede sein, es ergab sich vielmehr, dass die Unterredung mit der Kranken alsbald in den Bahnen einer allgemein gehaltenen, vorwiegend die weltanschauliche Einstellung berücksichtigenden Aussprache verlief. Umso erstaunter war ich, als die betreffende Kranke, unmittelbar vor ihrer Abreise nochmals in der Beratungsstelle erscheinend, erklärte, sie sei – »geheilt«, und anscheinend damit sagen wollte, dass sie unter dem Symptom zumindest nicht mehr *leide.* Auf die Frage, wie sie das denn zuwege gebracht habe, meinte sie ganz schlicht und wörtlich: »Wissen Sie, es ist mir gleichgültig geworden – ich habe mir das Leben als Pflicht vorgestellt!« Natürlich ist das ein Einzelfall, immerhin aber ein unbeabsichtigtes Experiment, das ein Schlaglicht auf die infrage stehende Bedeutung einer weltanschaulichen Umstellung für so manche Formen der Neurose wirft.

Fragen wir uns nunmehr zusammenfassend, in welchen Fällen eine Psychotherapie im Sinne der geforderten und entworfenen Existenzanalyse ausgesprochen indiziert erscheint, dann können wir sagen:

1. in all jenen Fällen vor allem, in denen der Kranke seine weltanschauliche Not, seine geistige Haltlosigkeit und sein Ringen um die Sinnfindung seines Lebens uns aufdrängt. Es wird sich dabei begreiflicherweise namentlich um intellektuelle Typen handeln, die ihre ganze seelische Not sozusagen in die geistige

Sphäre transponiert haben, in die wir ihnen aber, wie wir gesehen haben, bis zu einer bestimmten neutralen Grenze, unter Vermeidung jedes weltanschaulichen Oktrois, folgen dürfen und sollen.

2. wird die Indikation zu einem »logotherapeutischen« Vorgehen auf existenzanalytischer Grundlage in jenen Fällen gegeben sein, in denen wir erwarten dürfen, dass der Ansatz sozusagen im geistigen Zentrum der Person schlagartig den Kranken befähigen wird, den Ballast leichtgradiger neurotischer Symptome über Bord zu werfen; es handelt sich dann also um jene Kranken, die uns wohl nicht zu weltanschaulichen Diskussionen drängen, die ihnen aber anscheinend gewachsen sind. (Als ich einmal in einem derartigen Fall wie zufällig auf die weltanschauliche Frage bzw. die Lebensauffassung des Betreffenden zu sprechen kam, unterbrach er mich plötzlich ganz erschüttert mit den Worten: »Das ist der *nervus rerum*, Herr Doktor!«)
3. erfordern ein Eingehen auf weltanschauliche Fragestellungen all jene Fälle, die wesentlich an einem unüberwindbaren Faktum, einem unvermeidbaren Schicksal leiden: Behinderte – Sieche – und Menschen, bei denen eine in absehbarer Zeit unveränderliche, nämlich rein wirtschaftliche Notlage den Grund zu Depressionen gab. Solche Menschen müssen nämlich vor allem auch auf die Tatsache verwiesen werden, dass es in einem verantwortungsbewussten Leben nicht immer nur auf ein schöpferisches Verwirklichen von Werten ankommt oder auf ein Sicherfüllen im Erleben (Kunst-, Naturgenuss), sondern dass es noch eine letzte Kategorie von Wertmöglichkeiten gibt, die wir ganz allgemein Einstellungswerte nennen wollen; d. h., die Frage, wie sich ein Mensch zu einem dauernd oder vorder-

hand unabwendbaren, eben schicksalhaften Tatbestand verhält, ergibt noch immer eine Chance der Wertverwirklichung: Wie man das Schicksal – soweit es wirklich schicksalhaft ist – trägt, ob man sich etwa niederringen lässt oder aber Haltung bewahrt, auch das beinhaltet noch eine letzte Möglichkeit, persönliche Werte (Tapferkeit, Mut, Würde) zu verwirklichen. Wir brauchen nur einen Menschen, der beispielsweise durch eine Amputation um eines seiner Beine gekommen ist, ernstlich zu fragen, ob er denn glaube, dass der Sinn des Lebens darin liege: möglichst gut zu gehen; ob er etwa glaube, dass das menschliche Leben so arm an Wertmöglichkeiten sei, dass es durch den Verlust einer Extremität sinnlos werden könnte – und er wird keinesfalls mehr so verzweifeln können, als er zu müssen glaubte. Besondere Bedeutung kommt aber einer derartigen philosophischen Besinnung auf Verantwortlichkeit und Wertmöglichkeiten in jenen Fällen zu, wo wirtschaftliche Not den Menschen in jene typische Apathie und Unerfülltheit versetzt hat, die man füglich als *Arbeitslosigkeitsneurose* bezeichnen könnte; denn wir wissen aus entsprechenden psychologischen Erfahrungen (vor allem an jugendlichen Arbeitslosen), wie wichtig es ist, die leider allzu viel vorhandene Freizeit durch freiwillig und passend gewählte geistige Inhalte und Zielsetzungen auszufüllen.

Die Geburtsstunde der Psychotherapie hatte geschlagen, als man daranging, hinter *körperlichen* Symptomen die *seelischen* Ursachen zu sehen, also ihre Psychogenese zu entdecken; nun heißt es aber, noch einen letzten Schritt weiter zu tun und hinter dem Psychogenen, über alle Affektdynamik der Neurosen hinaus, den Menschen in seiner *geistigen* Not zu schauen, um von hier aus in jenem Sinne zu helfen, dessen methodische Möglichkeiten wir eingangs darzustellen versucht haben.*

Der Text erschien erstmals im Zentralblatt für Psychotherapie X, *1938, S. 33–45.*

* Diesen Dreischritt möglicher therapeutischer Einstellung an ein und demselben »Fall« durchgeführt zu sehen, war mir einmal zufällig möglich und erscheint mir besonders lehrreich. Eine Patientin lag wegen einer typischen periodisch rezidivierenden Depression durchaus endogenen Charakters in einer Nervenheilanstalt. Sie erhielt eine Opiummedikation, also eine medikamentöse Behandlung angesichts der organischen Bedingtheit der Symptome. Als sie nun einmal in einem weinerlichen Erregungszustand angetroffen wurde, stellte sich zufällig heraus, dass eine psychogene Komponente mit im Spiel war, dass nämlich ein psychischer Überbau insofern vorhanden war, als die Patientin nachweislich auch über das Weinen-Müssen weinte, allgemein: wegen der schicksalhaft auftretenden endogenen Depression, über diese hinaus noch psychogen deprimiert war. Eine einfache entsprechende Aufklärung dieses Sachverhaltsvermochte das Weinen einzuschränken und die Depression zu vermindern. Es war also der Schritt von der am Körperlichen ansetzenden medikamentösen Therapie zu einer ergänzenden exquisiten Psychotherapie vollzogen. Einmal in ihrer seelischen Not dem ärztlichen Verständnis nähergebracht, begann nunmehr die Patientin über ihre allgemeinsten Lebensfragen öfters mit dem Arzte zu sprechen, und es enthüllte sich ihre ganze geistige Not: die ganze vermeintliche Inhaltsarmut und scheinbare Sinnlosigkeit der Existenz eines Menschen, der sich eben durch das Schicksal rezidivierender endogener Depressionen gehandikapt fühlt! Alsbald ergaben sich von selbst weltanschaulich gehaltene Gespräche, die die Kranke mit der Zeit zu tiefstem Verständnis ihres Daseins als Verantwortlichsein führten; statt wegen ihrer Depressionen zu verzweifeln, lernte sie es, nicht nur trotz ihrer Verstimmungszustände sich ein Leben voll persönlichster Aufgaben aufzubauen, sondern auch gerade in diesen schicksalhaften Verstimmungszuständen noch eine Aufgabe mehr zu sehen, die Aufgabe: unter möglichst geringer Krafteinbuße und möglichst geringem Wertverlust damit fertig zu werden.

SEELENÄRZTLICHE SELBSTBESINNUNG

Der Laie verwechselt heute noch häufig Psychotherapie mit Psychoanalyse, er setzt missverständlich beide gleich. Tatsächlich war lange Zeit hindurch die Psychoanalyse das repräsentative psychotherapeutische System, und sie ist, historisch gesehen, das erste große und geschlossene System einer Psychotherapie. Dieser geistesgeschichtliche Wert bleibt ihr unbenommen, mag sie meritorisch noch so sehr und oft »überholt« sein.

Was diese »Überholung« anbelangt, handelt es sich allerdings weniger oder zuletzt erst um andere *Antworten*, die gegenwärtig vielleicht gegeben werden; vornehmlich galt es vielmehr, überhaupt andere Fragen zu stellen – wo immer das Problem seelischen Leidens in Angriff genommen wurde. Diese Situation wird am treffendsten wohl von Oswald Schwarz[1] gekennzeichnet: »… die medizinische Psychologie … hat aus missverstandenen naturwissenschaftlichen Ambitionen das menschliche Leben teils zu reiner Triebbefriedigung, teils zu Kampf um soziale Geltung (gemeint ist dabei die Individualpsychologie; Anm. d. Ref.) entwürdigt. Es war gewiss eine heroische und historische Tat Freuds, unseren Blick für die Uneigentlichkeit neurotischen Daseins geschärft und Misstrauen gelehrt zu haben gegen so manche Motivation und Überzeugtheit auch des alltäglichen Lebens. Nun aber, da diese Erkenntnisse Gemeingut nicht nur der wissenschaftlichen Psychologie geworden sind, ist es an der Zeit, wiederum den ›Menschen‹ im Kranken zu sehen und diesem Menschlichen zu vertrauen.« Dass dieses Menschliche in einer wesentlich anderen

Ebene gelegen sei oder zumindest etwas Totaleres, Umfassenderes darstelle gegenüber dem bloß Triebhaften, hatte schon Max Scheler gelehrt; spricht er doch einmal von einer »geistigen Alchymie, durch deren Künste aus Libido ›Denken‹ und ›Güte‹ gemacht wird«. Deutlich wird der innere Widerspruch der Psychoanalyse, wo sie mit dem Ethischen im Menschen konfrontiert wird und ein »Ich« und ein »Über-Ich« aus Libido konstruieren muss. Dazu sagt Erwin Straus:[2] »Es müssen die das Triebleben regulierenden Kräfte mit zur ursprünglichen Ausrüstung des Menschen gehören; sie können nicht aus den Trieben selbst abgeleitet werden.«

Als positives Komplement zu dieser im Negativen bleibenden Kritik der Psychoanalyse (teilweise auch der Individualpsychologie) tritt nun hinzu der Ruf nach einer Ausweitung aller Psychotherapie ins Weltanschauliche oder nach ihrer Orientierung am Geistigen. Weniger spielt dabei die fast uferlose erkenntnistheoretische Problematik psychotherapeutischer Forschung eine Rolle als vielmehr das *Problem der Wertung* innerhalb des seelenärztlichen Handelns.[3] C. G. Jung schon nannte die Neurose »das Leiden der Seele, die ihren Sinn nicht gefunden hat«. Dem entspricht durchwegs auch, was Leonhard Seif von der Neurosentherapie behauptet: »Ausgangspunkt und Ziel der Arbeitsgemeinschaft von Arzt und Patienten zur Heilung einer Neurose ist *die Frage nach dem Sinn des Lebens*.«

Hier aber hebt in einem auch schon die eigentliche Wertproblematik an. Denn nunmehr fragt es sich, wer den Sinn des Lebens – denn um nicht mehr und nicht weniger handelt es sich ja jetzt – zu bestimmen, wer den Weg zu weisen die Fähigkeit, ja vorerst überhaupt auch nur das Recht habe! Wenn uns Nervenärzten in unserer täglichen Praxis die ganze geistige Not und weltanschauliche Richtungslosigkeit unserer Kranken aufgedrängt wird – sind wir befugt und berufen, da zu helfen? Überschreiten wir da nicht unsere Kompetenz als Ärzte? Verwischen wir dann nicht die Grenze zwischen Seelenarzt und Seelsorger? – Wer die Dringlichkeit und Schwierigkeit dieser Fragen kennt, und zwar in ihrer konkreten Gestalt des Alltags unserer Sprechstunden, der weiß um die Wichtigkeit einer Leitlinie, die allgemeingültig vermöchte, dem um den seelisch leidenden und geistig ringenden Kranken bekümmerten und bemühten Psychotherapeuten ein sauberes und faires Handeln zu ermöglichen. Sauber und fair insofern, als ja die Gefahr groß und unmittelbar ist, dass die *Einbeziehung weltanschaulicher Diskussionen* in die psychotherapeutische Arbeit zu einem Oktroi der persönlichen, ich möchte sagen: zufälligen Weltanschauung des jeweiligen Psychotherapeuten führen könnte.

Sehen wir uns bloß einmal stichprobenweise im einschlägigen Schrifttum um: Gerade unter den modernen Autoren, die innerhalb der psychotherapeutischen Arbeit eine weltanschauliche Ausweitung, wie wir es oben nannten, fordern, finden sich solche, die bereits eine bestimmte Richtung vertreten und – im Rahmen der Krankenbehandlung – auch verfechten. Ich beschränke mich auf wenige Beispiele und Zitate. Karl Häberlin etwa schreibt: »So wird Psychotherapie zum Dienst an den Mächten des Lebens …, dass dem Leben und seinen Werten die Führerschaft bleibt, dass der Geist in Lebensabhängigkeit gehalten wird.«[4] Auch einer der führenden reichsdeutschen Psychotherapeuten, Gauger, ist einer ähnlichen Auffassung: »Der Sinn des Lebens ist nichts anderes als das Leben selbst.«[5] Ein anderer, Prof. M. H. Göring, spricht schließlich offen davon, »… die ›Deutsche allgemeine ärztliche Gesellschaft für Psychotherapie‹ … hat die Aufgabe, … zusammenzufassen … vor allem … diejenigen Ärzte, die willig sind, im Sinne der nationalsozialistischen Weltanschauung eine seelenärztliche Heilkunst auszubilden und auszuüben«.[6]

Demgegenüber haben schon seit Langem selbstkritische Psychotherapeuten – auch solche, die ein Werten innerhalb der seelenärztlichen Behandlung grundsätzlich für unausweichlich hielten! – ihre warnenden Stimmen erhoben. So schrieb Wladimir Eliasberg:[7] »Es kann nicht die Aufgabe der Psychagogik sein, der leidenden Persönlichkeit einen ihr fremden Wert aufzuzwingen.«

Wir stehen also in der Psychotherapie, soweit sie werten muss oder soll, vor einem Dilemma: Auf der einen Seite die unerbittliche Notwendigkeit, Weltanschauung und damit Wertproblematik in sie hineinzutragen; auf der anderen Seite aber gleichzeitig die unausweichliche Forderung, jeden Oktroi zu vermeiden! Ich selbst habe nun versucht,[8] dieses Dilemma zu beheben. Es ist dazu nur nötig, auf einen Wert zurückzugreifen, der als rein formaler ethischer Wert noch keine Richtung auf konkrete Werte impliziert: auf den Wert der *Verantwortlichkeit!*

Es lässt sich ja kein Wertsystem, keine persönliche Wertrangordnung, keine private Weltanschauung denken, die nicht Verantwortlichkeit als grundlegenden Wert anerkennen müsste, als formalen Wert gegenüber inhaltlich verschiedenen Bestimmungen; uns Psychotherapeuten darf gar nicht daran gelegen sein, welche weltanschaulichen Bekenntnisse unsere Patienten haben, welche Werte sie wählen; was nottut, ist aber, die Kranken so weit zu bringen, dass sie Weltanschauung schlechthin haben und dass sie überhaupt Werten gegenüber sich verantwortlich fühlen. In welch bedeutendem Maße ein solches Hinführen des seelisch Leidenden zur eigenen Verantwortlichkeit therapeutisch geradezu ein Hebelpunkt werden kann, darauf allerdings kann und soll in diestypischem Rahmen gar nicht erst eingegangen werden.

Wichtiger erscheint uns der Hinweis darauf, wie um den Drehpunkt der Verantwortlichkeit als des einzig möglichen Wertes in der psychotherapeutischen Arbeit die Wendung der Psychotherapie zur Weltanschauung sich vollzieht. Denn was uns Psychotherapeuten das letzte Ziel, das ist der heutigen Philosophie (in der Ausprägung der philosophischen Anthropologie und Existentialphilosophie) ein Ausgangspunkt. Wenn Rudolf Allers in einem Vortrag Psychotherapie als »Erziehung zur Anerkennung der Verantwortlichkeit« definierte (ähnlich übrigens Arthur Kronfeld), so finden wir die Verantwortlichkeit, etwa in der Repräsentanz des Gewissens, als ursprünglichsten Tatbestand in der zeitgenössischen Philosophie wieder. Ich zitiere absichtlich eine Publikation, die in einer medizinischen Zeitschrift erschien: »Das Gewissen ist das Gewisseste … Hier ist der archimedische Punkt … Von diesem Punkte aus muss man die Welt anschauen, wenn man eine Weltanschauung gewinnen will.«[9] Meinertz meinte einmal, dass »das Schicksal der Psychotherapie davon abhängt, dass es gelingt, die Sphäre der ›Existenz‹ in die wissenschaftliche Auffassung des Seelischen hereinzuziehen«;[10] eine konkrete Erfüllung dieser allgemein programmatischen Forderung hatte aber schon Gustav Bally in seinem Vortrag über die menschliche Existenz in der Psychotherapie (1936) versucht, als er sagte: »Darum ist letzten Endes Aufgabe der Psychotherapie, den Hilfesuchenden in die Verantwortung zu sich selbst zu bringen.«

Die Verantwortlichkeit ist somit nicht nur als Wert der einzige, der den Übergang zu einer *wertenden Psychotherapie* ermöglicht, sondern sie ist auch als Wirklichkeit das Sicherste, was wir als Ausgang zu einer *Existenzanalyse* benötigen. Eine solche Existenzanalyse – deren Grundlegung ich in meiner zweitzitierten Arbeit versuchte – müsste im Gegensatz, besser gesagt: in Ergänzung, zu den früheren psychotherapeutischen Methoden die Totalität des Mensch-Seins umfassen, also den Bereich des Psychischen bewusst transzendieren; sie müsste die Neurose wie jedes seelische Leiden nicht nur im Psychischen oder auch Physiologischen verwurzelt sehen, sondern mitunter mindestens ebenso sehr auch im Geistigen; sie dürfte sich nicht darauf beschränken, den therapeutischen Ansatz lediglich in der Aufdeckung von Komplexen oder Minderwertigkeitsgefühlen zu sehen, sondern müsste bei dem einen oder andern Fall den Konflikt bis in die geistige Sphäre weltanschaulicher Entscheidungen verfolgen, um vom Geistigen her auch eine Lösung zu ermöglichen. Nur dann wird die Psychotherapie, am Geistigen orientiert und zur Existenzanalyse geworden, alle therapeutischen Möglichkeiten erschöpfen, wenn sie hinter dem seelisch Leidenden noch den geistig Ringenden sieht, als ein Wesen, hineingestellt in eine Welt von Notwendigkeiten und Möglichkeiten, in die Spannung von Sein und Sollen; eingedenk der Worte Goethes, die unserer Arbeit der denkbar beste Leitsatz sein könnten: »Wenn wir die Menschen so nehmen, wie sie sind, dann machen wir sie schlechter; wenn wir sie aber so nehmen, wie sie sein sollen, dann machen wir sie zu dem, was sie sein können.«

Der Text erschien erstmals in Der christlicher Ständestaat *(30.1.1938), S. 72–74.*

PHILOSOPHIE UND PSYCHOTHERAPIE. ZUR GRUNDLEGUNG EINER EXISTENZ-ANALYSE

Wenn wir das *Grenzgebiet zwischen Philosophie und Psychotherapie* – beide vorerst ganz allgemein, jenseits aller Richtungen und Schulmeinungen genommen – betreten, müssen wir uns mit den möglichen Beziehungen zwischen beiden Gebieten befassen. Wir wollen sie demnach zuerst einmal sozusagen konfrontieren, und zwar in zweierlei Hinsicht: Einmal mögen Psychotherapie bzw. Philosophie einander als theoretische Instanz gegenüberstehen – bald die eine, bald die andere als Subjekt der Betrachtung; dann wiederum sollen sie einander in pragmatischer Beziehung prüfen, d. h., inwieweit die eine oder andere als Mittel zum Zweck infrage komme. Daraus ergeben sich von vornherein die vier möglichen Aspekte:

1. Philosophie als Subjekt, Psychotherapie als Objekt der Betrachtung (und zwar theoretischer) – konkret hieße dieses Problem: Erkenntniskritik der Psychopathologie.
2. Umgekehrt: Psychotherapie als Subjekt, Philosophie als Objekt – theoretischer – Betrachtung – konkret: der – wie wir noch nachzuweisen haben werden – prinzipiell unmögliche und zum Scheitern verurteilte Versuch einer »Psychopathologie der Weltanschauung«, wie man das genannt hat.
3. Philosophie als pragmatisches Subjekt, Psychotherapie als fragliches Mittel in der Hand des Philosophen – konkret: Psychotherapie als (Instrument der) Ethik. Schließlich

4. Psychotherapie als jene Instanz, die prüft, inwieweit umgekehrt die Philosophie in ihr Rüstzeug passe – konkret: Philosophie als (Instrument der) Psychotherapie.

Nun gleich zur ersten Hauptfrage, zum *Thema einer Erkenntniskritik der Psychopathologie* (»Psychotherapie« wäre hier sinnlos, weil wir ja in diesem Zusammenhang von Theorie und nicht von einer Praxis zu sprechen haben). Nehmen wir zum Versuch einer kurzen Beleuchtung der Problemlage doch einmal die beiden heute noch repräsentativen großen Systeme der Psychotherapie: *Psychoanalyse* und *Individualpsychologie!* Und fragen wir uns vom Standpunkt des erkenntniskritischen Richters, ob sie aus ihren Voraussetzungen und Grundpositionen heraus überhaupt imstande seien, ein wirklichkeitsgerechtes und umfassendes Bild der pathopsychischen Wirklichkeit zu geben. Bei einem grob schematisierenden Überblick sehen wir dabei nun, dass tatsächlich beide Systeme sich eine Einschränkung der phänomenalen Wirklichkeit zuschulden kommen lassen, und zwar je in entgegengesetzter Richtung: Die Psychoanalyse reduziert alles auf Sexualität (letzte Triebenergie: Libido), die Erscheinungen im Seelischen seien ihre Symbole; die Individualpsychologie zeigt auf, wie alle Symptome der Neurose Mittel zum Zweck (Arrangements) seien, allerdings anerkennt sie neben den sexualen auch wesentlich andere seelische Strebungen. Wir sehen also: die Einschränkung der Psychoanalyse ist eine *materiale*, eine die Inhalte der Strebungen betreffende – die Einschränkung der Individualpsychologie hingegen eine *formale*, insofern sie sozusagen die Ernstlichkeit, Echtheit, Unmittelbarkeit der gegebenen Strebungen anzweifelt. Faktisch ist es doch so, dass es nicht nur sexuale Strebungen gibt, sondern auch andere Inhalte – dies gegenüber der Psychoanalyse; und dass es anderseits, entgegen der individualpsychologischen Ansicht, auch unmittelbar ausdruckhafte Symptome gibt und nicht alles als bloßes Mittel zum Zweck gedeutet werden kann.

Aber auch in einer weiteren Hinsicht ist die psychoanalytische bzw. individualpsychologische Ansicht der pathopsychischen Wirklichkeit eine einschränkende, und wiederum in gegensätzlicher Richtung. Gehen wir nämlich vorerst einmal rein heuristisch von der These aus, *Ich-Sein heiße Bewusst-Sein und Verantwortlich-Sein*, so sehen wir, wie von den so möglich gewordenen beiden grundlegenden Aspekten des menschlichen Daseins die eine wie die andere Auffassung je einen isoliert heraushebt: Für die Psychoanalyse ist das Symptom einer Neurose wesentlich Produkt eines Verdrängungsprozesses, es wird – in diesem Aspekt – also etwas unbewusst gemacht; im individualpsychologischen Blickfeld jedoch stellt das neurotische Symptom einen Versuch des kranken Menschen dar, sich selbst für etwas nicht-verantwortlich zu machen! In einer solchen Betrachtung erscheinen also Psychoanalyse und Individualpsychologie nicht als zufällige Systeme, sondern geradezu als aus ontologischer Notwendigkeit heraus zueinander gegensätzlich eingestellte Lehren, die in diesem ihrem Gegensatz einander irgendwie sogar ergänzen.

Das Bild vom Menschen, das sie in psychologischer Projektionsebene entwerfen, ist also ein halbes. Die *Totalität des Menschseins* wird in diesen theoretischen Zugriffen nicht erfasst. Von der Psychoanalyse schon deshalb und insofern nicht, als sie aus der Trias Eros–Logos–Ethos allein den ersten herausstellt und diese Dreieinigkeit der philosophischen Anthropologie zertrümmert. Die Psychotherapie müsste hingegen gerade die Totalität des Menschseins, ihr vorgegebenes Bild vom Menschen als leib-seelisch-geistiger Einheit auch noch in ihre Ansicht vom seelisch kranken Menschen hinübernehmen, um so – und nur so – den Ansprüchen der Erkenntniskritik halbwegs genügen zu können.

Nun zum zweiten Thema, zur Frage nach der Möglichkeit einer »Psychopathologie der Weltanschauung«. Es kann niemandem das Recht genommen werden, Philosophen einer psychopathologischen Beurteilung zu unterziehen; die Philosophien hingegen, als objektiv-geistige Schöpfungen, werden sich solch heterologem Zugriff jedenfalls entziehen. Er entspräche einer versuchten Grenz- und Kompetenzüberschreitung im Sinne des Psychologismus, der vorgibt, aus der Entstehung eines Aktes auf die Geltung seines Inhalts schließen zu können. Jede philosophische Anschauung bedarf einer immanenten Kritik, und auch der seelisch Kranke im Rahmen einer Psychotherapie hat das Recht auf sie. Wer die Weltanschauung eines Neurotikers eo ipso ablehnt, redet an ihm vorbei, mag er noch so bemüht sein, sie auf Komplexe oder Minderwertigkeitsgefühle »zurückzuführen«. $2 \times 2 = 4$, auch wenn ein Schizophrener es behauptet! Einen Rechenfehler jedoch weisen wir nicht als Psychiater, sondern auch wieder nur im Nachrechnen auf. So wird auch der Arzt sich bemühen müssen, dem philosophierenden Patienten Rede und Antwort zu stehen, und es sich versagen, durch eine bequeme *Μεταβασις ες αλλο γενος* vor Argumenten zu fliehen,* statt sie zu widerlegen, sachlich, auf der Ebene weltanschaulicher Auseinandersetzung bleibend. Er wird dann den Fehler des Psychologismus innerhalb der Psychotherapie vermeiden und den Mut haben, seine Psychotherapie zu ergänzen durch etwas, was sie allerdings wesentlich überschreitet – ich möchte sagen: durch eine *Logotherapie!* Denn

* »Metabasis eis allo genos« (Aristoteles): unzulässige Übertragung eines Arguments in einen anderen Zusammenhang (Anm. d. Red.)

nur im Sinne des Logos können wir überhaupt einer weltanschaulichen Konzeption, auch der eines neurotischen Menschen, kritisch gegenübertreten; wollen wir also auch im Rahmen der Psychotherapie dem Psychologismus ausweichen, dann müssen wir auch hier entschlossen sein, ihn durch den Logizismus zu überwinden – und das hieße eben, die Psychotherapie, sofern sie vor philosophische Probleme des Patienten von ihm selbst gestellt wird, durch eine Logotherapie zu ergänzen.

In der lebendig einheitlichen seelenärztlichen Handlung allerdings lässt sich natürlich diese methodische Differenzierung nicht durchführen; uns oblag hier ja auch nur, in heuristischer Absicht die logotherapeutische Komponente herauszuschälen, um zu zeigen, welche wesentlichen Probleme und auch welche Gefahren an diesem Punkte auftreten. Haben wir also im vorangegangenen Abschnitt versucht zu zeigen, wie notwendig der Patient in einem weiten, humanistischen Aspekt gesehen werden muss, dann ergab sich zum Beschluss dieses Teiles unserer Betrachtungen, wie unmöglich es ist, seine etwa geäußerte Philosophie einfach psychopathologisch zu beurteilen – wie sinnlos überhaupt, eine Philosophie im psychiatrischen Zerrspiegel zu betrachten.

Versuchen wir aber doch, den Psychologismus, der in solchem Vorgehen enthalten ist, als Waffe gegen ihn selbst zu wenden! Wir kennen diese Geisteshaltung seit Jahrzehnten, die da immer nur demaskieren will, immer nur zu entlarven vermeint, immer nur bestrebt oder bereit ist, alles Geistige und Schöpferische als »letzten Endes auch nichts anderes als bloß« Sexualität oder Machtstreben oder was immer hinzustellen; jene Forschungsrichtung, die nichts Eigentliches mehr sieht, sondern schließlich immer nur etwas, das »dahinter« stehe: Libido, Minderwertigkeitsgefühle, Geltungsstreben usf. Als ob deshalb, weil irgendwann und – wo (in kulturkritischen Zeiten oder neurotischen Fällen) irgendeine seelische Leistung oder Gestaltung Maske war oder Mittel zum Zweck, als ob sie deshalb schon niemals auch echt, ursprünglich, unmittelbar sein könnte. Wie erinnert diese Einstellung doch an jenen Witz, dem zufolge Serenissimus seinen Adjutanten einmal fragte: »Was ist denn das für ein Vogel?«, die Antwort bekam: »Das ist ein Storch!«, und daraufhin unter Lachen meinte: »Gibt es doch gar keinen!!« Weil die Gestalt des Storches da und dort auch für die Zwecke des bekannten Ammenmärchens verwendet wird, deshalb soll es auch nie wirkliche Störche geben? Weil Angst einmal auch unbewusst sexuale Gründe oder »Sicherungstendenzen« haben kann, deshalb soll es Angst schlechthin, Angst vor dem Leben oder dem Tod – oder Gewissensangst nicht geben können? Weil Kunst dem Künstler gelegentlich Flucht vor der Wirklichkeit oder vor der Geschlechtlichkeit bedeutet, deshalb soll alle Kunst wesentlich und ursprünglich nichts anderes bedeuten? Solchen Forschungsrichtungen ist es nicht um das – wie wir sahen: inkompetente – Urteilen, sondern um ein Aburteilen zu tun, sie stehen, jetzt selbst Objekt psychologischer Deutung geworden, da als Mittel einer Entwertungstendenz, die vor einem Jahrhundert im Materialismus, später im Relativismus und Psychologismus sich betätigte und versuchte, den Dingen den Wert zu nehmen – so wie die diversen modernen Kollektivismen versuchen, dem Menschen (mit seiner Freiheit) die Würde zu nehmen …

Die Psychotherapie sollte jedoch umgekehrt die Achtung vor der Eigengesetzlichkeit alles Geistigen gewährleisten und schon dadurch psychologistische Übergriffe seitens des Psychotherapeuten vermeiden. Nun handelt es sich innerhalb der konkreten psychotherapeutischen Situation nicht bloß um Geistiges schlechthin, um die Weltanschauung etwa, sondern um Persönliches, um eine einzelne Weltanschauung, die des jeweiligen Kranken. Und diesem Persönlichen, Einmaligen, diesem Konkret-Geistigen gegenüber wird gerade eine humanistische Haltung des Arztes erst recht mit Achtung gegenüberstehen müssen, diskret, tolerant und fair; und damit halten wir auch schon bei dem 3. Abschnitt unserer Betrachtungen, stehen wir auch schon mitten in den Fragen nach der Möglichkeit einer Psychotherapie als technischen Instruments ethischer Menschenbeeinflussung, also eines Mittels zum ethischen Zweck.

Denn es ist klar, dass Psychotherapie dann werten müsste, wenn sie Werte aus der Hand der Ethik übernimmt, also voraussetzt. Das Problem lautet nun aber, ob sie auch werten dürfe. Auf Schritt und Tritt begegnen dem Nervenarzt in seiner Sprechstunde weltanschauliche Entscheidungen und persönliche Wertungen aufseiten des Patienten, an denen er unmöglich vorbeibehandeln kann, zu denen er vielmehr selbst Stellung zu nehmen gezwungen wird, indem etwa, wie so oft, der Kranke seine ganze geistige Not dem Arzte aufdrängt und von ihm Lösungen verlangt. Ist es da dem gewissenhaften Arzte gestattet oder gar geboten, auszuweichen? Oder aber ist es ihm erlaubt, selbst zu werten? Vielleicht ist es sogar notwendig, nach bestimmten Wertmaßstäben vorzugehen oder einzugreifen? Ist doch der Gesundheitswert – auch in psychischer Hinsicht – allem ärztlichen, auch seelenärztlichen Tun implicite gegeben. Weiters hat sich immer wieder ergeben, dass die Neurose selbst in letzter Sicht im Geistigen wurzelt, will heißen, durch bestimmte weltanschauliche Positionen entstanden ist oder aufrechterhalten wird. Es ist also ein Eingriff in diese Sphäre persönlicher Weltanschauung und Wertsetzungen des Patienten, somit ein Werten des Arztes seinerseits wichtig; mit anderen Worten: Psychotherapie muss werten, von sich aus, Psychotherapie muss also eben schon als solche ethische Werte setzen und der Ethik dienen. Ist aber in diesem Sinne eine wertende Psychotherapie notwendig, so erhebt sich nun die Frage: *Ist Psychotherapie als wertende möglich?* Und: *Wie ist wertende Psychotherapie möglich?* Frage deshalb, weil wir ja oben forderten, dass in der Geisteshaltung des psychotherapeutischen Arztes eben die Achtung vor persönlichen Wertsetzungen, vor dem Konkret-Geistigen, sich ausdrücken müsste, was so viel heißt wie: dass der Arzt keinesfalls seine Befugnis als solcher überschreiten darf, dass er nicht das Recht habe wie der hierzu legitimierte Seelsorger, eine vorgegebene Wertrangordnung einfach auf den Kranken zu übertragen, sie hineinzutragen in die seelenärztliche Behandlung, somit einen weltanschaulichen Oktroi zu vollziehen.

Wir stehen also vor dem Dilemma: hie Notwendigkeit, ja Vorausgesetztheit von Werten, da sittliche Unmöglichkeit eines Oktrois. Ich glaube nun, dass eine Lösung dieser Frage möglich ist – aber nur eine, eine bestimmte Lösung! Es gibt nämlich einen formal ethischen Wert, der selbst Bedingung aller weiteren Wertungen ist, ohne an sich schon deren Rangordnung zu bestimmen: die *Verantwortlichkeit!* Sie stellt jenen Grenzwert sozusagen von ethischer Neutralität dar, bis zu dem gerade noch die Psychotherapie als implicite und explicite wertende Handlung vordringen darf – und soll. Der in der psychotherapeutischen Behandlung, durch sie zum tiefen Bewusstsein seiner Verantwortlichkeit als Wesenszug seiner Existenz gelangte Kranke wird dann automatisch, schon von sich aus, zu den ihm, seiner einzigartigen Persönlichkeit und seinem einmaligen Schicksalsraum entsprechenden Wertungen gelangen. Die Verantwortlichkeit ist gleichsam die subjektive Seite, auf der objektiven stehen die *Werte*; ihre Wahl, ihre Auswahl und Anerkennung erfolgt dann ohne Oktroi seitens des Arztes.

Ja, schon die Frage: *vor wem* – vor welcher Instanz (Gott, eigenes Gewissen usw.) der betreffende Kranke sich verantwortlich erlebe, entzieht sich dem ärztlichen Zugriff, ebenso die Frage: *wofür* – für welche Werte bzw. welche Wertrangordnung er sich entscheide. Allein, *dass* er sich für Werte entscheide, dass er Verantwortung erlebe, ist wesentlich; den seelisch Kranken im Rahmen der seelenärztlichen Behandlung letztlich so weit gebracht zu haben ist jedenfalls, das sollte hier gezeigt werden, *möglich*, auch ohne die ärztliche Einstellung im Sinne der Ablehnung eines Oktrois zu verlassen.

Wenn wir uns aber nunmehr der Frage zuwenden, ob und inwiefern es auch *notwendig* sei, die Verantwortlichkeit dem Kranken zum vollen Bewusstsein zu bringen, dann stehen wir auch schon vor dem Problem, das wir mit der 4. und letzten der möglichen Fragestellungen vorweg aufgezeigt haben: vor der Frage, ob und wie Ethik als Psychotherapie, will heißen: weltanschauliche Auseinandersetzungen im Dienste seelenärztlicher Behandlung, möglich sei. Hat es, mit anderen Worten, therapeutische Bedeutung, wenn wir den Kranken zur Vergegenwärtigung seines Verantwortlichseins bewegen, ihn seiner Verantwortung ganz innewerden lassen? – Wir haben schon im Vorigen zurückgegriffen auf die Grundformel philosophischer Anthropologie: Ichsein heiße Bewusstsein und Verantwortlichsein. Wir haben von der Psychotherapie gefordert, dass sie in diesem Sinne und über schulmäßige Einseitigkeiten hinaus die *Totalität* des Menschseins in ihrem Bilde vom (seelisch kranken) Menschen erfasse; wir haben weiters gefordert, dass sie die *Eigengesetzlichkeit* des Geistigen schlechthin ästimiere, statt in den psychologistischen Fehler zu verfallen; schließlich, im 3. Abschnitt, haben wir vom Psychotherapeuten gefordert, dass er die Eigenberechtigung des Konkret-Geistigen, der geistigen Persönlichkeit des Kranken quoad Wertwahl unverletzt lasse, also den Oktroi seiner (des Arztes) persönlichen Weltanschauung vermeide. Nun aber gilt es noch eine letzte, 4. Forderung an die Psychotherapie zu stellen, eben im Sinne der letzten, 4. Fragestellung: Der Kranke solle nicht nur zum Bewusstsein von Verantwortung schlechthin – gegenüber Aufgaben schlechthin – gebracht werden, sondern er müsse seine *spezifische* Verantwortung gegenüber *spezifischen* Aufgaben erleben; erst dann nämlich, wenn er seine inneren Anlagen und äußere Lage, demnach seine ganze Stellung in der Welt als einmalig und einzigartig erlebt hat, wird ihn sein Verantwortungsbewusstsein zu höchstmöglicher Entfaltung der Kräfte – und Gegenkräfte gegen die Neurose – bringen: aus dem vagen Verantwortungsbewusstsein wird das spezifische Missionsbewusstsein, das Erlebnis seines Hineingestelltseins in die Welt mit einer ganz bestimmten, persönlichen Aufgabe. Nichts aber reißt den Menschen so über sich hinaus, nichts vermag ihn so zu aktivieren, nichts lässt ihn dermaßen Beschwerden oder Schwierigkeiten überwinden wie das Bewusstsein persönlicher Verantwortung, das Erlebnis seiner besonderen Mission. Und hierin liegt der unvergleichliche und exquisite psychotherapeutische Nutzwert einer Analyse des Daseins als Verantwortlichseins, einer Analyse des Menschseins auf seinen Wesenszug hin, auf Verantwortlichsein. Es ist hier nicht der Ort, auf spezielle Fragen der Technik einer solchen *Existenzanalyse* – wie wir diese Psychotherapie genannt haben – einzugehen; festhalten wollen wir dagegen, dass ein Einbeziehen der Ethik in die Psychotherapie, das Aufzeigen spezifischer Verantwortung und Aufgaben des Kranken auch vom Standpunkt der Psychotherapie eine Notwendigkeit darstellt – quod erat demonstrandum. Und wenn wir verlangten, über den psychischen Bereich hinaus ins Geistige vorzustoßen, also die Totalität der menschlichen Existenz in die Psychotherapie einzubeziehen, dann fordern wir jetzt noch ein Letztes: die Essenz der menschlichen Existenz – Verantwortlichsein, eine Mission haben – in den Mittelpunkt der Psychotherapie zu stellen. So gesehen wird Psychotherapie in doppelter Hinsicht zur Existenzanalyse: Sie wird zur Analyse der ganzen Existenz (Eros und Logos, Ethos) und sie wird zur Analyse auf Existenz hin (Menschsein, Dasein als Verantwortlichsein). Diese Ausweitung ins Weltanschauliche und dieser Ansatz am Geistigen erscheint uns als die Zeitforderung an die Psychotherapie; der Möglichkeit und der Notwendigkeit, sie zu erfüllen, galten die vorstehenden Ausführungen.

Der Text erschien erstmals in Schweizerische Medizinische Wochenschrift *31, 1939, S. 707–709.*

ZUR MEDIKAMENTÖSEN UNTERSTÜTZUNG DER PSYCHOTHERAPIE BEI NEUROSEN

Das ß-Phenylisopropylaminsulfat, im Handel unter dem Namen Benzedrin, eine ephedrinähnliche Substanz mit vorwiegend zentralnervöser (Prinzmetal und Bloomberg) und kaum vegetativer (Guttmann) Wirkung, wurde therapeutisch zuerst bei Narkolepsie und postenzephalitischem Parkinsonismus mit gutem Erfolg angewandt. Später versuchte man, den von Nathanson, aber auch von Davidoff und Reifenstein bei Normalen festgestellten euphorisierenden Effekt bei Depressionszuständen nutzbar zu machen (Wilbur, MacLean und Allen); es ergab sich dabei, dass Fälle mit vorwiegender psychomotorischer Hemmung, ohne ängstliche Erregung, in etwa 70 Prozent, aber oft nur anfänglich günstig reagierten (Mayo-Klinik). Ähnlich Guttmann und Sargant gelangt Myerson zu folgendem Resultat: »In certain cases of neurosis associated with depression, fatigue, and anhedonia, and in certain cases of psychoses of the same general type ›Benzedrine Sulfate‹ acts as an ameliorative influence.«

Unsere eigenen Erfahrungen bei klinischen Psychosen lassen das Benzedrin als wertvolle Ergänzung des bei der Behandlung der Melancholie bisher zur Verfügung stehenden Arzneischatzes erscheinen. Hatten wir doch in der klassischen Opiumtherapie nur ein Mittel zur Bekämpfung der Angst in Händen, während das andere Kardinalsymptom, die Hemmung, kaum beeinflussbar war. Gerade diese Komponente des melancholischen Symptomenkomplexes schien uns aber auf die Benzedrinbehandlung elektiv anzusprechen. Da die Hemmung dort, wo sie das Krankheitsbild beherrscht, die typischen Tagesschwankungen mit abendlichen Remissionen mitmacht, konnten wir unter Benzedrinwirkung mitunter geradezu eine Art *Anteposition* der Tagesschwankung beobachten, und zwar so, dass die morgendlichen Gaben des Medikaments den sonst erst gegen Abend erwarteten Prozess der Lösung des melancholischen Stupors bereits vormittags eintreten ließen. Die Wirkung des Benzedrins auf die Stimmung des Melancholikers hingegen, also auf die Depression als solche, ist unseres Erachtens fraglich; gelegentlich hatten wir eher den Eindruck, dass sie *mittelbar* erfolgt, insofern als in den betreffenden Fällen jeweils eine reaktive Komponente, nämlich die affektive Reaktion auf die Hemmung, mit dieser fortfällt.

Nun hat in jüngster Zeit Schilder versucht, »zu einer tieferen Einsicht in die psychologische Wirkungsweise des Benzedrins zu gelangen«, indem er in einer Reihe ausgewählter Fälle und im Sinne einer von ihm postulierten Pharmakopsychoanalyse den durch das Benzedrin verursachten »Veränderungen der Ichstruktur« nachging. Das Ergebnis seiner Untersuchung fasst er folgendermaßen zusammen: »Es wird sicher nicht Neurosen heilen, aber es wird vom symptomatischen Gesichtspunkt von Nutzen sein.« Wir selbst wollen nun im Folgenden anhand einiger primär psychotherapeutisch behandelter Fälle einen Beitrag dazu liefern, die Berechtigung der zitierten Meinung nachzuweisen.

Fall 1

Frau R. S., 43-jährige Patientin. Eltern Geschwisterkinder. Mutter Pedantin und jähzornig gewesen; älterer Bruder pedantisch und übermäßig gewissenhaft, leidet anscheinend an Wiederholungszwang und häufigem Gefühl, etwas verloren zu haben; jüngerer Bruder banal »nervös«. Patientin selbst hat schon in der Kindheit einzelne Zwangssymptome gehabt und derzeit eine schwere Zwangsneurose mit Wiederholungszwang und Waschzwang im Vordergrund. Wiederholte Behandlungen, auch Psychotherapie; trotzdem zunehmende Verschlimmerung, sodass Patientin Selbstmordabsichten hatte. Wird vom Gefühl gequält, etwas noch nicht ganz erledigt zu haben; zeigt dabei eine *Insuffizienz des Evidenzgefühls*: »Ich muss etwas noch einmal machen, obzwar ich genau weiß, es ist gut gemacht« – *gefühlsmäßig* erlebt sie einen unerledigten Rest! – Patientin wird fürs Erste angewiesen, zwischen den zwangsneurotischen Impulsen und den gesunden Intentionen zu differenzieren und damit von jenen sich zu distanzieren. Späterhin lernt sie, aus dieser Distanz heraus die zwangsneurotischen Einfälle gleichsam ad absurdum zu führen und ihnen sozusagen den Wind aus den Segeln zu nehmen, etwa in der Form: »Ich fürchte, die Hände sind noch nicht rein genug? Ich nehme an, sie sind sogar noch sehr schmutzig – und ich will, dass sie noch viel schmutziger sind!« Statt die zwangsneurotischen Impulse zu bekämpfen – Druck erzeugt Gegendruck! –, wird Patientin dazu angehalten, sie mit humorvollen Formeln (Humor schafft Distanz) zu übertreiben – und zu überwinden. Die ganze Lebensauffassung der Kranken wird sodann einer Revision unterzogen: Sie zeigt das für den Zwangskranken so typische Streben nach Hundertprozentigkeit, nach absoluter Sicherheit im Erkennen und

Entscheiden – geboren aus seiner Insuffizienz des Evidenzgefühls bzw. einer tiefen *Instinktunsicherheit.* Da jedoch Hundertprozentigkeit im Dasein nicht verwirklichbar ist, wird sie eingeschränkt auf spezielle Gebiete – etwa Reinheit der Hände, Sauberkeit der Wohnung und dgl. Ein Bekenntnis zum »Fragmentcharakter des Lebens« und das Wagnis der Tat werden gefordert, dem gegenüber sich die Neurose als Gehäuse präsentiert, Last und Schutz in einem darstellend. Letztere Bedeutung wird mit der Kranken vorerst rein theoretisch besprochen; das nächste Mal aber spricht sie spontan (!) den »Verdacht« aus, dass ihr die Neurose manchmal auch als Ausrede diene.* Nach zwei Behandlungswochen deutliche Besserung: Patientin beherrscht in zunehmendem Maße die Technik, zu den zwangsneurotischen Impulsen sich richtig einzustellen sowie zwar nicht für sie, aber für ihr Verhalten zu ihnen sich voll verantwortlich zu wissen. Bald hat sie gelernt, die Lust der – allerdings vorläufig noch nicht häufigen – »Triumphe« über die zwangsneurotischen Impulse höher zu veranschlagen als die durch ihre Unnachgiebigkeit ihnen gegenüber bedingte Unlust. In dieser Phase der Behandlung – drei Wochen nach deren Beginn – erhält Patientin Benzedrin verordnet. Nach ihrem Bericht

* Dieses »sekundäre Krankheitsmotiv« ist nicht Ursache der Zwangssymptome, sondern bloß Ursache ihrer nachhaltigen Fixierung: Die Zwangskrankheit als solche, die Disposition zu Zwangsmechanismen als etwas rein *Formalem,* ist bekanntlich bis zu einem gewissen Grade schicksalhaft, allenfalls hereditär. Die unterschiedlichen *inhaltlichen* Bestimmungen sind natürlich psychogen. Damit ist freilich noch lange nicht gesagt, dass die Aufdeckung der Psychogenie konkreter Inhalte auch therapeutisch wesentliche Bedeutung habe, geschweige denn unbedingte Notwendigkeit sei; viel eher erwarten wir uns therapeutischen Effekt von einem Versuch, den Kranken so weit zu bringen, dass er aus einer zentralen Umstellung seiner gesamten Lebensanschauung heraus, also quasi vom Geistigen her, zu einer geänderten Lebenseinstellung gelange und von ihr aus von der Neurose sich distanzieren, vielleicht sogar sie pauschal liquidieren, zumindest aber mit ihr, trotz ihr, an ihr vorbei ein sinnerfülltes Leben führen kann.

über die Allgemeinwirkung hatte sie daraufhin jeweils das Gefühl, es falle ihr alles leichter, die Stimmung hob sich – »ich sah alles ein bisschen durch eine rosarote Brille«; abends sei sie beim Bridgespiel frischer gewesen als je um diese Zeit. Dann sagt sie: »Ich hatte das Gefühl, als ob ich klarer sähe, als ob meine Augen besser geworden wären, das Sehvermögen erleichtert wäre.« Ein in diese Zeit fallender Schicksalsschlag wird von der Kranken auffallend ruhig und gelassen hingenommen: »Ich konnte die Sache damals (unter Benzedrinwirkung) nicht so schwarz sehen …« Dann: »Die (hauswirtschaftliche) Arbeit geht leichter vonstatten – à conto der besseren Stimmung (!).« Was nun die spezielle Wirkung auf den Wiederholungszwang – besser gesagt: auf ihr Verhalten ihm gegenüber, anlangt, gibt Patientin an, dass sie sich nunmehr erfolgreicher »verteidigen« konnte, dass es ihr besser gelang, ihm ebenso humorvoll wie unerbittlich entgegenzutreten. Das, was sie jeweils in den psychotherapeutischen Sitzungen gelernt hatte, sei nachhaltiger wirksam und leichter anwendbar gewesen. Patientin ist jetzt durchaus optimistisch, sie hat das Gefühl, »es wird gelingen, über die Sache hinauszuwachsen – sodass ich sie nicht mehr als über mir, sondern unter mir stehend betrachte; während bisher die Zwangsneurose sozusagen eine Respektsperson war, bin ich jetzt schon frech zu ihr …« Patientin fühle sich, wie wenn sie »nicht mehr dieselbe« wäre; »man könnte der Welt einen Haxen ausreißen« (wienerischer Ausdruck für übermütige Stimmung und Kraftgefühl). Patientin wird nun angewiesen, den Schwung, den ihr das Medikament verliehen, entsprechend auszunützen; die Psychotherapie ließ sie sozusagen die Waffe gegen die Neurose beherrschen, lehrte sie, die Klinge zu führen – das Medikament aber sei ein Doping im Kampf und vermittle ihr einen Kräftezuwachs. Die Ankurbelung, die ihr das Benzedrin verschaffe, müsse sie zu weiterem Training ausgestalten; in Schwung gekommen, müsse sie nunmehr trachten, auch in Schwung zu bleiben. Tatsächlich gelingt es ihr in den nächsten Wochen der Behandlung, während sie täglich ein bis zwei Tabletten Benzedrin nimmt, immer öfter, »der Versuchung (etwa dem Waschzwang nachzugeben) zu widerstehen«, ja, sie habe sogar das Gefühl, dass die Zwangsvorstellungen – beispielsweise: Die Hände sind beschmutzt – »mehr vage geworden« seien! Schließlich hält der relative Erfolg auch an, wenn sie kein Benzedrin mehr nimmt; es gelingt der Kranken ohne Weiteres, sich von den zwangsneurotischen Impulsen völlig zu distanzieren: »Hier bin ich, dort ist die Zwangsvorstellung: Sie stellt Anträge – ich jedoch muss sie nicht akzeptieren; die Zwangsvorstellung selbst kann ja nicht die Hände waschen – *ich* müsste es tun, ich aber – *lasse es* …« – In diesem Stadium wird die Behandlung aus äußeren Gründen abgebrochen.

Fall 2

Herr S. S., 41-jähriger Patient. Kommt unmittelbar nach erfolgloser Psychoanalyse in Behandlung bzw. eigentlich nur zwecks Beratung, da er in wenigen Tagen die Stadt verlassen und in seine (ausländische) Heimat zurückkehren muss. Ist über den Misserfolg der Analyse, auf die er große Hoffnungen gesetzt habe, so verzweifelt, dass er ernstlich an Suizid denkt und auch schon einen diesbezüglichen Abschiedsbrief in der Tasche trägt. Patient leidet seit 15 Jahren an schweren zwangsneurotischen Symptomen. In letzter Zeit Exazerbation. Bietet das Bild eines überaus verkrampften Menschen; auch sein Kampf gegen die Zwangsgedanken ist krampfhaft. Demgemäß wird der Kranke vor allem gelehrt, dass dieses Ankämpfen, Anrennen gegen die zwangsneurotischen Einfälle deren »Macht« und die Qual nur noch steigern müsse, dass er vielmehr umgekehrt gleichsam die Zügel schließen lassen solle. Schon angesichts der Kürze der zur Verfügung stehenden Zeit – Patient schiebt seine Abreise jeweils nur von Tag zu Tag hinaus – wird auf jedwede Symptomanalyse von vornherein verzichtet und lediglich die Einstellung des Kranken zu den Zwangsmechanismen revidiert. Tatsächlich gelang es in den paar Tagen, den Patienten geradezu zu einer Aussöhnung mit der Tatsache seiner zwangsneurotischen Einfälle zu bewegen, womit aber nicht nur eine bedeutende allgemein psychische Entlastung erstmalig erreicht wurde, sondern auch gleichzeitig die betreffenden Grübeleien effektiv sich verringerten und zu verblassen begannen. Unterstützt wurde diese psychische Behandlung durch eine medikamentöse mit Benzedrin; Patient berichtete nun, dass er sich darnach mutiger, hoffnungsvoller und erleichtert gefühlt habe, dass er seiner Frau einen optimistischen Brief geschrieben und auch schon wieder an seine berufliche Arbeit gedacht habe. Am dritten Tag gab er freudestrahlend an, dass er am Vortage eine Stunde des Freiseins von den Zwangsvorstellungen erlebt habe wie schon seit mindestens zehn Jahren nicht mehr! Es gelingt ihm dann, sichtlich nicht zuletzt durch den Auftrieb von der Benzedrinwirkung her, in zunehmendem Maße von den zwangsneurotischen Gedanken sich zu distanzieren und an ihnen vorbeizudenken – vorbeizuleben; in humorvoller Einstellung und gelassener Geisteshaltung tritt er ihnen entgegen, statt gegen sie anzustürmen und fortwährend sie zu beachten, und versucht – sie zu ignorieren. Wobei er sich an das Gleichnis hält, dem zufolge ein Köter, der einen verbellt, nur noch mehr bellt, wenn man nach ihm tritt, aber bald zu bellen aufhören wird, wenn man ihn eben ignoriert; wofern man nicht schon vorher durch das Nicht-darauf-Hören das Gebell *überhört* haben wird wie das Ticken einer Zimmeruhr … – Als Adjuvans der psychischen Behandlung hat das Benzedrin auch in diesem Falle sich bewährt. Es ist so, als würde dem Ich im Kampfe gegen die Zwangsvorstellungen eine *vis a tergo* verliehen, wenn wir nur vorher – im Rahmen der psychotherapeutischen Behandlungsgrundlage – dem Kranken die geeignete Waffe in die Hand gedrückt haben. Zur Epikrise sei noch vermerkt, dass Patient längere Zeit nach seiner Abreise in die Heimat von dort aus in einem Schreiben mitteilte, dass er sich recht wohl befinde, zufrieden sei, sogar trotz ungünstiger äußerer Umstände, und nach wie vor die in der Psychotherapie geforderte und erlernte richtige Einstellung zu den zwangsneurotischen Einfällen einnehme, was ihm seiner Meinung nach durch weitere Anwendung des Benzedrins erleichtert wurde.

Fall 3

F. B., 24-jähriger Patient. Stottert seit der Kindheit. Zwei Verwandte ebenfalls Stotterer. – Patient wird darüber belehrt, dass das Sprechen eigentlich nichts anderes sei als sozusagen ein lautes Denken. Er selbst brauche nur auf das Denken eingestellt zu sein – das Sprechen vollziehe dann der Mund gleichsam automatisch; er dürfe dabei gar nicht auf das Wie, vielmehr solle er jeweils nur auf das Was aufmerken. Andernfalls bewirke die Hinlenkung der Aufmerksamkeit auf die Sprechform – statt auf den Gedankeninhalt – einerseits Befangenheit beim Sprechen und andererseits Unkonzentriertheit im Denken. Die Disposition zur Sprachstörung könne und müsse er kompensieren durch ein entsprechendes Training, worin er nunmehr unterwiesen wird: Entspannung im Sinne der von J. H. Schultz angegebenen Übungen – Atmen – hörbares Exspirium – »Atemessen« (Fröschels) – Sprechen; in dieser Staffelung macht der Kranke auch zu Hause Übungen. Bald berichtet er über Erfolge: Die richtige Einstellung zum Sprechakt sei ihm geglückt: »ohne dass ich habe *wollen*, hat es gesprochen …« Er lasse bloß die Gedanken laut werden – und den Mund reden. Gegen eine fortbestehende allgemeine Schüchternheit wird empfohlen, anfangs trotz der Angst vor dem Sprechen und vor der Geselligkeit Gesellschaft aufzusuchen und daselbst zu sprechen (»Wo gibt es ein Verbot, mit Angst zu sprechen?«). Misserfolge müsse er riskieren, nur dann könne er später Erfolge haben, und nur dann könne die Angst schließlich schwinden; auch bei Roulette müsse der Einsatz »aufs Spiel gesetzt« werden, wenn er vervielfacht werden soll … In der folgenden Behandlungsphase klagt der Kranke nunmehr über Angstgefühle nach – übrigens erfolgreichem – Auftreten in Gesellschaft; sichtlich fürchtet er jetzt die Folgen seines Kontaktes mit dem Leben, den Verlust seiner *splendid isolation*. Er versteht, dass es nun gelte, dieser irrationalen Daseinsangst deren bewusste Überwindung folgen zu lassen. Nun erhält der Kranke Benzedrin verordnet. Einige Tage später berichtet er aufgrund tagebuchartiger Aufzeichnungen, dass er schon nach der ersten Tablette gelegentlich eines Telefongesprächs – das hatte ihm zuletzt noch am ehesten Schwierigkeiten gemacht – deutlich besser gesprochen habe, dass er noch viele Stunden nachher, in einer Abendgesellschaft, beim Sprechen auffallend ruhig und selbstsicher gewesen sei. Als Nebenwirkungen führt er allerdings an: etwas Herzklopfen, Beklemmung, nachts gestörter Schlaf. Späterhin nahm er bloß eine halbe Tablette *p. die*, woraufhin er Stunden hindurch bei Sprechanlässen oder in Gesellschaft »in Form« war.

Zusammenfassend berichtet Patient von einem deutlichen Effekt, der sich bei ihm in erster Linie beim Sprechen äußere, und zwar so, dass das Gefühl der »Scham« schwinde und die »Hemmungen« sich verringern, ohne dass es aber zum Erlebnis ausgesprochenen Rededranges komme. Darüber hinaus betreffe die Wirkung auch das allgemeine Selbstgefühl und beeinflusse es in günstigem Sinne. – Die Besserung hält an.

Fall 4

F. W., 37-jähriger Patient. Klinisch bietet der Fall das Bild eines Depressionszustandes mit psychomotorischer Hemmung bei völlig geordnetem äußerem Verhalten und intaktem Gedankenablauf, subjektiv zeigt er lebhaftes Krankheitsgefühl, Angst, Schuld- und Insuffizienzgefühle sowie Neigung zu Selbstvorwürfen; halluzinatorische Erlebnisse sind nicht nachweisbar, paranoide Ideen nur katathymer Art. Die Vermutungsdiagnose lautet: Rezidivierende Depressionsphasen bei schizoider Psychopathie. Das dominierende Symptom sind nun Depersonalisationserlebnisse; Patient klagt: »Ich bin ein Schatten von dem, was ich war …, eine Fata Morgana.« Soweit sich der Kranke überhaupt noch als Dasein erlebt, erlebt er es als Unzulänglichsein: »Ich bin deprimiert, d. h. gedrückt – buchstäblich: aus einer dreidimensionalen in eine zweidimensionale Existenz.« Das Insuffizienzgefühl bezieht sich vornehmlich auf das Erlebnis des Antriebs: »Es ist, wie wenn die Stromquelle, aus der das innere Leben gespeist wird, verstopft wäre.« Auch die kognitiven Akte sind von der Insuffizienz betroffen: »Die mehr gefühlsmäßigen Gedanken scheinen mir zu fehlen, jene Sphäre, wo es halb chaotisch ist, wo die Gedanken auftauchen.« Ferner wird die intentionale Störung treffend geschildert: »Ich muss mich gedanklich tasten, wie ein geistig Blinder, von einem Denkgegenstand zum andern …, ich greife geistig daneben.« Weiters wird auch die Störung der Aktivität im engeren Wortsinn geschildert: »Alles, was ich tue, ist unwesenhaft, unwirklich, so wie Imitation, als ob ich ein Tier wäre, das nur nachäfft, was an wahrem Menschlichen von früher her in Erinnerung ist.« Patient erlebt auch die »mangelhafte geistige Synthese« bzw. hat das *sentiment de desagrégation totale de l'être* (Cambriels): »Ich habe kein Bewusstsein eines kontinuierlichen Zeitverlaufs …, wie wenn ich geistig aus lauter Mosaikwürfeln bestünde, die untereinander keinen Zusammenhang haben, weil der Mörtel ausfällt …, wie wenn an einer Perlenschnur der Faden zerrissen ist.« Einzelne Äußerungen des Kranken weisen auf das Vorhandensein einer »Hypotonie des Bewusstseins« (Berze) hin: »Ich habe ein Gefühl der Spannungslosigkeit und mangelnden Federung …, als ob ich überdreht wäre, ähnlich einer Taschenuhr, deren Triebfeder gesprungen ist.« Schließlich wird die Entfremdung der Wahrnehmungswelt (Derealisation), im Besonderen die Veränderung der Selbstwahrnehmung des eigenen Körpers erlebt: Anlässlich einer interkurrenten Trigeminusneuralgie klagte Patient besonders und mehr als über die eigentlichen Schmerzen als solche darüber, dass er sie irgendwie verändert empfinde. »Meine Hand, meine Stimme kommen mir mitunter fremd vor. – Ich habe anscheinend keine rechte Beziehung mehr zum Ding, zum Gegenstand, die Dinge sind sozusagen keine Objekte mehr … Alles ist dasselbe und doch wie ein Spiegelbild: blasser und irgendwie seitenverkehrt.« Er selbst aber sei wie »eine Geige, der der Resonanzboden fehlt«. Patient klagt über ein Gefühl, »als ob das Substrat fehlen würde«; früher sei die Welt »in Farben gehalten gewesen, jetzt nur schwarzweiß«. – Patient erhält einmal Benzedrin verordnet, mehr in experimenteller Absicht. Er nimmt bald nur mehr eine halbe Tablette *p. die*, und zwar wegen der unangenehmen Nebenwirkungen, die sich bei ihm (RR 130/90 mm Hg; aber schon seit Langem funktionelle Herzbeschwerden!) einstellten: Schwindelgefühl, Sensationen der Spannung und des Druckes und dgl. m., die ihn schließlich bewogen, auf die günstigen Wirkungen lieber zu verzichten. Waren sie schon vom therapeutischen Gesichtspunkt begrüßenswert, so sind sie, angesichts der eigenartigen psychologischen Struktur des konkreten Falles, vom experimentellen Standpunkt umso bemerkenswerter; der Kranke (ein Meister der Selbstbeobachtung wie auch introspektiver Formulierung!) schilderte, wie – abgesehen von der gewöhnlich beobachteten auffallenden körperlichen und geistigen Frische – das Erlebnis der Entfremdung der Wahrnehmungswelt »entschieden gemildert« wurde, in einem Ausmaß, wie er es seit Jahren nicht erlebt hatte. Das Denken sei »viel treffsicherer und präziser« gewesen, er selbst »geistig mehr auf der Höhe – irgendwie mehr geistesgegenwärtig …«. Die »Förderung der Denkfunktion« habe bis zu drei Stunden nach Einnehmen einer halben Tablette angehalten. Er bezeichnet den Zustand als »eine Art Rausch – als ob ich eine neue Triebkraft bekommen hätte; ich wurde aktiviert, hatte das Bedürfnis, mich zu betätigen und zu sprechen«.

Zusammenfassung

Die Ansicht Schilders, dass Benzedrin für die allerdings nur symptomatische Therapie mancher Neurosen in Betracht komme, wird aufgrund eigener Erfahrungen bestätigt; anhand zweier Fälle von Zwangsneurose sowie je eines Falles von Stottern und von Depersonalisation wird gezeigt, wie die Psychotherapie ergänzt werden kann durch eine unterstützende medikamentöse Therapie mit Benzedrin, wobei freilich Letzterem sozusagen lediglich die Funktion eines vorübergehenden Dopings zukommt in einem Kampfe, zu dem der Kranke die Waffe aus der Hand des Psychotherapeuten schon vorher erhalten haben muss.

Der Text erschien erstmals im Schweizer Archiv für Neurologie und Psychiatrie *43, 1939, S. 26–31.*

PSYCHOLOGIE UND PSYCHIATRIE DES KONZENTRATIONSLAGERS

I. Psychologie des Konzentrationslagers

Nachdem schon der Erste Weltkrieg die Psychologie der Haft insofern bereichert hatte, als die psychopathologischen Beobachtungen und Erfahrungen in Kriegsgefangenenlagern die Aufstellung des Krankheitsbildes der sogenannten Stacheldrahtkrankheit (Vischer), der *barbed wire disease*, veranlassten, hat uns der Zweite Weltkrieg mit den Folgeerscheinungen des »Nervenkriegs« bekannt gemacht. Die Forschung im Sinne einer Psychopathologie der Massen angeregt zu haben blieb aber der jüngsten Vergangenheit auch insofern vorbehalten, als das Massenleben in Konzentrationslagern dazu beigetragen hat.

Cohen, der seine diesbezüglichen Erfahrungen in einer Dissertation an der Universität Utrecht niedergelegt hat, hatte sie in Auschwitz gesammelt und dann ausschließlich aufgrund der Theorie von Freud ausgewertet. In methodischer Beziehung stellen sich einem derartigen psychologischen Versuch allerdings gewisse Schwierigkeiten entgegen. Psychologie erfordert wissenschaftliche Distanz. Hat aber nun derjenige, der das Lagerleben selber erlebt hat, überhaupt oder gar während des Erlebens, zu der Zeit also, da er seine einschlägigen Beobachtungen machen musste, die nötige Distanz?

In den Konzentrationslagern erlitt das menschliche Dasein eine Deformierung. Diese Deformierung nahm solche Ausmaße an, dass es fraglich erscheinen musste, ob ihr Beobachter, wenn er selber sich im Lager befand, überhaupt noch eine genügende Objektivität seines Urteils behalten konnte. In psychologischer Hinsicht musste ja seine Fähigkeit, sich selbst oder andere zu beurteilen bzw. zu bewerten, mit affiziert sein. Der Außenstehende *hatte* die Distanz, aber Cohen behauptet: »Niemand, der nicht in irgendeiner Form über persönliche Erfahrungen mit dem Konzentrationslager verfügt, kann auch nur die geringste Ahnung vom Lagerleben haben.« Analog äußert sich Gilbert, wenn er sagt: »Das Leben in dieser Welt kann nicht erfasst werden durch jene, die niemals in ihr gelebt haben.«

Während der Außenstehende zu viel Distanz hatte und kaum sich einzufühlen vermochte, hatte derjenige, der »mittendrin« stand und sich schon eingelebt hatte, schon längst viel zu wenig Distanz. Mit anderen Worten, das grundsätzliche Problem lag darin, dass man annehmen musste, der Maßstab, der an die deformierte Lebenswirklichkeit angelegt werden sollte, sei selber verzerrt.

Trotz dieser gleichsam erkenntniskritischen Bedenken wurde vonseiten psychopathologischer und psychotherapeutischer Fachmänner das einschlägige Material ihrer Selbst- und Fremdbeobachtung, die Summe ihrer Erfahrungen und Erlebnisse, zu Theorien verdichtet, von denen nicht allzu viel als subjektiv abzustreichen ist, stimmen sie doch im Wesentlichen so ziemlich miteinander überein.

Die folgenden Ausführungen stützen sich nicht nur auf das einschlägige Schrifttum, sondern auf eigene Erfahrungen und Erlebnisse in den Konzentrationslagern Auschwitz, Dachau und Theresienstadt. Ausdrücklich erklärt Cohen: »Auschwitz hatte all die allgemeinen Charakteristika eines Konzentrationslagers und unterschied sich von anderen Lagern nur insofern, als dort die En-Gros-Vergasung menschlicher Wesen stattfand.« An den Reaktionen des Lagerhäftlings lassen sich nun drei Phasen unterscheiden: 1. der Aufnahmeschock, 2. die typischen Charakterveränderungen bei länger dauerndem Lageraufenthalt, 3. die Entlassungsphase. Einer ähnlichen Einteilung begegnen wir wieder bei Cohen, dem zufolge »der Häftling während seines Aufenthalts in einem Konzentrationslager verschiedene Phasen zu passieren hatte, die sich wie folgt klassifizieren lassen: 1. die Phase der Initialreaktion, 2. die Adaptationsphase, 3. die Resignationsphase«.

1. Der Aufnahmeschock

Cohen beschreibt seine Reaktion, soweit er sie selbst zu beobachten vermochte, als scheinbare Persönlichkeitsspaltung: »Ich hatte das Gefühl, als ob ich nicht dazugehörte, als ob das Ganze mich nichts anginge. Meine Reaktion war eine Subjekt-Objekt-Spaltung.« Und er fährt fort, dieser Zustand könne als eine akute Depersonalisation betrachtet werden, wie sie häufig zu beobachten gewesen sei und die als eine Schutzmaßnahme, ein Abwehrmechanismus des Ego aufgefasst werden müsse. So sei es denn gekommen, dass die Neuankömmlinge imstande gewesen seien, über die ihnen zur Verfügung gestellte »Kleidung« (noch) zu lachen. Schließlich, fährt Cohen fort, kam es jedoch zu einem heftigsten psychischen Trauma: sobald die Neuankömmlinge erfuhren, dass es Gaskammern gab. Der Gedanke an Vergasungen habe nämlich eine Schreckreaktion erzeugt, und diese Reaktion sei, seiner Erfahrung nach, sehr heftig bei jenen zum Ausbruch gekommen, die hören mussten, dass ihre Frauen und Kinder ermordet worden seien. Auch de Wind spricht im gleichen Zusammenhang vom »heftigsten Trauma, das wir im Bereich der Angstneurosen kennengelernt haben«. Die Antwort darauf, sagt Cohen, *konnte* in nichts anderem bestehen als in einer akuten Schreckreaktion, und ihm selbst blieb sie nicht erspart, als er in Auschwitz angekommen war.

Wollte man die Phase des Aufnahmeschocks psychiatrisch klassifizieren, dann wird man sie wohl unter die abnormen Erlebnisreaktionen einreihen müssen. Nur dass man dabei nicht vergessen darf, dass in einer dermaßen abnormen Situation, wie sie das Konzentrationslager nun einmal vorstellt, eine derartige »abnorme« Erlebnisreaktion etwas Normales ist. »Es gibt Dinge, über denen man den Verstand verliert – oder man hat keinen zu verlieren.« (Hebbel)

Man stelle sich vor: Einige Tage und mehrere Nächte ist der Transport von 1500 Personen nun schon unterwegs – in einem Zug, in dessen Waggons je 80 Menschen auf ihrem Gepäck (dem letzten Rest ihrer Habe) herumliegen, und zwar so, dass gerade noch der oberste Teil der Coupéfenster von den aufgestapelten Rucksäcken, Taschen usw. frei ist und eine Sicht in die frühe Morgendämmerung erlaubt. Der Zug hält nun anscheinend auf offener Strecke; man weiß noch nicht recht, ob man sich noch in Schlesien oder bereits in Polen befindet. Unheimlich klingt das schrille Pfeifen der Lokomotive, gellend wie ein ahnender Hilfeschrei der durch die Maschine personifizierten, von ihr in ein großes Unheil geführten Menschenmasse, während der Zug, nunmehr sichtlich vor einer größeren Station, zu verschieben beginnt. Plötzlich ein Aufschrei aus der ängstlich wartenden Menge der Leute im Waggon: »Hier ist eine Tafel – Auschwitz!« Wohl jeder muss in diesem Augenblick fühlen, wie das Herz stockt. Der

Zug rollt langsam weiter, wie zögernd, so als ob er die unselige Menschenfracht, die er führt, nur allmählich und gleichsam schonend vor die Tatsache stellen wollte: »Auschwitz!« Jetzt sieht man schon mehr: In der fortgeschrittenen Morgendämmerung nimmt man rechts und links von der Strecke kilometerweit bereits die Umrisse eines Lagers von ungeheuren Dimensionen wahr. Endlose, mehrfache Stacheldrahtumzäunungen, Wachttürme, Scheinwerfer und lange Kolonnen zerlumpter, mit Fetzen umhüllter Menschengestalten, grau im Grau der Dämmerung und langsam, müde sich dahinwälzend durch öde, schnurgerade Lagerstraßen – niemand weiß: wohin. Vereinzelte Kommandopfiffe hört man da und dort – niemand weiß: wozu. – Endlich sind wir in die Station eingefahren. Noch rührt sich nichts. Da – Kommandorufe in jener eigentümlichen Art von kreischendem, rauem Schreien, das wir von nun an immer wieder und in allen Lagern zu hören bekommen sollten und das so klingt wie der letzte Schrei eines Gemordeten und doch anders: belegt, heiser, wie aus der Kehle eines Mannes, der immer wieder so schreien muss, der immer wieder gemordet wird …

Da werden die Waggontüren aufgerissen, und eine kleine Meute von Häftlingen in der üblichen gestreiften Häftlingstracht stürmt herein, kahlgeschoren, aber ausgesprochen gut genährt aussehend; in allen möglichen europäischen Sprachen sprechen sie, alle jedoch durchwegs in einer Jovialität, die in diesem Moment und in dieser Situation irgendwie grotesk anmutet. Sie schauen nicht schlecht aus, diese Leute, sie sind sichtlich gut aufgelegt, und sie lachen sogar; die Psychiatrie kennt das Krankheitsbild des sogenannten Begnadigungswahns: Der zum Tode Verurteilte beginnt just im letzten Augenblick, unmittelbar vor seiner Hinrichtung, zu wähnen, er würde eben erst im letzten Augenblick begnadigt werden. So klammerten auch wir uns an Hoffnungen und glaubten auch wir bis zum letzten Moment, es werde, es könne einfach nicht so arg sein. Siehe die pausbackigen und rotwangigen Gesichter dieser Häftlinge! Noch wussten wir nichts davon, dass es sich bei ihnen um eine »Elite« handelte, um jene Häftlingsgruppe, die dazu ausersehen war, die Transporte von Tausenden, die täglich in den Bahnhof Auschwitz einrollten, in Empfang zu nehmen, d. h., ihr Gepäck zu übernehmen, mitsamt den darin enthaltenen bzw. verborgenen Werten: den rar gewordenen Gebrauchsgegenständen und geschmuggeltem Schmuck. Mehr oder minder wir alle aus unserem Transport befanden uns also in solch einem Begnadigungswahn, der da meint, noch immer könne alles gut ausgehen. Denn was sich jetzt abspielte, dessen Sinn konnten wir noch nicht erfassen; der Sinn sollte uns erst am Abend klarwerden. Wir wurden angewiesen, alles Gepäck im Waggon zu lassen, auszusteigen und je eine Männer- und Frauenkolonne zu formieren, um schließlich vor einem höheren SS-Offizier zu defilieren. Da sehe ich, dass meine Kolonne Mann für Mann auf den SS-Offizier zugeht. Nun steht er vor mir: groß, schlank, fesch, in tadelloser und blitzblanker Uniform – ein eleganter, gepflegter Mensch, voll Distanz zu uns Jammergestalten, die wir wohl übernächtig und recht verwahrlost aussehen. In nonchalanter Haltung steht er da, den rechten Ellbogen mit der linken Hand stützend, die rechte Hand erhoben und mit dem Zeigefinger dieser Hand ganz sparsam eine kleine winkende Bewegung vollführend – bald nach links, bald nach rechts – weit öfter nach links … Keiner von uns konnte das Geringste ahnen von der Bedeutung, die diese winzige Bewegung eines menschlichen Zeigefingers hatte – bald nach links, bald nach rechts, weit öfter nach links. Nun komme ich dran. Der SS-Mann schaut mich prüfend an, scheint zu stutzen oder zu zweifeln, legt mir beide Hände auf die Schultern, ich bemühe mich, »zackig« zu wirken, stehe stramm und aufgerichtet, da dreht er langsam meine Schultern, sodass ich nach rechts hin gewendet werde – und ich haue nach rechts ab. Am Abend wussten wir um die Bedeutung dieses Spiels mit dem Zeigefinger: Es war die erste Selektion!* Die erste Entscheidung über Sein und Nichtsein; für die gewaltige Majorität unseres Transports, etwa 90 Prozent, war es das Todesurteil. (Frankl)

Tatsächlich »belief sich die Zahl der Häftlinge, die von jüdischen Transporten ins Lager überhaupt nur hineingelassen (und eben nicht unmittelbar nach ihrer Ankunft im Lager vergast) wurden, im Durchschnitt ungefähr auf 10 Prozent all der Leute, die nach Auschwitz gebracht wurden« (Central Commission for Investigation of German Crimes in Poland. Warschau, 1946. Zitiert nach Cohen).

Uns, der Transportminorität von damals, wurde es am Abend des gleichen Tages bekannt. Ich frage Kameraden, die schon länger im Lager sind, danach, wohin mein Kollege und Freund P. gekommen sein mag. »Ist er auf die andere Seite geschickt worden?« – »Ja«, sage ich. »Dann siehst du ihn dort«, sagt man mir. »Wo?« Eine Hand zeigt zu einem wenige Hundert Meter entfernten Schlot, aus dem eine viele Meter hohe Stichflamme unheimlich in den weiten, grauen, polnischen Himmel emporzüngelt, um sich in eine düstere Rauchwolke aufzulösen. »Was ist dort?« – »Dort schwebt dein Freund in den Himmel«, gibt man mir roh zur Antwort. Dies alles ist vorwegnehmend erzählt worden. Noch kann niemand recht daran glauben, dass einem wirklich buchstäblich

* Selektion war der im Lager gebräuchliche Ausdruck für die Auswahl derjenigen, die mit dem nächsten Schub ins Gas gehen sollten.

alles weggenommen wird. Da versuche ich, einen der alten Häftlinge ins Vertrauen zu ziehen. Ich pirsche mich an ihn heran, weise auf eine Papierrolle in der Brusttasche meines Mantels und sage: »Du, pass auf! Hier habe ich ein wissenschaftliches Buchmanuskript bei mir – ich weiß, was du sagen wirst – ich weiß: mit dem Leben davonkommen, das nackte Leben hinwegretten ist alles, ist schon das Äußerste, was man vom Schicksal erbitten darf. Aber ich kann mir nicht helfen, ich will mehr. Ich will dieses Manuskript behalten, irgendwie erhalten – es enthält mein Lebenswerk; verstehst du mich?« Da beginnt er zu verstehen, jawohl: Zu grinsen beginnt er übers ganze Gesicht, erst mehr mitleidig, dann mehr belustigt, spöttisch, höhnisch, bis er mit einer Grimasse mich anbrüllt und meine Frage mit einem einzigen Wort, das er herausbrüllt, quittiert, mit jenem Wort, das als *das* Wort im Sprachschatz des Lagerhäftlings seither immer wieder zu hören war. Er brüllt: »Scheiße!!« Da weiß ich, wie die Dinge stehen. Ich mache das, was den Höhepunkt dieser ganzen ersten Phase psychologischer Reaktionen darstellt: Ich mache einen Strich unter mein ganzes bisheriges Leben! (Frankl)

Die Ausweglosigkeit der Situation, die täglich, stündlich, minütlich lauernde Todesgefahr, die Nähe des Todes anderer – der Majorität –, machten es eigentlich selbstverständlich, dass nahezu jedem eine wenn auch noch so kurze Zeit lang der Gedanke an Selbstmord kam. Ist es doch nur allzu begreiflich, dass ein Mensch in dieser Situation es in Erwägung zieht, »in den Draht zu laufen«; mit diesem lagerüblichen Ausdruck wird die lagerübliche Methode der Selbsttötung bezeichnet: Berührung des mit elektrischer Hochspannung geladenen Stacheldrahtes. Nicht in den Draht zu gehen, dieser negative Entschluss brauchte einem in Auschwitz freilich nicht schwerzufallen: Der Selbsttötungsversuch war dort schließlich ziemlich gegenstandslos; der durchschnittliche dortige Lagerinsasse konnte, rein erwartungsmäßig im Sinne einer Wahrscheinlichkeitsrechnung oder ziffernmäßigen »Lebenserwartung«, doch nicht damit rechnen, zu dem ganz geringen Prozentsatz derer zählen zu dürfen, die auch alle weiteren, noch bevorstehenden Selektionen und diversen Selektionsarten überleben werden. In Auschwitz fürchtet der Häftling, der noch im Schockstadium steht, den Tod ganz und gar nicht; ihm ist in den ersten Tagen seines Aufenthaltes die Gaskammer längst kein Schrecken mehr, in seinen Augen stellt sie lediglich etwas dar, das den Selbstmord erspart. Alsbald jedoch weicht die Panikstimmung einer Gleichgültigkeit, und hiermit sind wir bereits bei den Charakterveränderungen, also bei der zweiten Phase, angelangt.

2. *Die Anpassungsphase*

Da musste uns so recht zum Bewusstsein kommen, wie richtig der Satz von Dostojewski ist, in dem er den Menschen einmal geradezu definiert als das Wesen, das sich an alles gewöhnt. Cohen sagt ad hoc: »Sowohl die physische als auch die geistige Anpassungsfähigkeit des Menschen ist sehr groß, zumindest viel größer, als ich für möglich gehalten hätte. Wer hätte sich vorstellen können, dass jemand erfährt, alle ihm Lieben seien vergast worden, oder die Grausamkeit eines Konzentrationslagers mit ansieht oder gar an sich selbst erfährt und ›nur‹ in der beschriebenen Art und Weise reagiert? Hätte nicht jeder erwartet, dass der Betreffende entweder akut psychotisch oder dazu getrieben wird, sich zu suizidieren?« Und Bettelheim »wunderte sich die ganze Zeit, dass man so viel ertragen kann, ohne Selbstmord zu begehen oder verrückt zu werden«. Im Vergleich mit der großen Zahl von Häftlingen war jedoch die Zahl von Selbstmorden sehr klein (Cohen). Lederer gibt hinsichtlich des Lagers Theresienstadt eine statistische Aufstellung wieder, aus der hervorgeht, dass in der Zeitspanne zwischen dem 24.11.1941 und dem 31.8.1944 unter 32 647 Todesfällen 259 Selbstmorde zu verzeichnen waren. »Considering the inhuman conditions of life, suicide was inexplicably rare.« (E. Hess-Thaysen, J. Hess-Thaysen, Kieler und Thygesen)

Diese Apathie ist gleichsam ein Selbstschutzmechanismus der Seele. Was den Häftling vorher je nachdem erregt oder verbittert, zur Empörung oder Verzweiflung getrieben hat, was er rings um sich mit ansehen oder selber mitmachen muss, prallt von nun an an einer Art Panzerschicht ab, mit der er sich umgeben hat. Es handelt sich hierbei um eine seelische Anpassungserscheinung an die eigentümliche Umwelt; was in ihr vorgeht, gelangt nur abgeblendet zum Bewusstsein. Das Affektleben wird hinuntergeschraubt auf ein niedrigeres Niveau. Die Interessen werden auf die unmittelbaren, dringlichsten Bedürfnisse eingeschränkt. Alles Trachten erscheint konzentriert auf den einen Punkt: den jeweiligen Tag zu überleben. Wenn die Lagerhäftlinge abends müde und abgeschunden, frierend und hungrig über die verschneiten Felder dahinstolpernd, von den »Arbeitskommandos« ins Lager zurückgetrieben wurden, hörte man sie immer wieder in den Stoßseufzer ausbrechen: »Nun, wieder ein Tag überstanden!«

Im Allgemeinen lässt sich bezüglich des Lagerhäftlings sagen, dass er sich in eine Art kulturellen Winterschlaf flüchtet. Nur umso unerbittlicher wird alles, was der Selbsterhaltung dient, durchgesetzt. »Ich hatte nur einen Gedanken: Wie kann ich überleben«, sagt Cohen. Psychoanalytiker unter den Lagerinsassen pflegten diesbezüglich von einer Regression zu sprechen, einem Sichzurückziehen auf primitivere Verhaltensweisen.

»Das Interesse ging nicht hinaus über die Frage: Wie werde ich mehr Essen bekommen und in eine halbwegs erträgliche Arbeitsgruppe kommen? Dieser Lebensstil und diese Daseinshaltung können nicht anders verstanden werden denn als Regression«, meint der letztzitierte Autor, »im Konzentrationslager wurde der Mensch zurückgeworfen auf seine tierischste Grundlage. Es handelt sich hierbei um eine Regression zur primitivsten Phase des Selbsterhaltungstriebs.«

Die Primitivität des inneren Lebens im Konzentrationslager findet einen charakteristischen Ausdruck in den typischen Träumen der Häftlinge. Meist träumen sie von Brot, von Torten, von Zigaretten und von einem guten, warmen Wannenbad. Vom Essen wird auch fortwährend geredet: Wenn die Häftlinge auf den »Arbeitskommandos« beisammenstehen und der Wachtposten sich nicht in ihrer Nähe aufhält, dann tauschen sie Kochrezepte aus und malen sich gegenseitig aus, welche Lieblingsspeisen sie einander auftischen werden, wenn dereinst, nach ihrer Befreiung, der eine den anderen zu sich laden wird. Die Besten unter ihnen wünschen sich den Tag herbei, an dem sie nicht mehr hungern müssen, nicht um des guten Essens willen, sondern damit endlich der menschenunwürdige Zustand aufhöre, dass sie an nichts anderes als ans Essen denken können. – Führt das Lagerleben (bis auf Ausnahmen) zur Primitivität und die Unterernährung dazu, dass gerade der Nahrungstrieb der hauptsächlichste Inhalt wird, um den die Gedanken und Wünsche kreisen, so liegt es wahrscheinlich ebenfalls vorwiegend an der Unterernährung, wenn ein auffallendes Desinteresse an allen sexuellen Gesprächsthemen vorhanden ist. Kautsky gibt zu bedenken, dass schon in der Vorkriegszeit, in der die Ernährung hinreichend war, die Erscheinung des Einschlafens der sexuellen Triebe zu bemerken gewesen sei. Thygesen und Kieler zufolge war Sexualität für den durchschnittlichen Internierten überhaupt kein Problem. »Sexual topics of conversation and smutty stories where exceptional among the ordinary prisoners, in contrast to what is normal for example among soldiers.«

Neben die besprochene Gleichgültigkeit der zweiten Phase tritt nun eine ausgesprochene Gereiztheit,* sodass die Psyche des Lagerhäftlings schließlich durch die Merkmale Apathie und Aggression charakterisierbar ist.

Die Majorität der Häftlinge ist begreiflicherweise von einer Art Minderwertigkeitsgefühl geplagt. Jeder von uns war einmal »jemand« oder glaubte zumindest, jemand gewesen zu sein. Jetzt aber, hier, wird er buchstäblich so behandelt, als ob er ein Niemand wäre. (Dass ein in wesentlicheren und höheren Bereichen, im Geistigen verankertes Selbstwertbewusstsein durch die Situation im Lager nicht zu erschüttern ist, ist klar; aber wie viele Menschen, und auch wie viele Häftlinge, haben schon ein derartiges gefestigtes Selbstwertbewusstsein?) Ohne viel darüber nachzudenken, ohne dass es ihm weiter zu Bewusstsein käme, fühlt sich der durchschnittliche Lagerhäftling naturgemäß vollständig deklassiert. Dieses Erlebnis wird aber eigentlich aktuell erst durch die Kontrastwirkung, die sich aus der eigenartigen soziologischen Struktur des Lagerlebens ergibt. Ich denke nämlich hierbei an jene Minorität von Häftlingen, die sozusagen als Prominente galten, an

* Kautsky ist der Meinung, dass der Zustand des Nie-allein-Seins zur Gereiztheit das meiste beigetragen habe.

die Kapos und Köche, Magazinverwalter und »Lagerpolizisten« – sie alle kompensierten das primitive Minderwertigkeitsgefühl; sie fühlten sich im Allgemeinen keineswegs deklassiert wie die »Majorität« der gewöhnlichen Häftlinge, sondern nachgerade – arriviert. Ja, sie entwickelten mitunter geradezu einen Cäsarenwahn *en miniature*. Die seelische Reaktion der grollenden und neidvollen Majorität auf das Verhalten der Minorität machte sich auf verschiedene Weise Luft – gelegentlich auch in boshaften Witzen. Ein solcher Witz erzählt z. B.: Zwei Häftlinge sprechen miteinander, wobei der eine in Bezug auf einen dritten – der eben zu den »Arrivierten« gehört – bemerkt: »Den da hab' ich noch gekannt, als er bloß Präsident des größten Bankhauses von … war; jetzt spielt er sich hier auf den Kapo hinaus.«

Die Deutung der seelischen Reaktionen auf das Lagerleben als Regression zu primitiverer Struktur der Triebhaftigkeit blieb nicht die einzige. Utitz hat die typischen Charakterveränderungen, die er bei Lagerinsassen zu beobachten glaubte, als eine Verschiebung vom cyclothymen zum schizothymen Charaktertypus gedeutet. War es ihm doch aufgefallen, dass bei den meisten Lagerinsassen nicht nur Apathie, sondern auch Gereiztheit sich bemerkbar machte. Beide Affektlagen entsprachen nun durchaus der psychästhetischen Proportion des schizothymen Temperaments im Sinne von E. Kretschmer. Abgesehen von der ganzen psychologischen Fraglichkeit eines solchen Charakterwandels oder Dominanzwechsels kann diese – scheinbare – Schizoidisierung unseres Erachtens ohne Weiteres viel einfacher erklärt werden: Die große Masse der Häftlinge litt einerseits an Nahrungsmangel, andererseits an Schlafmangel – eine Folge der von der übermäßigen Wohndichte verursachten Ungezieferplage. Während die Unterernährung die Leute apathisch machte, machte sie das chronische Schlafdefizit gereizt. Zu diesen beiden ursächlichen Momenten traten aber noch zwei weitere hinzu: der Fortfall jener beiden Zivilisationsgifte, die im normalen Leben gerade die Apathie bzw. die Gereiztheit zu mitigieren haben: Koffein und Nikotin.

Bei alledem ist zu bedenken, dass nach einer Berechnung von Gsell die tägliche Kalorienzahl während des Winters 1944/45 im Konzentrationslager Ravensbrück 800 bis 900, im Konzentrationslager Bergen-Belsen 600 bis 700 und im Konzentrationslager Mauthausen 500 betrug (Cohen). Kalorienmäßig eine absolut unzureichende Ernährung, erst recht in Anbetracht der schweren körperlichen Arbeit, des Ausgesetztseins gegenüber dem Frost, noch dazu in höchst mangelhafter Kleidung.

Utitz hat auch in anderer Hinsicht die innere Situation des Lagerhäftlings zu interpretieren versucht, und zwar dahingehend, dass es sich hierbei um eine provisorische Existenz gehandelt habe. Diese Charakterisierung bedarf unseres Erachtens einer wesentlichen Ergänzung: Bei dieser Form menschlichen Daseins handelte es sich nämlich nicht nur um ein Provisorium schlechthin, sondern um ein Provisorium »ohne Termin«. Bevor die künftigen Häftlinge das Lager betraten, waren sie vielfach in einer Stimmung, die sich nur vergleichen ließ mit der, in welcher sich der Mensch etwa gegenüber dem Jenseits befindet, von dem noch keiner zurückgekehrt ist: Auch aus manchen Lagern war noch niemand zurückgekehrt oder war noch keinerlei Nachricht an die Öffentlichkeit gedrungen. War aber das Lager einmal betreten, dann kam mit dem Ende der Ungewissheit (über die dortigen Zustände) auch schon die Ungewissheit des Endes. Konnte doch keiner der Häftlinge wissen, wie lange er sich dort würde aufhalten müssen. Wie beneidenswert musste uns etwa ein

Schwerverbrecher erscheinen, der genau wusste, er hätte seine zehn Jahre abzusitzen – der sich jeweils ausrechnen konnte, wie viele Tage bis zum Termin seiner Entlassung noch zu verstreichen hatten … glücklicher Mann! Denn wir im Lager hatten oder kannten alle mitsammen keinen »Termin«, und niemand von uns wusste, wann das Ende kommen würde. Das war nach übereinstimmender Aussage der Kameraden vielleicht sogar eine der seelisch bedrückendsten Tatsachen des Lagerlebens! Und die vielen Gerüchte, die Tag für Tag und Stunde für Stunde unter den zusammengepferchten Menschenmassen kursierten und von einem jeweils nahe bevorstehenden »Ende« zu erzählen wussten, führten nur immer mehr zu immer gründlicherer oder gar endgültiger Enttäuschung. Die Unbestimmtheit des Zeitpunktes der Entlassung erzeugt im Lagerhäftling das Gefühl einer praktisch unbegrenzten, weil nicht abgrenzbaren Haftdauer. So bekommt er gegenüber der Welt außerhalb des Stacheldrahts mit der Zeit ein Fremdheitsgefühl; durch den Stacheldraht hindurch sieht er die Menschen und Dinge dort draußen so, als ob sie nicht von dieser Welt wären, oder vielmehr, als ob er nicht mehr von der Welt, als ob er ihr »abhanden gekommen« wäre. Die Welt der Nicht-Inhaftierten bietet sich seinen Blicken gleichsam so, wie sie nur ein Toter aus dem Jenseits sehen mag: unwirklich, unzugänglich, unerreichbar – gespenstisch.

Die Terminlosigkeit der Existenzweise im Konzentrationslager führt zum Erlebnis der Zukunftslosigkeit. Einer der Häftlinge, die in langer Kolonne zu ihrem künftigen Lager dahinmarschierten, berichtete einmal, er hätte damals das Gefühl gehabt, als ob er hinter seiner eigenen Leiche herzöge. So sehr hatte er das Gefühl, sein Leben sei ohne Zukunft, sei nur mehr Vergangenheit, sei ebenso vergangen – wie das eines Toten. Das Leben solcher

»lebender Leichname« wird zu einem vorwiegend retrospektiven Dasein. Ihre Gedanken umschweben immer wieder die gleichen Details vergangenen Erlebens; alltäglichste Kleinigkeiten tauchen dabei in das Licht märchenhafter Verklärung.

Angesichts der wesentlich zeitlichen Struktur nun, die aller menschlichen Existenz eignet, ist es nur allzu verständlich, wenn das Lagerleben einen existentiellen Strukturverlust mit sich brachte. Ohne fixen Punkt in der Zukunft vermag der Mensch nicht eigentlich zu existieren. Von diesem her wird normalerweise seine ganze Gegenwart gestaltet, auf ihn hin gerichtet, wie die Eisenfeilspäne auf einen Magnetpol. Umgekehrt verliert die innere Zeit, die Erlebniszeit, ihre ganze Struktur, wann immer der Mensch »seine Zukunft« verliert. Es kommt zu einem präsentischen Dahinleben – etwa wie es von Thomas Mann im »Zauberberg« geschildert wird, wo es sich um unheilbar Tuberkulöse handelt, die ebenfalls keinen Entlassungstermin kennen. Oder es kommt zu jenem Lebensgefühl bzw. Gefühl der Inhaltsleere und Sinnlosigkeit des Daseins, das manche Arbeitslose beherrscht; auch bei ihnen kommt es zu einem Strukturzerfall des Zeiterlebens, wie psychologische Reihenuntersuchungen arbeitsloser Bergarbeiter (Lazarsfeld und Zeisel) ergeben haben.

Das lateinische Wort »finis« bedeutet sowohl Ende als auch Ziel. In dem Augenblick, wo der Mensch das Ende eines Provisoriums innerhalb seines Lebens nicht abzusehen vermag, kann er sich auch kein Ziel mehr setzen, keine Aufgabe stellen; das Leben muss in seinen Augen jeden Inhalt und Sinn verlieren. Umgekehrt macht die Blickrichtung auf das »Ende« und auf einen Zielpunkt in der Zukunft jenen geistigen Halt aus, dessen der Lagerhäftling so sehr bedarf, weil dieser geistige Halt allein imstande ist, den Menschen vor dem Verfall an die charakterprägenden und typenbildenden Mächte der sozialen Umwelt, also vor dem Sichfallenlassen, zu bewahren.

Wer sich an keinen Endpunkt, keinen Zeitpunkt in der Zukunft, keinen Haltepunkt klammern kann, der lässt sich innerlich fallen. Der seelische Verfall aus geistiger Haltlosigkeit, das vollends Sichfallenlassen in die totale Apathie, war unter allen Lagerhäftlingen eine ebenso bekannte wie gefürchtete Erscheinung, die sich oft so rasch vollzog, dass sie in wenigen Tagen zur Katastrophe führte. Solche Lagerinsassen blieben eines Tages einfach auf ihrem Platz in der Baracke liegen, weigerten sich, zum Appell zu gehen bzw. zur Einteilung in ein »Arbeitskommando« anzutreten, kümmerten sich nicht um die Essenfassung, gingen nicht mehr in den Waschraum, und kein Vorhalt, keine Drohung vermochte sie aus der Apathie herauszureißen; nichts schreckte sie mehr, auch keine Strafe; die ließen sie stumpf und gleichgültig über sich ergehen – alles war ihnen »Wurscht«. Dieses Liegenbleiben – mitunter im eigenen Kot und Harn – bedeutete eine Lebensbedrohung nicht nur in disziplinärer, sondern auch in unmittelbarer, vitaler Hinsicht. Dies zeigte sich deutlich an jenen Fällen, wo das Erlebnis der »Endlosigkeit« den Häftling ganz plötzlich überkam. Hierfür ein Beispiel:

Anfangs März 1945 erzählte mir ein Lagerkamerad, er hätte am 2. Feber 1945 einen merkwürdigen Traum gehabt: Eine Stimme, die sich als prophetisch ausgab, sagte ihm, er möge sie etwas fragen – sie könne ihm alles sagen. Und er fragte sie, wann für ihn der Krieg zu Ende sein werde. Die Antwort lautete: am 30. März 1945. Dieser 30. März nahte heran, aber es sah keineswegs so aus, als ob die »Stimme« recht behalten sollte. Am 29. März wurde mein Kamerad febril und delirant. Am 30. März wurde er bewusstlos. Am 31. März starb er: das Fleckfieber hatte ihn hinweggerafft. Tatsächlich war am 30. März – jenem Tag, an dem er bewusstlos geworden war – »für ihn« der Krieg zu Ende. Wir können mit Recht und in vollem klinischem Ernst annehmen, dass durch die Enttäuschung, die ihm der wirkliche Verlauf der Dinge bereitet hatte, der Biotonus, die Immunlage, die Widerstandskraft des Organismus abgesunken waren und die in ihm schlummernde Infektionskrankheit nunmehr nur allzu leichtes Spiel hatte.

Im Einklang mit unserer Auffassung dieses Falles steht eine Beobachtung im größeren Maßstab, über die einmal ein Lagerarzt berichtete: Die Häftlinge seines Lagers hatten sich allgemein der Hoffnung hingegeben, zu Weihnachten 1944 würden sie wieder daheim sein. Weihnachten kam, aber die Zeitungsnachrichten waren für die Lagerinsassen nichts weniger als ermutigend. Was war die Folge? In der Woche zwischen Weihnachten und Neujahr kam es im Konzentrationslager zu einem Massensterben, wie es weder bis dahin gesehen worden war noch durch Umstände, wie geänderte Wetterlage oder erschwerte Arbeitsbedingungen oder Auftreten von Infektionskrankheiten, hätte erklärt werden können.

Letzten Endes aber war es so, dass der leiblich-seelische Verfall abhängig war von der geistigen Einstellung, und diese geistige Einstellung war eine freie! Und mochte man dem Häftling bei dessen Einlieferung ins Lager auch alles bis auf Brille und Gürtel fortgenommen haben – diese Freiheit blieb ihm, und sie blieb ihm buchstäblich bis zum letzten Augenblick, bis zum letzten Atemzug. Es war die Freiheit, sich so oder so einzustellen – und es gab ein »so oder so«. Und es gab immer wieder welche, die ihre Gereiztheit zu unterdrücken und ihre Apathie zu überwinden vermochten. Es waren jene Männer, die durch die Lagerbaracken und über die Appellplätze geschritten sind, hier ein gutes Wort und dort das letzte Stück Brot übrig hatten. Sie waren Zeugen dafür, dass es keineswegs ausgemacht ist, was das Lager aus einem macht: ob man ein typischer KZler wurde oder aber auch noch in dieser Zwangslage, selbst noch in dieser äußersten Grenzsituation, Mensch blieb. Dies stand jeweils zur Entscheidung. Es kann also keine Rede davon sein, dass der Mensch notwendig und zwangsläufig der seinen Charakter prägenden Macht der Lagerumwelt verfallen müsste: kraft dessen, was ich in anderen Zusammenhängen die »Trotzmacht des Geistes« genannt habe, hatte er grundsätzlich die Möglichkeit, sich auch herauszuhalten aus dem Einfluss dieser Umwelt. Wenn es für mich noch eines Nachweises dafür bedurft hätte, dass die Trotzmacht des Geistes eine Wirklichkeit ist – das Konzentrationslager war das *experimentum crucis*.

Und wenn Freud behauptet: »Man versuche es, eine Anzahl der allerdifferenziertesten Menschen gleichmäßig dem Hunger auszusetzen. Mit der Zunahme des gebieterischen Nahrungsbedürfnisses werden alle individuellen Differenzen sich verwischen und an ihrer statt die uniformen Äußerungen des einen ungestillten Triebes treten« – so war dem einfach nicht so. Selbst ein so psychoanalytisch orientierter Autor wie Cohen konzediert: »Tatsächlich gab es auch Häftlinge, die nicht völlig beherrscht wurden durch Egoismus, sondern noch Raum hatten für altruistische Gefühle und Empfindungen, und die Mitleid hatten mit ihren Mitmenschen. Anscheinend konnten die Bedingungen im Konzentrationslager keineswegs den gleichen Effekt bei ihnen herbeiführen wie bei den anderen Häftlingen.« Analog wird von Adler im Rahmen einer umfassenden wissenschaftlichen Monographie über das Lager Theresienstadt hervorgehoben, dass »man die Charakteränderung nicht als eine Änderung von Gesinnungen oder als Verfall einer verankerten Sittlichkeit auffassen darf. Nur die äußere Gesittung ist meist und manchmal über Nacht abgebaut worden, als wäre sie nie vorhanden gewesen … Wer ohne größeren Schaden sich in dieser Seelenwüste bewährte, hat Äußerstes vollbracht«.

Gewiss: Sie waren selten – jene Menschen, die sich für die grundsätzliche Möglichkeit entschieden hatten, ihr Menschentum zu bewahren; *sed* omnia *praeclara tam difficilia, quam rara sunt*. Aber alles Große ist ebenso schwer zu verwirklichen wie selten anzutreffen – so lautet der letzte Satz der Ethik des Benedictus de Spinoza. Wenige waren es also nur, die es vermochten, ihr Menschentum zu bewahren; aber sie gaben den anderen ein Beispiel, und dieses Beispiel löste jene Kettenreaktion aus, die dem Vorbild eignet. Niemals hatten sie das Lagerleben als bloße Episode betrachtet – für sie war es eher eine Bewährungsprobe und wurde es zum Höhepunkt ihres Daseins. Von *diesen* Menschen lässt sich jedenfalls nicht behaupten, sie hätten eine Regression durchgemacht; im Gegenteil, moralisch war es eine Progression, die sie erlebten, eine Evolution, die sie erfuhren: moralisch – und religiös. Ist doch in so manchem Häftling in der Haft und durch die Haft eine unbewusste bzw. verdrängte Gottbezogenheit aufgebrochen.

Damit stehen wir aber auch schon vor der Besprechung der dritten, der Entlassungsphase innerhalb der Psychologie des Lagerhäftlings.

3. *Die Entlassungsphase*

Was seine Reaktion auf die Entlassung anlangt, lässt sich kurz Folgendes sagen: Anfangs erscheint ihm alles wie ein schöner Traum, er wagt es noch nicht zu glauben. Hat ihn doch schon so mancher schöne Traum getäuscht. Wie oft hat er nicht von seiner

Befreiung geträumt – davon geträumt, wie er nach Hause kommt, seine Frau umarmt, seine Freunde begrüßt, sich zu Tische setzt und zu erzählen beginnt, zu erzählen von seinen Erlebnissen, zu erzählen davon, wie er sich nach diesem Augenblick des Wiedersehens gesehnt und wie häufig er von diesem Augenblick geträumt, bis er diesmal endlich Wirklichkeit geworden. Da schrillen die drei Pfiffe, die frühmorgens das Aufstehen kommandieren, in seine Ohren und reißen ihn aus dem Traum heraus, der ihm die Freiheit nur vorgetäuscht, der ihn nur gefoppt hat. Einmal aber wird das Ersehnte und Erträumte wirkliche Wirklichkeit. Noch ist der Befreite von einer Art Depersonalisationsgefühl beherrscht. Er kann sich des Lebens noch nicht recht freuen – er muss erst wieder lernen, sich zu freuen, er hat es verlernt. Ist ihm am ersten Tag der Freiheit die Gegenwart wie ein schöner Traum erschienen, dann ist er eines Tages so weit, dass ihm die Vergangenheit nur mehr wie ein böser Traum erscheint.

Auch der befreite Häftling bedarf noch der seelischen Betreuung. Gerade die Befreiung, die plötzliche Entlassung, die Entlastung vom seelischen Druck bedeutet ihrerseits – in psychologischer Hinsicht – eine Gefahr. Was in charakterologischer Beziehung hier droht, stellt nichts anderes dar als das seelische Gegenstück zur Caisson-Krankheit.

II. Psychiatrie des Konzentrationslagers

Neurosen im engeren Wortsinn, sagt Cohen, waren in den Konzentrationslagern nicht zu beobachten; Neurotiker gesundeten dort. Kral beschreibt Reaktionen und Verhalten der Internierten des Internierungslagers Theresienstadt, das sich in mancher

Hinsicht vom typischen Konzentrationslager unterschied. Kral betont als bemerkenswert die *Besserung schwerer Zwangsneurosen in der Lagersituation*: Viele Patienten seien den Psychiatern von Vorkriegszeiten als an schweren und langdauernden Psychoneurosen (Phobien und Zwangsneurosen) leidend bekannt gewesen, und diese Neurosen seien in Theresienstadt entweder vollständig verschwunden oder hätten sich bis zu einem solchen Grade gebessert, dass die Patienten arbeiten konnten und keiner ärztlichen Hilfe bedurften. Helweg-Larsen und Mitarbeiter widmen in ihrem Buch, das sich auf die Untersuchung von 1282 Dänen, welche die Internierung in deutschen Konzentrationslagern überlebt haben, stützt und an die 500 Arbeiten aus der einschlägigen internationalen Literatur berücksichtigt, ein eigenes Kapitel den psychischen Veränderungen. Der entsprechende Abschnitt gründet sich hauptsächlich auf eigene Beobachtungen und Erlebnisse der betreffenden Autoren. Depressive Reaktionen, Angstneurosen, Psychosen,* hysterische Symptome und Selbstmordversuche wurden nur selten beobachtet. Das tatsächliche Bild der Konzentrationslager zeigte keinerlei Ähnlichkeit gegenüber dem in den angelsächsischen Publikationen beschriebenen, die sich auf Kriegsgefangenenlager im Fernen und Mittleren Osten beziehen.

Psychische Symptome, die mit der chronischen Unterernährung einhergingen, bestanden in »Apathie, Reaktionsverzögerung und Abnahme der Konzentrationskraft und des Gedächtnisses«

* Im Lager in Theresienstadt gab es eine psychiatrische Abteilung, die in den Kasematten der trostlosesten Kaserne untergebracht war. Dort herrschten haarsträubende Zustände, wie Adler hervorhebt, die selbst unter abgehärteten Insassen Theresienstadts tiefes Grauen auslösten. An die 200 Patienten hockten »dauernd in den elenden Höhlen hinter vergitterten Fenstern in Dunkel oder Düsternis, wo sich der Jammer des ganzen ›Ghettos‹ ins Maßlose steigerte«.

(Cohen). Im Gegensatz zu van Wulfften-Palthe, der in japanischen Lagern beobachten konnte, dass in der letzten Phase höhergradiger Unterernährung die Schwere und Häufigkeit psychischer Störungen zunahm, bei welcher Gelegenheit es zu akuten Verwirrtheitszuständen kam, steht die Feststellung von Glastra van Loon, dass in den Niederlanden die Unterernährung still, symptomlos verlief, und auch der Tod war ein ruhiger, was mit den Beobachtungen von Cohen übereinstimmt.

Thygesen und Kieler beschreiben die auffälligsten psychischen Veränderungen: Beeinträchtigung des Gedächtnisses – Libidomangel – Apathie. Demgegenüber sei es selten zu depressiven Reaktionen, Angstneurosen und hysterischen Symptomen gekommen. Selbstmordversuche hätte es überhaupt nur ganz ausnahmsweise gegeben. Nur in seltenen Fällen erschien, den Verfassern zufolge, die ätiologische Annahme eines Vitaminmangels fundiert. Eher wäre, den Autoren zufolge, daran zu denken, dass die hier beschriebenen psychischen Syndrome, die charakteristischen Geistesstörungen der Hungerkrankheit, funktionelle oder gar morphologische Veränderungen im Gehirn zum Ausdruck bringen. Unter anderen konnte Lamy in wenigen Fällen gelegentlich deren Autopsie ein Hirnödem feststellen, das sich *intra vitam* in Form von Delirien, völliger Desorientiertheit und Nackensteifigkeit manifestiert hatte.

Was die Heimkehrer aus KZs anlangt, wiesen sie Hoffmeyer und Hertel-Wulff zufolge vielfach auf: Ruhelosigkeit, Müdigkeit, Mangel an Konzentration, Erregbarkeit, Unstetheit, Gedächtnisschwäche, Konzentrationsschwäche, Reizbarkeit, vegetative Symptome, Depressionen und Kopfschmerzen. 78 Prozent zeigten neurotische Symptome; 47 Prozent klagten über Angstträume vom KZ. In einer ganzen Reihe von Fällen vergingen bis zu sechs und mehr Monate, bevor sich die mannigfaltigen Symptome entwickelten, um dann aber oft einen protrahierten Verlauf zu zeigen, in einigen Fällen ohne Heilungstendenz, sodass viele vier Jahre nach der Heimkehr oder gar chronisch (44 Prozent) noch an Folgezuständen des KZs litten. Der Prozentsatz mit schweren nervösen Symptomen war proportional der Schwere der Lebensbedingungen in den einzelnen KZs; so wiesen 52 Prozent gewesener »Muselmänner«* und 75 Prozent derjenigen, die ein Fleckfieber mitgemacht hatten, schwere Heimkehrerneurosen auf. Diese Neurosen werden von Hoffmeyer und Hertel-Wulff sowohl auf physische als auch auf psychische Traumata zurückgeführt; dass unter den ätiologischen Faktoren der Heimkehrer-»Neurose« der rein somatische Stress vorherrschend ist, sei sehr wahrscheinlich, und zwar im Hinblick auf die ausgesprochene Korrelation zwischen dem Gewichtsverlust und dem Schweregrad. Das Fehlen neurologischer Ausfallserscheinungen schließe keineswegs eine somatische Genese der KZ-Heimkehrer-»Neurose« aus! Ebenso wenig eine zwischengeschaltete Latenzperiode.

Nach Gsell bedurften mittelschwere Fälle vier bis acht Wochen, um sich von der Hungerkrankheit halbwegs zu erholen, während leichte Knöchelödeme monatelang fortbestanden. Rosencher spricht von einer »sympathischen Hyperaktivität« von mindestens sechs Monaten Dauer, und Bok behauptet, dass nur nach einer sehr langen Zeit von einer völligen Wiederherstellung gesprochen werden kann, bis zu welchem Zeitpunkt die Patienten leicht ermüdbar sind, auch in geistiger Hinsicht, langsamer lernen und zu Rückfällen von Knöchelödemen neigen, sobald sie he-

* Eine Jammergestalt, ein Herabgekommener, der kränklich aussieht, abgemagert ist und körperlich nicht mehr schwer arbeiten kann.

rumstehen oder herumgehen, oder aber zu Diarrhöen; weibliche Patienten menstruieren oft erst Monate später wieder.

In Dänemark wurde im Rahmen der sorgfältigen, von Staats wegen durchgeführten Nachuntersuchungen der inhaftierten Widerstandskämpfer in psychiatrischer Sicht von Hermann dieses Syndrom als KZ-Syndrom bezeichnet, während in Frankreich vom asthenischen Syndrom der Deportierten gesprochen wird. Die vegetative Labilität stand auch bei dem im Juni 1954 in Kopenhagen abgehaltenen Sozialmedizinischen Kongress über die Pathologie der ehemaligen Deportierten und Internierten im Mittelpunkt. Dabei wurde von Hermann aufgrund sehr eingehender Überlegungen eine rein rentenneurotische Grundlage dieser Symptomatik abgelehnt. Vielleicht ist es nicht unwichtig, sagt Bansi, dass Michel als deutscher Vertreter der ehemaligen KZ-Insassen eine Trennung der beiden großen Deportiertengruppen, nämlich der Kriegsgefangenen und der politisch in deutschen KZs Inhaftierten, von verschiedenem Aspekt aus betrachtet wissen will, da bei Letzteren zu der Entmenschlichung der Lebensverhältnisse und zum Hunger das dauernde Gefühl der Erniedrigung und die ungeheure Belastung durch die körperlichen Misshandlungen und letzten Endes die drohende Exekution hinzukamen. Man werde wohl zugeben müssen, dass dieser zusätzliche seelische Stress für die Mehrzahl der Kriegsgefangenen nicht infrage gekommen und dass daher bei den KZ-Deportierten die psychische Traumatisierung noch größer gewesen sei als bei den hungernden Kriegsgefangenen. Was die jüdischen Häftlinge anlangt, hatten sie nach Cohen das Wissen um die Ermordung ihrer Gatten oder Gattinnen, ihrer Kinder, Eltern usw. zu tragen.

Kolle hat fast 216 Gutachten, die die Münchener Klinik auf diesem Gebiet erstattet hat, persönlich überwacht und viele Fälle selbst untersucht. Bei 79 der Untersuchten sei ein organischer Hirnschaden nachweisbar gewesen, in 29 Fällen sei ein Restzustand nach Hirnkontusion vorgelegen (Misshandlungen oder Arbeitsunfälle während der Haft). Überraschend sei die verhältnismäßig hohe Zahl objektiv nachweisbarer Hirnschäden nach Fleckfieber gewesen (10 Personen). Die Diagnose eines Hirnschadens nach Fleckfieber-Encephalitis habe sich stets auf charakteristische Symptome gestützt, wie Parkinson-Syndrom, narkoleptische Anfälle, Diabetes insipidus usw.; oft hätten sich auf basale Hirnschädigung hinweisende elektroencephalographische Befunde ergeben. Die Möglichkeit, dass dieser ungünstige Verlauf vor allem bei unterernährten dystrophischen Menschen auftrete, müsse erwogen werden. In sechs Fällen konnte Kolle klinisch und pneumoencephalographisch eine schwere Hirnatrophie nachweisen. Es sei aber zu vermuten, dass eine größere Zahl hirnatrophischer Prozesse nicht erfasst wurde, weil viele Verfolgte oft Eingriffe wie Lumbalpunktion oder gar Pneumoencephalographie verweigern.

Die außergewöhnlichen seelischen und körperlichen Belastungen durch Verfolgungsmaßnahmen hätten die älteren und alten Menschen besonders gefährdet. Von 18 *jungen* Juden, die Kolle untersucht hat, seien viele psychisch, einige auch körperlich auf der Entwicklungsstufe stehen geblieben, auf der sie die Haft überfiel. Kleinwuchs, ausgebliebene oder mangelhafte sekundäre Geschlechtsmerkmale und Störungen anderer endokrin gesteuerter Funktionen seien mit geistig-seelischem Rückstand gekoppelt gewesen. Diese umweltbedingten Kümmerformen seien der ihnen wiedergeschenkten Freiheit nicht gewachsen gewesen. In 12 (von insgesamt 18) Fällen Verlust beider Eltern.

Wie aus dem Bericht von Kolle hervorgeht, ist rund ein Drittel aller Begutachteten nur durch das Syndrom »chronische Verstimmung« gekennzeichnet. Diesen verfolgten Juden sei so Schreckliches widerfahren, dass Kolle hier kein Missverhältnis zwischen Anlass und Ausmaß der Reaktion sieht. Einen derartigen chronisch-reaktiven Depressionszustand habe Kolle unter der Gruppe der aus politischen Gründen verfolgten Personen nur in einem einzigen Fall gesehen. Die Schicksale der wegen ihrer politischen, weltanschaulichen, religiösen Gesinnung Verfolgten seien denen der Juden nicht ohne Weiteres gleichzusetzen.

In 23 Fällen habe Kolle nervöse Störungen in einem die Erwerbsfähigkeit erheblich beeinträchtigenden Ausmaß beobachtet. Es habe sich hierbei um Juden gehandelt, von denen die meisten die einzigen Überlebenden einer ursprünglich großen Familie waren. »Viele haben die mit der Haft und dem Tode ihrer nächsten Angehörigen zusammenhängenden Erlebnisse bis heute nicht vergessen; sie werden von ihnen verfolgt, bei Tag und Nacht – bis in den Traum.«

Die Ausführungen von Kolle lassen sich aufgrund durchaus analoger Erfahrungen der ebenfalls seit Jahr und Tag mit dergleichen Gutachten konfrontierten neurologischen Abteilung der Wiener Poliklinik nur vollauf bestätigen.

Kolle schließt seine Ausführungen mit folgenden Worten: »Die Sprache der Psychiatrie ist zu arm, um alles das, was der Sachverständige bei der Begutachtung der Verfolgten erfährt, in Begriffe zu fassen. Besonders gefährlich scheint es, mit dem verschwommenen Begriff ›Neurose‹ den Spruchbehörden eine scheinwissenschaftliche Diagnose anzubieten.« Was ihn abgehalten hat, die chronisch gewordenen Depressionen und andere psychoreaktive Störungen bei den Verfolgten unter den Sammelbegriff Neurose einzuordnen, sei das unübersehbare Faktum des vollständigen Bruches der Lebenslinie. Nicht die Haft und die in ihr erlittenen körperlichen und seelischen Schäden allein hätten traumatisierend gewirkt. Solche grausamen Schicksale hätten auch viele Kriegsgefangene erdulden müssen. »Bei denjenigen, die rein passive Opfer des Rassenwahns geworden waren« und »oft ihre ganze Familie verloren hatten, war die Depression auch durch die Tatsache der Befreiung wenig beeinflusst« (Huk).

III. Psychotherapie im Konzentrationslager

Die Möglichkeiten zur Psychotherapie waren im Lager naturgemäß äußerst beschränkt. Viel mehr, als es ein Reden je vermöchte, war diesbezüglich eines wirksam: das Vorbild! Niemand erwartet von uns, dass wir von jener »kleinen« und kleinsten Psychotherapie sprechen, die sich in Form von Improvisationen ergab – beim Appellstehen, beim Marschieren, im Graben oder in der Baracke. *Last but not least* mussten wir uns die Verhütung von Selbstmorden angelegen sein lassen. Wir organisierten einen Meldedienst, und jede Äußerung von Selbstmordgedanken oder gar -absichten wurde uns unverzüglich hinterbracht. Was war zu tun? Jeder Versuch, die Menschen im Konzentrationslager innerlich wieder aufzurichten, setzte voraus, dass es uns gelang, sie auf ein Ziel in der Zukunft hin auszurichten. Wer an eine Zukunft, wer an seine Zukunft nicht mehr zu glauben vermochte, war hingegen im Lager verloren. Mit der Zukunft verlor er den geistigen Halt, ließ sich innerlich fallen und verfiel sowohl körperlich als auch seelisch. Dies geschah zumeist sogar ziemlich plötzlich, in Form einer Art Krise, deren Erscheinungsweisen dem halbwegs erfahrenen Lagerinsassen geläufig waren. Die Devise nun, unter der alle psychotherapeutischen Bemühungen den Häftlingen gegenüber stehen mussten, war: Wir hatten an den Willen zum Leben, zum Weiterleben, zum Überleben des Lagers zu appellieren. Aber der Lebensmut bzw. die Lebensmüdigkeit erwiesen sich als jeweils abhängig einzig und allein davon, ob einer den Glauben besaß an einen *Sinn* des Lebens, seines Lebens. Ein Wort von Nietzsche war es, das man als Motto über die ganze psychotherapeutische Arbeit im Konzentrationslager hätte setzen können: »Wer ein Warum zu leben hat, erträgt fast jedes Wie.« Ein Warum – das ist ein Lebensinhalt; und das Wie – das waren jene Lebensumstände, die das Lagerleben so schwierig machten, dass es eben nur im Hinblick auf ein Warum überhaupt tragbar wurde. Man musste also den Lagerinsassen, sofern sich hie und da einmal die Gelegenheit hierzu bot, das »Warum« ihres Lebens, ihr Lebensziel, bewusstmachen, um so zu erreichen, dass sie auch dem furchtbaren »Wie« des gegenwärtigen Daseins, den Schrecken des Lagerlebens, innerlich gewachsen waren und standhalten konnten. Im Lager galt es bei aller Psychotherapie, an das zu appellieren, was ich den *Willen zum Sinn* genannt habe; aber in dieser äußersten Grenzsituation, in der sich der Mensch im Lager befand, musste der Sinn, an dessen Erfüllungsanspruch sich da einer hingeben sollte, ein dermaßen unbedingter Sinn sein, dass er nicht nur das Leben – nein: dass er auch Leiden und Sterben mit in sich einbeschloss. Denn ein Leben, dessen Sinn damit steht und fällt, dass man mit ihm davonkommt oder nicht, ein Leben also, dessen Sinn von Gnaden eines solchen Zufalls abhängt, solch ein Leben wäre nicht eigentlich wert, überhaupt gelebt zu werden. Es ging also um einen unbedingten Sinn des Lebens. Wobei freilich zwischen Unbedingtheit einerseits und Allgemeingültigkeit andererseits – analog dem, was Jaspers von der Wahrheit ausgesagt hat – zu unterscheiden wäre: der unbedingte Sinn, den wir an ihm zweifelnden und verzweifelnden Menschen im Lager aufzuzeigen hatten, war jeweils nichts weniger als vage und allgemein, vielmehr im genauen Gegenteil der konkrete, allerkonkreteste Sinn ihres persönlichen Daseins. An einem Beispiel möge dies erhellt werden: Eines Tages saßen im Lager zwei Menschen vor mir, beide zum Selbstmord entschlossen; beide gebrauchten die im Lager stereotyp zu hörende Redewendung: Ich habe vom Leben nichts mehr zu erwarten. Nun galt es, die beiden eine Art kopernikanische Wendung vornehmen zu lassen, so zwar, dass sie nicht mehr fragten, ob und was sie vom Leben zu erwarten hätten, sondern darauf hingewiesen wurden, dass ja umgekehrt das Leben auf sie wartete, dass jedes Einzelnen von ihnen, ja von allen, irgendwer oder irgendwas harrte – je nachdem: ein Werk oder ein Mensch. Tatsächlich stellte sich bald heraus, dass – jenseits von dem, was die beiden Häftlinge vom Leben zu erwarten hatten – je ihr Leben mit ganz konkreten Aufgaben auf sie wartete. Hatte sich doch ergeben, dass der eine eine Serie geographischer Bücher veröffentlicht, die Serie aber noch nicht zum Abschluss gebracht hatte; und der andere hatte eine Tochter im Ausland, die mit abgöttischer Liebe an ihm hing. Auf den einen wartete somit ein Werk, auf den anderen – ein Mensch. Beide waren demnach gleichermaßen in jener Einzigartigkeit und Unvertretbarkeit bestätigt, die dem Leben trotz des Leidens einen unbedingten Sinn zu geben vermag. Für seine wissenschaftliche Arbeit war der eine ebenso unersetzlich, wie der andere unaustauschbar war innerhalb der Liebe seiner Tochter.

Es war der amerikanische Militärpsychiater Nardini, der über seine Erfahrungen mit amerikanischen Soldaten in japanischer Kriegsgefangenschaft berichtete und auch hierbei Gelegenheit hatte festzustellen, wie sehr die Chance, die Gefangenschaft zu überleben, abhängig war von der Lebensauffassung des Menschen, also von seiner geistigen Einstellung zur konkreten Situation. Gab es also im Wesentlichen keine andere als eine Psychotherapie, um den Menschen im Lager durchhalten zu lassen, dann war diese Psychotherapie in einem besonderen Sinne festgelegt, insofern sie sich nämlich bemühen musste, dem Menschen, von dem man da verlangte, dass er den Willen zum Überleben aufbringt, überhaupt erst einmal zu beweisen, dass dieses Überleben ein Sollen ist – dass es einen Sinn hat. Darüber hinaus war aber die seelenärztliche Aufgabe, die im Lager so recht eine Aufgabe ärztlicher Seelsorge war, dadurch erschwert, dass sie es ja mit Leuten zu tun hatte, die im Allgemeinen, im Durchschnitt, mit einem Überleben gar nicht rechnen durften! Was hätte man ihnen sagen sollen? Auch dann ergab sich, dass – im Bewusstsein jedes Einzelnen – irgendwer da war, unsichtbar da war, vielleicht sogar längst schon nicht mehr am Leben und *doch* anwesend und gegenwärtig, irgendwie »da«, als das Du intimster Zwiesprache. Für viele war es das erste und letzte und ewige Du: Gott. Aber wer immer diese Stelle letzter Instanz einnahm: Es galt, sich zu fragen: Was erwartet er von mir – will heißen: welche Haltung? So ging es letztlich um die Haltung, in der einer zu leiden verstand – zu sterben wusste: *savoir mourir – comprendre mourir* – bekanntlich die Quintessenz alles Philosophierens.

Unseren Tod galt es für uns zu sterben im Sinne jener Rilke'schen Redewendung, die da meint, es gelte, »seinen« Tod zu sterben. »Unseren« Tod, den sinnvollen – wenn auch in verschiedenem Sinn sinnvollen: Gilt doch auch vom Sinn des Sterbens – ganz genauso wie vom Sinn des Lebens –, dass es ein Persönliches, Allerpersönlichstes ist. Als solcher ist uns »unser« Tod aufgegeben, und dieser Aufgabe gegenüber tragen wir ebenso Verantwortung wie gegenüber der Aufgabe des Lebens. Verantwortung – wem gegenüber, vor welcher Instanz? Nun, wer dürfte diese Frage für den anderen beantworten? Hat diese letzte Frage nicht jeder letztlich für sich zu entscheiden? Was macht es da aus, wenn sich etwa der eine in der Baracke seinem Gewissen gegenüber in diesem Sinne verantwortlich fühlte und der andere seinem Gott gegenüber und ein dritter einem Menschen gegenüber, der nun fern war. *Jeder* von ihnen wusste jedenfalls darum, dass irgendwie, irgendwo, irgendwer da war, der unsichtbar auf ihn sah, der von ihm verlangte, dass er »seiner Qual würdig« sei – wie Dostojewski einmal gesagt hat –, und von ihm erwartete, dass er »seinen Tod sterbe«. Im Lager war der Satz *»primum vivere, deinde philosophari«* – also etwa: Zuerst am Leben bleiben, dann werden wir sehen, dann können wir noch immer weiterreden – außer Kraft gesetzt. Was im Lager vielmehr in Geltung stand, war eher die genaue Umkehrung dieses Satzes: *»Primum philosophari – deinde mori«*; war eines: sich Rechenschaft ablegen in der Frage eines letzten Sinnes – und dann aufrecht hingehen können und den abverlangten Märtyrertod sterben.

»Normalerweise sollte man im Reich des Lebens leben; im Konzentrationslager jedoch lebte man im Reich des Todes. Im Reich des Lebens kann man vor dem Leben ausweichen, indem man Selbstmord begeht; im Konzentrationslager konnte man nicht anders ausweichen als ins geistige Leben. Flucht vor dem Todesreich war nur für jene möglich, die ein geistiges Leben zu führen vermochten«, heißt es bei Cohen. »Wenn jemand aufhörte, das Geistige als wertvoll zu betrachten, gab es kein Entrinnen, und das Ergebnis war seine Vernichtung. Ein starker Lebenstrieb ohne Geistesleben hätte nur zum Selbstmord geführt.«

»Viele Verfasser«, sagt Cohen weiter, »stimmen darin überein, dass es von größter Bedeutung war, ob ein Häftling in irgendeiner Form ein geistiges Leben führte«, und Cohen erwähnt Kautsky, de Wind, Kaas, Vrijhoff und Bluhm. »Wenn ein Häftling fand, dass er unfähig war, noch länger die Realität des Lagerlebens zu ertragen, fand er in seinem geistigen Leben eine Ausweichmöglichkeit, die nicht leicht überschätzt werden kann – eine Möglichkeit des Ausweichens in geistige Regionen, welche die SS nicht zu zerstören vermochte … Das geistige Leben des Häftlings setzte ihn instand, besser adaptiert zu sein, und dadurch mochte er in beträchtlichem Maße zu seinen Chancen des Überlebens beitragen.«

Empfindsame Menschen, die von Haus aus gewohnt waren, in einem geistig regen Dasein zu stehen, erlebten unter Umständen trotz ihrer verhältnismäßig weichen Gemütsveranlagung die so schwierige äußere Situation des Lagerlebens zwar schmerzlich, aber doch irgendwie weniger destruktiv in Bezug auf ihr geistiges Sein. Denn gerade ihnen standen der Rückzug aus der schrecklichen Umwelt und die Einkehr in ein Reich geistiger Freiheit und inneren Reichtums offen. So und nur so ist die Paradoxie zu verstehen, dass manchmal die zarter Konstituierten das Lagerleben besser überstehen konnten als die robusten Naturen. Ich selbst habe wiederholt versucht, zu Mitteln Zuflucht zu nehmen, mit deren Hilfe ich mich von all dem Leid, das uns umgab, zu distanzieren vermöchte, und zwar dadurch, dass ich es zu objektivieren versuchte. So erinnere ich mich daran, dass ich eines Morgens aus dem Lager herausmarschierte und den Hunger, die Kälte und die Schmerzen der durch das Hungerödem angeschwollenen und aus diesem Grund in offenen Schuhen steckenden, erfrorenen und eiternden Füße kaum mehr ertragen konnte. Meine Situation schien mir trost- und hoffnungslos. Da stellte ich mir vor, ich stünde an einem Rednerpult in einem großen, schönen, warmen und hellen Vortragssaal und wäre im Begriff, vor einer interessierten Zuhörerschaft einen Vortrag zu halten mit dem Titel »Psychotherapie im Konzentrationslager«, und ich spräche gerade von alledem, was ich – soeben erlebte. Und mit diesem Trick gelang es mir, mich irgendwie über die Situation, über die Gegenwart und über ihr Leid zu stellen und sie so zu schauen, als ob sie schon Vergangenheit darstellten und ich selbst, mitsamt all meinem Leiden, Objekt einer psychologisch-wissenschaftlichen Untersuchung wäre, die ich selber vornehme. Wie sagt doch Spinoza in seiner Ethik? *»Affectus, qui passio est, desinit esse passio simulatque eius claram et distinctam formamus ideam.«*

Wenn man so will, war das Konzentrationslager nichts weiter als eine mikrokosmische Spiegelung der Menschenwelt im Großen. Das Leben im Konzentrationslager ließ einen Abgrund in die äußersten Tiefen des Menschen aufbrechen. Soll es uns da wundern, dass in diesen Tiefen auch wieder nur das Menschliche sichtbar wurde? Das Menschliche als das, was es ist – als eine Legierung von Gut und Böse! Der Riss, der durch alles Menschsein hindurchgeht und zwischen Gut und Böse scheidet, reicht auch noch bis in die tiefsten Tiefen und wird eben auf dem Grunde auch noch dieses Abgrundes, den das Konzentrationslager darstellt, offenbar.

So wird das Leben im Konzentrationslager zu einem Mikrokosmos – zu einem »Modell«, um mit Adler zu sprechen, der die Psychologie des Lagers in Theresienstadt »jenseits des schneidenden Widerspruchs von weißer Unschuld der Opfer und schwarzer Schuld der Verfolger« schildert; »weil es kaum je einen Ort gab, in dem sich zeitliche Geschichte in so verkürztem Ablauf vollzog. Paradigmatisch und in einer seltenen Konzentration enthält das Werden, Geschehen und Vergehen des Lagers die Summe der Leiden und Übel, die sonst mehr verteilt und weniger sichtbar in allen anderen Gemeinschaften wirken können und auch wahrhaftig wirken. Es ist ja das Besondere an dem Lager, dass alles Schiefe, Gefährliche, Närrische und Gemeine, was in Menschen und menschlichen Institutionen wuchert, hier unheimlich und unbarmherzig nackt sich so hervorwagt. Hier sehen wir die dämonische Karikatur einer allgemein möglichen, vielleicht sogar wirklichen Verwaltung vor uns, ein menschenunwürdiges Dasein in pseudokollektiver Vermassung, in Hörigkeit oder Sklaverei.«

Wohl haben uns die vergangenen Jahre ernüchtert; aber sie haben uns auch gezeigt, dass das Menschliche gilt, sie haben uns gelehrt, dass alles auf den Menschen ankommt. Denn er blieb auch übrig im Erlebnis des Konzentrationslagers. Ich will hier nur jenen Lagerführer aus dem Lager, in dem ich zuletzt war und aus dem ich befreit wurde, erwähnen. Er war SS-Mann. Nach der Befreiung des Lagers stellte sich jedoch heraus, wovon bis dahin nur der Lagerarzt (selber ein Häftling) wusste: Der Lagerführer hatte aus eigener Tasche nicht geringe Geldbeträge insgeheim hergegeben, um aus der Apotheke des nahen Marktfleckens Medikamente für seine Lagerinsassen besorgen zu lassen! Der Lagerälteste eben dieses Lagers jedoch, also ein Häftling, war schärfer als alle SS-Wachen des Lagers zusammen; er schlug die Häftlinge, wann und wo und wie er nur konnte, während beispielsweise der Lagerführer meines Wissens kein einziges Mal die Hand gegen einen »seiner« Häftlinge erhoben hat.

Auf den Menschen kam es eben an! Was blieb, war der Mensch. Durchglüht vom Schmerz, wurde der Mensch eingeschmolzen auf das Wesentliche an ihm.

Fragen wir uns nach der Grunderfahrung, die uns in den Konzentrationslagern wurde – in diesem Dasein im Abgrund –, dann lässt sich aus all dem von uns Erlebten als dessen Quintessenz herausstellen: Wir haben den Menschen kennengelernt wie vielleicht bisher noch keine einzige Generation. Was also ist der Mensch? Er ist das Wesen, das immer *entscheidet*, was es ist. Er ist das Wesen, das die Gaskammern erfunden hat, aber zugleich ist er auch das Wesen, das in die Gaskammern gegangen ist mit stolz erhobenem Haupt und mit dem Vaterunser auf den Lippen oder dem Sch'ma Jisrael.

Der Text erschien erstmals in Psychiatrie der Gegenwart, *Bd. III, Berlin/Göttingen/Heidelberg: Springer 1961, S. 743–759.*

RUDOLF ALLERS ALS PHILOSOPH UND PSYCHIATER

Die Sendung großer Geister erschöpft sich nicht in ihrer unmittelbaren Wirkung auf Schüler und Nachfolger, auch nicht in den Spuren, die sie in der Geschichte hinterlassen, sie ist zeitlos wie die Wahrheit, von der sie Zeugnis geben.

Rudolf Allers[1]

Rudolf Allers, Ehrenmitglied der Österreichischen Ärztegesellschaft für Psychotherapie, ist am 14. Dezember 1963 gestorben. Die folgende Skizze ist notwendigerweise fragmentarisch. Nicht als ob dies einzig und allein an der Armseligkeit unserer Bemühung läge, Allers zu verstehen und zu vermitteln: Es liegt auch an der Reichhaltigkeit, die sein Leben und Lehren so auszeichnet. Darum soll sein Bild im Folgenden nur grob umrissen werden.

Allers ist 1883 in Wien geboren. Er wurde sowohl zum Dr. med. als auch zum Dr. phil. promoviert. Als Psychiater war er noch einer der Kräpelin-Schüler. Privatdozent war er zuerst in München, sodann in Wien, und eine Professur hatte er nach seiner Übersiedlung in die USA (noch vor der Hitler-Ära) inne an der »Catholic University of America« und schließlich an der Georgetown University in Washington, D.C.

Zunächst befasste sich Allers mit Stoffwechseluntersuchungen in psychotischen Fällen. 1920 wendete er sich von der Psychiatrie in einem allgemeineren Sinne des Wortes der Psychotherapie zu, wie aus seinem berühmten Vortrag *Über Psychoanalyse* (erschienen 1922) hervorgeht. 1927 erfolgte seine Auseinandersetzung mit der Individualpsychologie beziehungsweise sein Bruch mit Alfred

Adler: gleichzeitig mit Oswald Schwarz tritt er aus dem Verein für Individualpsychologie aus. Später wendet er sich immer mehr der Philosophie im engeren Wortsinn zu.

Der Niederschlag von alledem sind an die 700 Aufsätze, 15 Bücher – das 16. wird derzeit vom Sohn von Rudolf Allers, dem Professor für Staatsrecht an der Georgetown University, Ulrich Allers, herausgegeben – und deren Übersetzungen in acht Sprachen. Erwähnt seien nur die folgenden Titel: *Psychologie des Sexuallebens* (Beitrag zum *Handbuch der Psychologie*), *Das Werden der sittlichen Person*, *Heilerziehung*, *Self-Improvement* und *The Successful Error* – mit welch letzterer Umschreibung die Psychoanalyse gemeint ist.

Eine solche Spannweite der Thematik lässt uns verstehen, dass Rudolf Allers ein Brückenschläger sondergleichen war. Denken wir doch nur an seine sinnesphysiologischen Arbeiten: Wir selbst, die wir das Glück hatten, ein Jahr lang unter ihm experimentell zu arbeiten, waren Zeugen des Forschungsstils von Allers – für den Physiologie immer auch schon mehr war als bloße Physiologie, nämlich Psychologie, ja Noologie, und gar Sinnesphysiologie war immer auch schon mehr als bloße Physiologie der Sinne: immer reichte sie auch schon hinein bis in eine Anthropologie des Sinnes und der Werte. Für diesbezüglich aufschlussreich halten wir es etwa, wenn Allers »der Tatsache« gedenkt, »dass die Beurteilung von ›Empfindungsgrößen‹ wie nicht minder von Werten je von einem nicht gegebenen, sogar zuweilen grundsätzlich unerlebbaren Maximum her erfolge«.[2] Dies bedeutet nicht mehr und nicht weniger, als dass wir, wann immer wir werten, immer schon solchem Werten zugrunde gelegt haben ein, wenn auch nicht explizites, wenn auch nicht voll bewusstes, Wissen um ein Summum bonum – mag es auch noch so wenig in empirischer Gegebenheit vorliegen.

Nicht einmal das Subjekt von so etwas wie Werten, will heißen die Person, liegt ja in empirischer Gegebenheit vor: »Das Subjekt kann niemals Objekt für sich selbst werden«, erklärt Allers und behauptet anschließend, »dass die Selbstbeobachtung eine späte, die Fremdbeobachtung eine ursprüngliche, primärere Haltung sei; denn das Ich ist immer dort, von wo aus es schaut, und nie dort, wohin es schaut.«[3]

So viel zum Wesen der Person. Wie steht es nun um deren Werden – im Besonderen »das Werden der sittlichen Person«, um diesen Titel eines der Hauptwerke von Allers zu gebrauchen: Wie steht es, über die »Existenzerhellung« (Karl Jaspers) hinaus, um die Erziehung zu menschenwürdiger Existenz? Was ist überhaupt das Ziel der Erziehung? Allers stipuliert als solches: »Herstellung einer Angleichung zwischen subjektiver Werthaltung und objektiver Wertgeltung«[4] und »völlige Verwirklichung aller in der eigenen Person gelegenen positiven Möglichkeiten« – nicht ohne zu bemerken, dass »sich von vorneherein nicht aussagen lässt, welche diese Möglichkeiten seien, wie viel ihrer«, da »erst der Versuch, diese oder jene zu verwirklichen, lehren kann, wie es darum steht«.[5]

Ja, Allers geht weiter: »Die Überführung der Potenzen in die Akte, um in den Begriffen der Scholastik zu sprechen, ist das Wesen und der Sinn menschlichen Lebens. Ich bin überzeugt davon, dass die Spannung zwischen den bereits verwirklichten und den noch zu verwirklichenden, im Zustande der Möglichkeit im Keime der Person verharrenden Werte, dass dieses ›Wertgefälle‹, wie ich es nannte, den eigentlichen Motor, die eigentliche Triebkraft abgebe, durch die die Bewegung des Lebens in Gang gehalten werde. Wenn ein Mensch restlos verwirklicht hätte, was an Wertmöglichkeiten in seinen Tiefen angelegt wäre, so müsste das Leben stillstehen, so müsste er sterben. Darum, meine ich, sterben so viele Heilige in jungen Jahren; betrachten wir das Leben eines hl. Aloisius von Gonzaga, eines hl. Johannes Berchmans, einer hl. Theresia vom Kinde Jesus oder ihrer nichtkanonisierten, aber sehr heiligmäßigen Ordensschwestern Maria von der heiligsten Dreifaltigkeit oder Angelika von Jesus oder vieler anderer noch – haben wir nicht den unabweislichen Eindruck, als sei diesen Menschen hier auf Erden nichts mehr zu tun übrig geblieben, als hätten sie verwirklicht, alles verwirklicht, was zu verwirklichen ihnen überhaupt möglich gewesen sei? Und dass so viele von diesen jungen Heiligen deshalb nur unter so schweren Leiden gestorben seien, weil dieses Ausharren in Schmerz und Krankheit noch eben das Letzte war, was sie zu vollbringen hatten? Wiederum dürfen wir staunen über die Feinsinnigkeit und Tiefe sprachlichen Ausdruckes: Von solchen Menschen sagt die Sprache, sie seien ›früh Vollendete‹. Sie haben vollendet, was immer zu vollenden in ihnen dagewesen, sie sind vollendet, weil alles an Wertmöglichkeiten in ihnen zu Wertwirklichkeiten geworden ist. Freilich, umkehren lässt sich der Satz nicht, dass des Menschen Leben ende, wenn er alle Wertmöglichkeiten verwirklicht habe. Der meisten Menschen Leben geht zur Neige, ohne dass sie dies vollbracht. Solange aber ein Mensch lebt, so lange sind zu verwirklichende Werte in ihm gelegen. Solange ein Mensch lebt, kann er daher auch nicht von sich und kann niemand von ihm sagen, dass nicht noch anderes, unerhört Neues, aus ihm hervorquellen könne. Und nicht nur so außergewöhnliche Erschütterung wie Begeisterung, Gefahr und tiefe, echte Liebe, auch viel trivialere Ereignisse können Unerwartetes aufwachen lassen in einem Menschen. Krankheit zuweilen oder auch ein flüchtiges Wort, das irgendeiner spricht, ein an sich gar nicht seltsames Erlebnis, das einen aufwühlenden Eindruck macht, man weiß nicht warum.«[6]

Die Zielsetzung der Erziehung ist gleich weit entfernt von individualistischer wie kollektivistischer Vereinseitigung: »Der Mensch sollte dahin gelangen, dass er seines unverlierbaren Eigenwertes und der absoluten Einmaligkeit seiner Person bewusst bleibe gerade in dem Wissen, diesen Eigenwert nur dann zu besitzen, wenn er sich als Glied übergeordneter Ganzheiten weiß und erlebt«; denn »im Grunde genommen gibt es nur ein Ideal, das der Sachlichkeit, der Hingabe, des Dienstes.«[7] Doch ist zu bedenken, dass »ein Mensch, der völlig in der Gemeinschaft aufginge, sich selbst, seinen Eigenwert, seine Sonderheit verlöre; er könnte sich schließlich an die Gemeinschaft nicht mehr verschwenden, weil er sozusagen nicht mehr vorhanden wäre«.[8] So oder so, »mit der vollendeten Findung und Konstituierung des Ich erwacht im Menschen auch das Bewusstsein seiner wesensmäßigen letzten Einsamkeit, des letztlich Auf-sich-selbst-gestellt-Seins und damit der absoluten Selbstverantwortlichkeit«. Was »die wesensmäßige Einsamkeit« anlangt, »besteht« sie »auf einer sozusagen viel tieferen Ebene, einem viel verborgeneren Punkte als jenes Allein-Sein, über das sehr viele Menschen klagen; sie ist das notwendige Korollar der absoluten Einmaligkeit der menschlichen Person und als solches an deren metaphysische Wesenheit gebunden und auch nur dort in etwa zu beheben, sofern nämlich sie sich selbst aufhebt im übernatürlichen Leben«.[9]

So viel zum Ziel der Erziehung – welcher Weg führt nun zu diesem Ziel? An dieser Stelle sei, um anhand eines Beispiels die Gesinnung anzudeuten, die hinter einer Erziehung im Sinne von Allers steht, seiner Stellungnahme zur Strafe gedacht – von der er meint, sie müsse »erkenntlich sein als ein Vertrauensbeweis«: »Dieser Gedanke besagt nichts anderes als die Überzeugung, der Betreffende sei seinem Innern und wahren Wesen nach besser, als er in seinem Tun erscheine.« Allers ist sich »bewusst, im Gegensatz zu landläufigen Ansichten zu stehen, wenn« er »aus dem eben Angemerkten die Verwerflichkeit aller demütigenden Strafe folgere«.[10] Aber »das Böse verabscheuen und Menschen hassen ist zweierlei. Der Heilige verabscheut das Böse, aber den Sünder liebt er«.[11]

Als Psychiater ist Allers vornehmlich hervorgetreten durch seine Kritik der Psychoanalyse. So kam es denn, dass Louis Jugnet im Titel seiner Monographie über Allers ihn den »Anti-Freud« nennen konnte. Allers selbst richtet seine Kritik gegen »la déshumanisation impliquée par la psychanalyse«.[12] Auf seinen Vortrag »Über Psychoanalyse« haben wir bereits eingangs hingewiesen. Durchaus im Gegensatz zu Jahrzehnte später erschienenen Beteuerungen von Karl Stern und Albert Görres sind für Allers Methode und Menschenbild der Psychoanalyse voneinander nicht zu trennen. Hinsichtlich dieses Menschenbilds kritisiert Jugnet dessen extremen Subjektivismus, Idealismus und Solipsismus: »Les objets ne sont pas désirables parce qu'ils ont une certaine valeur par leur nature propre, indépendamment de l'esprit humain, mais ils ont une valeur parce qu'ils sont désirés«[13] – mit anderen Worten, die Objekte sind im subjektivistischen Menschenbild der Psychoanalyse nicht begehrenswert kraft eines ihrem Wesen innewohnenden Wertes: vielmehr sind sie Werte nur dank dessen, dass sie eben begehrt werden. So bezeichnet denn Jugnet das psychoanalytische Menschenbild als »im Grunde antichristlich« und qualifiziert es als »eine enorme Häresie«.

»Man muss aber doch auch die Frage aufwerfen«, meint Allers selbst, »wieso sich ein solches Gebäude eine solche Anhängerschaft erwerben konnte. Ein Psychoanalytiker würde, wenn er solch einem Phänomen gegenüberstände, nicht fragen: Welcher logische oder kulturelle Sachverhalt liegt hier vor, sondern wird so argumentieren: Wie muss das Seelenleben dieses Menschen beschaffen sein, wie sehr muss er seine Mutter begehrt, seinen Vater gehasst, ihm den Tod gewünscht haben, seine Geschwister beneidet, seinen Stuhl zurückgehalten des Nebenlustgewinnes wegen – kurz, wie muss es in seinem Unbewussten aussehen, dass er diese oder jene Behauptung aufstellen und jene andere nicht akzeptieren konnte. Ich will nicht versuchen«, fährt Allers fort, »solche Waffen gegen die Psychoanalyse zu kehren. Mich interessiert die Persönlichkeit des Psychoanalytikers nicht, wie ihn die des Kritikers, ich polemisiere nicht gegen Komplexe, sondern gegen Formulierungen von Sachverhalten, die unabhängig von den Personen wahr oder falsch sind.«[14]

In diesem Sinne um eine »immanente Kritik« bemüht, gibt er an einer anderen Stelle Folgendes zu bedenken: »Anfänglich richtete sich die Kritik hauptsächlich gegen die Resultate der Psychoanalyse, insbesondere gegen die von ihr der Sexualität zugeschriebene Rolle und gegen die in dem Unbewussten aufgefundenen ›unmoralischen‹ Tendenzen. Ästhetische und moralische Motive trieben diese Kritik. Sie war daher essentiell unsachlich. Solche Kritik zu üben liegt mir ferne. Ich betone ausdrücklich – vorausgesetzt die Aussagen der Psychoanalyse über diese Punkte sind wahr –, dass es mir völlig gleichgültig ist, ob der Säugling oder mein Unbewusstes oder das irgendeines Menschen polymorph pervers, inzestuös und universal kriminell ist. Man kann eine Tatsache bedauern und wünschen, es sollte anders sein, aber das ist kein Grund, eine Anschauung zu verdammen, wenn es sich um Tatsachen handelt.«[15]

Nun folgt »eine Bemerkung sozusagen autobiographischen Inhalts«, die von besonderem Interesse sein mag: »Ich war einmal, bevor ich Gelegenheit hatte, eine größere Erfahrung über Neurosen, Psychosen und Normalpsychologie zu sammeln, ein begeisterter Anhänger der Psychoanalyse. Sie schien mir so einleuchtend und beweiskräftig, sie versprach, das Seelenleben einheitlich aufzubauen usw. Logische Durcharbeitung des Systems und psychologische Erfahrung haben mich in vieler Hinsicht eines Besseren – vorsichtiger: eines anderen – belehrt, indes ohne meinen Blick für die wertvollen Ergebnisse zu trüben. Ich möchte betonen, dass ich viele Resultate der psychoanalytischen Lehre und vielleicht auch manche theoretische Anschauung nicht nur geneigt bin für wahr zu halten, sondern zu den bedeutendsten Errungenschaften menschlicher Seelenkunde zu zählen, dass ich aber andererseits mich außerstande sehe, die psychoanalytische Methode gelten zu lassen. Hinsichtlich der Methoden-Kritik steht nun die Psychoanalyse auf einem eigenartigen Standpunkt. Sie behauptet nämlich, niemand habe das Recht, ihre Aufstellungen und Theorien zu kritisieren, der sie nicht mit der psychoanalytischen Methode selbst nachgeprüft habe. Das ist ein ganz unbilliger und in der Wissenschaft, soviel ich sehe, ganz isoliert dastehender Anspruch. Wenn jemand zu mir kommt und sagt: In dieser oder jener Substanz habe ich Chlor gefunden, und erklärt auf meine Frage nach der Methode: Ich habe die Substanz in verdünnter Salzsäure aufgelöst – dann kann er nicht erwarten, dass ich seinen Befund mit seiner Methode nachprüfe; denn Chlor muss er ja finden, wenn er Salzsäure zusetzt.«[16] »Auch das möchte ich von der Psychoanalyse behaupten: Wo ihre Resultate richtig sind, wurden sie nicht mit, sondern trotz der psychoanalytischen Technik, ohne sie gefunden, gegen sie geradezu. Die Richtigkeit der Resultate beweist nur so lange etwas für den Wert einer Methode, als diese Resultate auch wirklich mit Hilfe dieser Methode erlangt wurden oder überhaupt erlangt werden konnten.«[17] – »Mit einem Wort: die Psychoanalyse hat in Wahrheit ihre Resultate gar nicht mit ihrer Methode erlangt.« Und Allers schließt folgendermaßen: »Ihrem verstehenden Verhalten, nicht ihrer erklärenden Theorie und Methode verdankt die Psychoanalyse ihre Einsichten und wohl auch ihre therapeutischen Erfolge.«[18]

Wie sieht jedoch Allers' eigene Neurosenlehre aus? Für ihn »ist die Neurose, ins Krankhafte und Abwegige gewendet, die Folge der Auflehnung der Kreatur gegen ihre natürliche Endlichkeit und Machtlosigkeit«.[19] – »Würde nun diese Auflehnung bewusst erlebt, so müsste sie folgerichtig zu einer Vernichtung des Menschen führen. Dass ein Wesen sein Nicht-Sein anzustreben vermöchte, ist in sich widerspruchsvoll, weil ja sein Sein allererst die Voraussetzung für sein Streben abgibt. Die Paradoxie und Antinomik menschlichen Seins offenbart sich in solcher Wendung in ihrer ganzen furchtbaren Spannung.«[20]

Gegenüber der »existential psychiatry« ließe sich wohl der gleiche Einwand geltend machen wie der von Allers an Martin Heidegger adressierte: »Particularly disturbing is the absence of the other in his otherness insofar as the other Dasein is concerned.«[21] Wir selbst glauben aufgrund eines persönlichen Gesprächs mit Heidegger zu wissen, dass – im Gegensatz zu seiner vulgären Fehldeutung, wie sie in den USA die dort sogenannte »existential psychiatry« beherrscht – das Konzept des »In-der-Welt-Seins« von Heidegger durchaus nicht so zu verstehen ist, wie es von den sich als solchen bezeichnenden Ontoanalytikern eben missverstanden wird, nämlich so, als ob die »Welt«, »in der« der Mensch »ist«, nichts wäre denn ein bloßer Selbstausdruck eben dieses menschlichen Daseins. Tatsächlich nimmt Allers die Logotherapie – die in den USA zusammen mit der Ontoanalyse die »existential psychiatry« repräsentiert – von seiner Kritik gegenüber Psychoanalyse und Ontoanalyse aus.[22] Sein Objektivismus wird von ihm vorsichtig formuliert: »I prefer to speak of the totality of all referents, correlated to mental acts, as the realm of the ›trans-subjective‹.«[23]

»On ne détruit que ce qu'on remplace«, bemerkt Jugnet treffend. »La critique du maître austro-américain n'est pas le tout de son œuvre: Elle n'a pour but que de faire place nette pour une anthropologie totale.«[24] Uns aber will scheinen, als träte die Humanität der Anthropologie von Allers kaum irgendwo deutlicher zutage als in folgendem Bekenntnis: »Ich habe noch keinen Fall von Neurose gesehen, bei dem sich nicht als letztes Problem und als letzter Konflikt eine, wenn man es so nennen will, ungelöste metaphysische Frage enthüllt hätte, die Frage nach der Stellung des Menschen überhaupt, gleichgültig, ob es sich um einen religiösen oder nicht religiösen, katholischen oder akatholischen Menschen gehandelt habe. Damit hängt vielleicht die oft bemerkte philosophische Interessiertheit dieser neurotischen Menschen zusammen. Es ist falsch, wenn man, wie dies oft genug geschieht, in dieser ›metaphysischen‹ Problematik wiederum eine Maske anderer Fragen oder den Ausdruck bestimmter Haltungen erblicken will. Es steckt nichts mehr ›dahinter‹, weder Triebverhältnisse noch Machtwille, sondern es ist recht eigentlich die letzte und wichtigste Frage, die diese Menschen beunruhigt und die sie sich nicht zu beantworten, ja, nicht einmal richtig zu stellen getrauen. So verstehen wir auch, dass eine verständige, liebevolle, schonende, geduldige, rein religiöse Seelenführung in vielen Fällen zugleich mit der Korrektur religiösen Verhaltens die der Neurose zu erreichen vermag, weil eine solche Beeinflussung tatsächlich am zentralsten Problem angreift.«[25] Allers glaubt also nicht, wie heutzutage so viele, dass es genügt, das Seelische in Ordnung zu bringen, da sich dann das Geistige von selber einspiele. Dies beruht unseres Erachtens auf einem Missverständnis der These »gratia supponit naturam«, indem diese These so interpretiert wird, als ob das Wirken der Gnade abhängig wäre von der und angewiesen auf die Natur oder, kurz gesagt, das Geistesleben nichts als eine Funktion der Leibseele. Dieser Irrmeinung liegt die Verwechslung von Bedingen und Verursachen zugrunde. Fahren wir fort, mit amerikanischen und europäischen Psychologen das Geistesleben des Menschen bis hinein in dessen Glaubensentscheidungen für die bloße Resultante diverser Komponenten zu halten, mag es sich um eine Vater-Imago oder was immer handeln, so berauben wir die Gläubigkeit eines Menschen ihres Entscheidungscharakters und geben uns der Illusion hin, Religion lasse sich determinieren – und manipulieren. Von einer solchen Pseudo-Religion gälte wirklich, was Sigmund Freud von der Religion hielt: Sie wäre wirklich »eine Illusion«.

Als Allers uns auf ein Photo von sich eine Widmung schrieb, kleidete er sie in die Worte ein: »Die Wahrheit wird euch frei machen.« Und so ist es auch: Nicht die Freiheit – von der Neurose – macht uns auch schon wahr – macht aus uns die Wahrheit erkennende oder gar für sie sich entscheidende Menschen; sondern die Wahrheit ist es, die uns noch triumphieren lässt über die Tragik, die zum Wesen menschlichen Daseins gehört, und insofern macht die Wahrheit uns frei vom Leiden – während unser bloßes Freisein vom Leiden uns noch lange nicht an die Wahrheit heranzubringen vermöchte.

Allers ist heute mehr denn je aktuell – einfach weil seine Befunde und Erkenntnisse zeitlos sind. Er hat uns viel gegeben; aber er hat uns auch viel genommen: in vielen Stücken vorweggenommen die Psychotherapie der Zukunft.

Gedenkrede, gehalten auf der 14. ordentlichen Hauptversammlung der Österreichischen Ärztegesellschaft für Psychotherapie am 24. März 1964.

Der Text erschien erstmals im Jahrbuch für Psychologie, Psychotherapie und medizinische Anthropologie *XI, 1964, S. 187–192.*

PSYCHOLOGISIERUNG – ODER HUMANISIERUNG DER MEDIZIN?

In memoriam Paul Polak

Wenn eine »Gesellschaft der Ärzte« einen Psychiater auffordert, einen Festvortrag zu halten, dann ist wohl anzunehmen, dass sie von ihm erwartet, er würde eine Brücke schlagen zwischen Allgemeinmedizin und Psychiatrie. Und für einen solchen Brückenschlag bietet sich – wenn ich so sagen darf: als Brückenschlagwort – der Terminus »Psychosomatik« an – wahrlich: ein Schlagwort! Denn noch ist alles, was es umreißt, umstritten; noch sind viel zu viele Fragen offengeblieben; aber immer wieder können wir beobachten, wie diese Fragen einfach vom Tisch gewischt werden. Wir brauchen nur eines der letzten Hefte der *Österreichischen Ärztezeitung* aufzuschlagen, um festzustellen, wie sorglos mit der Terminologie umgegangen wird:

»Die Wartezimmer der Ärzte Österreichs, aber auch die Krankensäle in den Spitälern sind zu rund 50 Prozent mit Patienten gefüllt, deren Krankheit auf psychische Ursachen zurückgeht«, heißt es da. Psychosomatische Leiden werden »durch die Seele verursacht«, und es handle sich um »psychisch bedingte Krankheiten«. In Wirklichkeit sind psychosomatische Krankheiten eben nicht psychisch bedingt und verursacht, also nicht psychogen – psychogen sind Neurosen! Die psychosomatischen Krankheiten sind im Gegensatz zu den Neurosen nicht psychogene, sondern primär somatogene Krankheiten, die vom Psychischen her bloß ausgelöst sind!

Nun, ich habe mich bereits vor Jahrzehnten mit der Problematik der psychosomatischen Medizin systematisch und methodisch auseinandergesetzt, und zwar in einem eigenen Kapitel in meiner *Theorie und Therapie der Neurosen.*[1] Inzwischen hat aber auch ein anderer Logotherapeut, mein Schüler Professor Hiroshi Takashima aus Tokio, in seinem Buch *Psychosomatic Medicine and Logotherapy* zur Klärung der Problematik in logotherapeutischer Sicht beigetragen.[2]

Problem der Symptomwahl

An der Spitze der offengebliebenen Fragen steht bekanntlich das Problem der Symptomwahl, im Besonderen das der Organwahl: Wie ist es zu erklären, dass in einem gegebenen Fall ausgerechnet das betreffende Organ betroffen wird und nicht ein anderes? Gibt es wirklich eine Affinität zwischen bestimmten Organen und andererseits bestimmten intrapsychischen Konstellationen? Das Wesentliche wurde ja bereits von Alfred Adler geleistet, als er auf die von ihm so genannten »Organminderwertigkeiten« rekurrierte, und Sigmund Freud folgte ihm auf diesem Weg, indem er das Konzept »somatisches Entgegenkommen« prägte. Weit darüber hinaus sind wir bis heute noch nicht gekommen.

Zuordnung misslungen

Analog verhält es sich mit der Affinität zwischen bestimmten psychosomatischen Erkrankungen und andererseits bestimmten Persönlichkeitstypen. Auch diesbezüglich wurde eigentlich nichts bewiesen. Ich habe mir einmal einen abendfüllenden

Vortrag über die Persönlichkeit des Asthmatikers angehört und musste schließlich feststellen, dass ich mit einer ganz ausgezeichneten Darstellung der Persönlichkeit des Neurotikers konfrontiert wurde! Von spezifisch asthmatischen Charakterzügen konnte nicht die Rede sein. Was so aussah, war in die Fakten hineininterpretiert worden.*

Wie konnte es dazu nur kommen, dass sich die Psychiatrie solcherart auf das Glatteis nicht tragfähiger Hypothesen begab? Eine Schülerin von mir, die derzeit in München ein großes psychologisches Beratungszentrum leitet, Elisabeth Lukas – sie hat über *Logotherapie als Persönlichkeitstheorie* dissertiert –, hat sich in einem Vortrag in der Österreichischen Ärztegesellschaft für Psychotherapie folgendermaßen geäußert: »Die Psychotherapie begann mit einer fast zwanghaften Jagd nach den möglichen Ursachen psychischer Erkrankungen, der Therapeut musste um jeden Preis versuchen, diesen Ursachen auf die Spur zu kommen. Da das Leben vieler Patienten zur Zeit ihrer Erkrankung jedoch keinen Anlass für mögliche Ursachen bot, musste man logischerweise die Ursachen in der Vergangenheit der Patienten suchen. Aber wie sollte man das? Die Patienten konnten sich meistens

* Erst vor Kurzem haben David M. Scharch und John E. Hunter (»Personality Differences Between Randomly Selected Migrainous and Non-Migrainous People«, in: *Psychotherapy: Theory, Research and Practice* 16, 1979, S. 297) nachgewiesen, dass sich anhand von auslesefreien Populationen zwischen Migränepatienten und nicht an Migräne leidenden Leuten keinerlei Persönlichkeitsunterschiede feststellen lassen, was auch gegen die von psychoanalytischer Seite vertretene Ätiologie spreche (»self-punishment for hostile impulses« und »repressed anger«). Die scheinbaren Unterschiede seien, wie Kidson und Cochrane bereits bei der Hypertonie hatten nachweisen können, auch bei der Migräne darauf zurückzuführen, dass es sich bei den in Behandlung stehenden Personen von vornherein – und empirisch belegbar! – um Personen mit neurotischen Charakterzügen handelt.

an nichts Besonderes oder Störendes erinnern. Dazu kam, dass auch die feinneurologische Diagnostik noch lange nicht entwickelt war und also auch im psychischen Bereich keine Ursachen so ohne Weiteres sichtbar zu machen waren. Wie sollte also der Psychotherapeut bloß an die für ihn so entscheidenden Ursachen der psychischen Krankheiten seiner Patienten herankommen? Es blieb ja gar nichts anderes übrig, als diese Ursachen letzten Endes erraten zu müssen, das große Raten, Deuten und Spekulieren begann in der Psychologie. Mit der Zeit kam eine Sättigung all diesem Raten und Deuten gegenüber auf, Zweifel meldeten sich an, man fand langsam den Mut, sich die Ohnmacht, alle Ursachenketten psychischer Krankheiten rekonstruieren zu können, einzugestehen. Aus dieser Ohnmacht heraus begann sich nun der Blickwinkel des Therapeuten zu verschieben: Was nützen ihm Ursachen, wenn sie aus Spekulationen aufgebaut sind und außerdem nicht einmal die Heilung garantierten?«

Geben wir nun einem Praktiker das Wort: »So haben«, sagt Felix Mlczoch, »insbesondere die analytischen Techniken bei der Behandlung von Asthmatikern weitgehend versagt, bei denen man durch Bloßlegung der Wurzeln kindlicher Fehlentwicklungen zu einer Besserung der Folgen aus dieser Fehlentwicklung zu kommen versuchte. Dies ist der sicherste Weg, einen Patienten zu vertreiben.«[3]

Ein weiterer Aspekt der Problematik, die der psychosomatischen Medizin anhaftet, betrifft die Affinität zwischen bestimmten psychosomatischen Erkrankungen und andererseits ihnen angeblich zuzuordnenden spezifischen Komplexen, Konflikten, Problemen und Traumen. Allein, nicht nur die Frage, ob all diese intrapsychischen Konstellationen spezifisch pathogen sind, ist offengeblieben, sondern es ist auch fraglich, ob sie überhaupt pathogen sind. Zunächst einmal wäre nämlich festzustellen, dass etwas, das so ubiquitär ist wie die inkriminierten Komplexe, Konflikte, Probleme und Traumen, von sich aus gar nicht pathogen sein könnte. Im Zuge statistischer Erhebungen konnten Mitarbeiter von mir unschwer nachweisen, dass eine auslesefreie Serie von Fällen unserer neurologischen Station nicht etwa ebenso viele, sondern viel mehr Komplexe, Konflikte, Probleme und Traumen hinter sich gebracht hatten als eine ebenfalls auslesefreie Serie von Fällen der Psychotherapieambulanz. Wir haben dies dahingehend zu erklären, dass wir die zusätzliche Problembelastung neurologisch Kranker ins Kalkül ziehen.

Kein Beweis für Psychogenese

Der bekannte amerikanische Psychiater Fritz A. Freyhan hat in *Comprehensive Psychiatry* unter dem Titel »Is psychosomatic obsolete?« gemeint: »Eine Vielzahl psychosomatischer Störungen erweist sich als Ausdruck einer larvierten endogenen Depression, deren weitgehend biologisch-physiologische Ätiologie durch entsprechende Therapieerfolge erwiesen sein dürfte. Auch die Forschungen über den Zusammenhang von Lebensereignissen und dem Ausbruch von Krankheiten konnten bisher keinen Beweis für überwiegende Psychogenese bei psychosomatischen Krankheiten erbringen. Die wenigen existierenden Längsschnittstudien weisen eher auf einen geringen Einfluss von Lebensereignissen und -umständen hin.«[4]

Und was im Besonderen die Komplexe anbelangt, schrieb mir einmal eine Leserin aus Alabama: *»Der einzige Komplex, an dem ich leide, ist der Gedanke, dass ich eigentlich Komplexe haben müsste, ohne wirklich welche zu* *haben. Ich habe eine fürchterliche Kindheit hinter mir, und doch bin ich überzeugt, dass aus dem Schrecklichen viel Positives hervorgegangen ist.«*[5] *

Lene Skolnick sagt zum Thema: »Es ist schon so, dass der Kindheitshintergrund von seelisch kranken Menschen häufig negative Faktoren aufweist: Diese Menschen kommen häufig aus zerbrochenen Ehen, zerstrittenen Familien, sie mussten unter einer Mutter leiden, die dominierend oder abweisend oder überaus besitzergreifend war, sie hatten einen gewalttätigen oder einen überhaupt unzulänglichen Vater. Normalerweise wird so argumentiert, dass diese Umstände zu Fehlentwicklungen führen. Nun ist es aber eine Tatsache, dass die meisten Kinder, die Störungen in ihrer Entwicklung und frühes Leid erfahren haben, zu ganz normalen Erwachsenen heranwachsen. Eine Untersuchung des Institute for Human Development der University of California war von der Annahme ausgegangen, dass Kinder aus zerbrochenen Familien als Erwachsene Schwierigkeiten haben würden und dass Kinder, die eine glückliche, erfolgreiche Kindheit hatten,

* Einen Komplex werden wir wohl gelten lassen müssen, und zwar den von Elisabeth Lukas so benannten »Böse-Eltern-Komplex«: »Man kann den Kollegen meines Berufstandes den Vorwurf nicht ersparen, dass sie jahrzehntelang in der Erziehung der Eltern nach Fehlern gesucht haben, bis schließlich große Teile der Elternschaft enorm verunsichert waren und deswegen allein schon Fehler begingen. Dazu kommt eine Überfülle von einander widersprechender pädagogischer Literatur. Eltern sind die idealen Angriffsobjekte bei allen Fehlentwicklungen der jungen Generation geworden, und es ist dann kein Wunder, wenn die jungen Leute ihrerseits bei Schwierigkeiten allzu leicht die Schuld auf die Eltern abwälzen. Die Ansätze zu dieser extremen Schuldverlagerung auf die Eltern gehen gewiss noch auf das psychoanalytische Menschenbild zurück, in welchem Kindheitstraumen bekanntlich weit überbewertet werden. Nachgewiesenermaßen erleichtert es zwar einerseits den Patienten ein wenig, wenn er das Gefühl hat, Zusammenhänge zu durchschauen und seinen Werdegang aus seiner Kindheit und Erziehung ableiten zu können, andererseits aber verringert es ebenso nachgewiesenermaßen in einem geistigen Feedbackprozess das eigene Verantwortungsbewusstsein des Patienten für sein Tun und Handeln.«

glückliche Erwachsene sein würden. In zwei Dritteln aller Fälle war dies nicht so. Die traumatischen Auswirkungen von Stress im Kindesalter waren überschätzt worden. Aber nicht nur das, auch bei den Versuchspersonen mit problemloser Kindheit hatte man sich verschätzt: Viele von ihnen waren als Erwachsene alles andere als glücklich, zufrieden, sorgenfrei oder gar reife Persönlichkeiten (dies traf besonders auf frühere Sportstars bei den Jungen und die Gruppe der hübschen, beliebten Schülerinnen bei den Mädchen zu).«[6] *

Sollten wir das Recht haben, die traumatogene Ätiologie einer

* Eine Arbeitsgruppe um Lawrence Kohlberg (Harvard University) kommt zum Ergebnis, dass »es allen psychoanalytischen Spekulationen zum Trotz derzeit vollkommen unmöglich ist, bereits in den ersten Lebensjahren abzuschätzen, wer als Erwachsener mit einer Neurose geschlagen sein wird. Selbst spektakuläre Einzelbelastungen wie früher Mutterverlust, krasses elterliches Fehlverhalten oder Trennung und Inzest besitzen praktisch keine prognostische Bedeutung für die seelische Entwicklung im späteren Leben. Doch ist hier eine erhebliche Einschränkung zu machen: Wer als Kind zu heftigen Wutausbrüchen, penetrantem Ungehorsam, Davonlaufen und später zum Schuleschwänzen tendiert, läuft besonders Gefahr, sich als Erwachsener in die Kriminalität, Trunksucht oder andere ›Problemverhaltensweisen‹ zu verstricken.« Analog verhält es sich insofern mit der Schizophrenie, als »sie sich viel besser voraussagen lässt als andere emotionale und seelische Entgleisungen. Dies beruht, zum Leidwesen der Psychoanalytiker, allein auf der Tatsache, dass es sich hier um eine biologisch-medizinische Krankheit, nicht aber um eine psychologische Entwicklungsstörung handelt. Die größte Voraussagekraft haben demnach auch biologische Faktoren. Die Gefahr, später an einer Schizophrenie zu erkranken, steigt bei Kindern drastisch an, wenn sie genetisch mit bereits Erkrankten verwandt sind, selbst wenn sie von gesunden Adoptiveltern aufgezogen wurden. An der besonders ungünstigen chronischen Schizophrenie hingegen leiden besonders oft Erwachsene, die sich bei der Geburt einen leichten, aber messbaren Hirnschaden zugezogen haben. Nur vor diesem Hintergrund und nicht auf der Basis psychoanalytischer Spekulationen um seelische Traumata darf man die Tatsache sehen, dass erwachsene Schizophrene bereits als Kleinkinder Kontaktstörungen hatten, unter häufigen Angstanfällen litten und ihren Eltern seelisch nicht zugänglich waren« (*Genetic Psychology Monographs*, Bd. 110, S. 91, wiedergegeben in der FAZ vom 9. Oktober 1985, S. 31–32).

anscheinend psychosomatischen Erkrankung wenigstens ex juvantibus zu erhärten? Davor kann ich nur warnen: Ich erwähne nur den Fall einer 21-jährigen Patientin, die wegen einer von ärztlicher Seite als hysterisch diagnostizierten Harnretenz ausdrücklich mit der Bitte um Durchführung einer Hypnosebehandlung an uns gewiesen wurde. Die Anamnese schien, bei oberflächlicher Betrachtung, der Vermutung der zuweisenden Ärzte, es handle sich um eine rein psychogene Störung, recht zu geben: Die Patientin wurde vor sechs Wochen defloriert. Die Defloration selbst war sowohl psychisch als auch physisch traumatisierend. Kurze Zeit hernach trat nun ein völliges Unvermögen zum spontanen Urinieren auf, sodass die Kranke seither täglich mehrmals katheterisiert werden musste. Wiederholte urologische Untersuchungen verliefen ebenso negativ wie diverse Versuche einer Therapie auf medikamentöser Grundlage (Injektionen und so weiter) sowie mit Hilfe hydriatischer Prozeduren. Tatsächlich zeitigte die wunschgemäß durchgeführte Hypnose bei der Kranken einen vollen Erfolg (vom gleichen Tage an konnte sie spontan urinieren und musste kein einziges Mal mehr katheterisiert werden); trotzdem hatten wir aber irgendwie den Eindruck, es handle sich keineswegs um eine rein psychogene Störung. Und tatsächlich stellte sich nach weiteren mehrfachen urologischen Untersuchungen, die wir urgiert hatten, heraus, dass eine organische Affektion der scheinbar funktionellen Störung zugrunde lag.[7]

Mit anderen Worten, die Diagnose einer psychosomatischen Substruktion darf nicht ex juvantibus gestellt werden. Und dies gilt nicht nur hinsichtlich irgendwelcher anamnestisch zutage geförderten Traumen, sondern auch hinsichtlich eines sichtlich psycholabilen Persönlichkeitstypus: Ich kenne unter anderen ähnlichen Fällen den einer Patientin, die über Schmerzen klagte, wobei ihre

Beschwerden ein ausgesprochen hysterisches Gepräge zeigten; eine Injektion physiologischer Kochsalzlösung – ich möchte sie in diesem Falle lieber als »psychologische Kochsalzlösung« bezeichnen – hatte auch prompten Erfolg. Trotz alledem wurde eine Röntgenkontrolle veranlasst, und sie ergab eine Ca-Metastase.

Immunität und Affektlage

1936 hat R. Bilz ein Buch unter dem Titel *Die psychogene Angina* veröffentlicht. Natürlich ist sie nicht psychogen; sehr wohl aber mag sie mitunter psychosomatisch ausgelöst worden sein. Denn es ist bekannt, dass ihr Erreger ubiquitär ist und nur gelegentlich pathogen wird. Wenn er es wird, so hängt dies nicht von seiner Virulenz allein ab, sondern von der Immunitätslage; diese Immunitätslage jedoch hängt unter anderem von der Affektlage ab. Vor Jahrzehnten bereits konnten Hoff und Heilig experimentell nachweisen, dass Versuchspersonen, die sie in Hypnose versetzt und denen sie freudige oder ängstliche Affekte suggeriert hatten, je nachdem einen höheren oder aber niedrigeren Agglutinationstiter ihres Serums gegenüber Typhusbazillen aufwiesen.

Anfang März 1945 erzählte mir ein Konzentrationslagerkamerad, er hätte am 2. Februar 1945 einen merkwürdigen Traum gehabt. Eine Stimme, die sich als prophetisch ausgab, sagte ihm, er möge sie etwas fragen – sie könne ihm alles sagen. Und er fragte sie, wann für ihn der Krieg zu Ende sein werde; die Antwort lautete: am 30. März 1945. Nun, dieser 30. März nahte heran, aber es sah keineswegs so aus, als ob die »Stimme« recht behalten sollte. Am 29. März wurde mein Kamerad febril und delirant. Am 30. März wurde er bewusstlos. Am 31. März starb er: Das Fleckfieber hatte ihn hinweggerafft. Tatsächlich war am 30. März – an jenem Tage, an dem er bewusstlos geworden war – »für ihn« der Krieg zu Ende. Wir gehen wohl nicht fehl, wenn wir annehmen, dass durch die Enttäuschung, die ihm der wirkliche Verlauf der Dinge bereitet hatte, die Immunlage, die Abwehr- und Widerstandskraft des Organismus dermaßen abgesunken war, dass die in ihm bereits schlummernde Infektionskrankheit nunmehr nur allzu leichtes Spiel hatte.[8]

Es ist uns der instruktive und illustrative Doppelfall einer psychosomatischen Angina bekannt, und zwar betrifft er einen Kliniker und dessen Assistenten: Beide bekommen, wenn sie überhaupt an einer Angina erkranken, Letztere an einem Donnerstag. Der Assistent bekommt sie nämlich an einem Donnerstag dann, wenn er am darauffolgenden Freitag einen wissenschaftlichen Vortrag halten soll – was bei ihm immerhin eine gewisse Aufregung bedeutet. Der Kliniker bekommt seine Angina – wenn er eine bekommt – ebenfalls am Donnerstag, einfach deshalb, weil er am Mittwoch immer seine Vorlesungen zu halten hat. An diesem Tag ist er jeweils noch an-anginös. Zwar haben wir alles Recht anzunehmen, dass an diesem Tag der Infekt bereits schlummert; aber er bricht nicht aus. Der Kollege kann es sich einfach nicht leisten, an seinem Vorlesungstag zu erkranken, und der Ausbruch der Krankheit, der schon fällig ist, wird aufgeschoben.

So hätte sich denn gezeigt: Die Psychosomatische Medizin lässt uns viel weniger verstehen, warum da einer krank wird, als vielmehr, warum da einer gesund bleibt.

Uns ist der Fall eines Kollegen bekannt, der in schwer ermüdetem, überarbeitetem Zustand aufgefordert wurde, sich einer alpinen Rettungsexpedition anzuschließen, die ein paar Stunden in Anspruch nahm; unmittelbar nachdem er seine ärztliche Pflicht erfüllt hatte, kollabierte er und hatte Mühe, sich im Fels in Sicherheit zu bringen; dass es überhaupt zu einem Kollaps gekommen war, ist nur allzu verständlich, und zwar auch ohne eine psychosomatische Medizin; allein, dass es nicht um eine Sekunde früher dazu gekommen war, als bis der Kollege seine Aufgabe erfüllt hatte – dies ist nur psychosomatisch zu erklären.

Sinnorientierung hält am Leben

Alles in allem wird evident, dass nicht nur die Immunlage von der Affektlage abhängt, sondern auch die Affektlage von der Motivation. Wie entscheidend aber die Motivation gerade in den Grenzsituationen menschlichen Daseins sein kann, geht aus den Erfahrungen hervor, die in Kriegsgefangenenlagern gemacht wurden. Eine Reihe von Psychiatern konnte nämlich feststellen, dass sowohl in Japan als auch in Korea und zuletzt in Nordvietnam jene Kriegsgefangenen noch am ehesten eine Chance hatten zu überleben, die ausgerichtet waren auf einen Sinn, dem sie sich verpflichtet wussten. Das wurde mir übrigens auch von den drei amerikanischen Offizieren bestätigt, die in Nordvietnam die längste Kriegsgefangenschaft (bis zu sieben Jahren) überlebt hatten und, wie der Zufall es wollte, an der US International University in Kalifornien meine Studenten waren. Dort haben sie in meinem Seminar ausführlich über ihre Erfahrungen referiert, und das übereinstimmende Resümee lautete: Es war die Sinnorientierung, was sie letzten Endes am Leben erhalten hatte![9] Und die internationale Literatur über das Konzentrationslager gibt ihnen recht.[10]

Dem Menschen von heute wird aber jede Sinnorientierung erschwert. Er hat genug, wovon er leben kann, aber weiß kaum um etwas, für das er zu leben vermöchte. Mit einem Wort, er leidet an einem Sinnlosigkeitsgefühl. Der Wohlfahrtsstaat und die Wohlstandsgesellschaft befriedigen praktisch alle Bedürfnisse des Menschen, ja, in Form der Konsumgesellschaft werden einzelne Bedürfnisse überhaupt erst erzeugt. Nur ein Bedürfnis geht leer aus, und das ist das Sinnbedürfnis des Menschen. Unter den herrschenden gesellschaftlichen Bedingungen wird es eigentlich nur frustiert! Es handelt sich um etwas, das ich mit dem motivationstheoretischen Konzept eines »Willens zum Sinn« umschreibe. Findet der Mensch einen Sinn, dann ist er – wenn es nötig sein sollte – auch bereit, Verzicht zu leisten, Leiden auf sich zu nehmen, Opfer zu bringen, ja, sein Leben zu opfern. Umgekehrt aber, wenn er um keinen Sinn des Lebens weiß, dann pfeift er aufs Leben, auch wenn es ihm äußerlich noch so gut gehen mag, und unter Umständen wirft er es dann weg. Trotz Wohlstand und Überfluss. Die Eskalation der Selbstmordziffern, mit der wir heute konfrontiert werden, beweist uns, dass es trotz materiellen Wohlstands zu einer existentiellen Frustration kommen kann.

Hilfe bei der Sinnfindung

Wie können wir aber dem Sinnlosigkeitsgefühl therapeutisch zu Leibe rücken, um nicht zu sagen, zu Seele rücken? Nun, wenn wir die Art und Weise analysieren, wie der Mann von der Straße sein eigenes Menschsein versteht, dann stellt sich heraus, dass es sozusagen drei Hauptstraßen gibt, auf denen sich Sinn finden lässt: Zunächst einmal kann mein Leben dadurch sinnvoll werden, dass ich eine Tat setze, dass ich ein Werk schaffe; aber auch dadurch, dass ich etwas erlebe – etwas oder jemanden erlebe; und jemanden in seiner ganzen Einmaligkeit und Einzigartigkeit erleben heißt, ihn lieben. Zuletzt aber zeigt sich, dass auch dort, wo wir mit einem Schicksal konfrontiert sind, das sich einfach nicht ändern lässt, sagen wir mit einer unheilbaren Krankheit, dass also auch dort, wo wir als hilflose Opfer mitten in eine hoffnungslose Situation hineingestellt sind, dass auch dort, ja gerade dort, sich das Leben noch immer sinnvoll gestalten lässt, denn dann können wir sogar das Menschlichste im Menschen verwirklichen, und das ist seine Fähigkeit, ein Leiden in eine menschliche Leistung umzugestalten. Aufgrund dieser Möglichkeit ist das Leben potentiell bis zuletzt sinnvoll – im Allgemeinen gilt es sowieso erst »zuletzt«, die Möglichkeit zu verwirklichen, auch das Leiden und noch das Sterben sinnvoll zu gestalten.

Diese gegen die Sinnleere gerichtete Sinnlehre, diese der Logotherapie zugrunde liegende Logotheorie ist längst schon von einer ganzen Reihe methodisch sauberer Forschungsprojekte empirisch erhärtet worden. In der logotherapeutischen Literatur finden sich Publikationen von Brown, Casciani, Crumbaugh, Dansart, Durlak, Kratochvil, Lukas, Lunceford, Mason, Meier, Murphy, Planova, Popielski, Richmond, Roberts, Ruch, Sallee, Smith, Yarnell und Young, aus denen hervorgeht, dass sich im Leben Sinn finden lässt, grundsätzlich unabhängig von der Geschlechtszugehörigkeit eines Menschen und von seinem Alter, von seinem Intelligenzquotienten und von seinem Bildungsgrad, von seiner Charakterstruktur und von seiner Umgebung, und schließlich hat sich nachweisen lassen, dass der Mensch Sinn finden kann unabhängig davon, ob er religiös ist oder nicht, und für den Fall, dass er religiös ist, wieder unabhängig davon, welcher Konfession auch immer er angehören mag.

Praktische Logotherapie

Unsere Logotheorie lässt sich aber nicht nur empirisch, sondern auch praktisch erhärten. Eine Patientin, die an einer schweren Lungentuberkulose leidet und sich dessen bewusst ist, dass sie keinerlei Aussicht mehr auf Genesung hat, vielmehr allen Grund, an den Tod zu denken, schreibt:

»Wann war mein Leben reicher? Damals, als ich (sie war Buchhalterin) furchtbar nützlich war und vor lauter Pflichten nicht mehr zu mir selbst kam? Oder in diesen letzten Jahren geistiger Auseinandersetzung mit tausenderlei Problemen? Noch das Ringen um die Überwindung der Todesangst, die mich gepeinigt, gehetzt, gejagt hat, in unvorstellbarem Ausmaß – selbst dies scheint mir wertvoller gewesen zu sein als ein ganzes Dutzend noch so schöner Bilanzen.«

Oder: Frau Professor Patricia L. Starck schreibt mir am 29. März 1979 aus Alabama:

»I have a 22 year old female client who was spinal cord injured at age 18 by a gunshot wound as she walked to the grocery store. Her injury level is C4, and she can only accomplish tasks by use of a mouthstick. She feels the purpose of her life is quite clear. She watches the newspapers and television for stories of people in trouble and writes to them (typing with a mouthstick) to give them words of comfort and encouragement.«

Was wir kaum in Worte zu fassen wagen, wird von unseren Patienten in die Tat umgesetzt. Sie ringen dem Leben selbst in extremis und in ultimis einen Sinn ab. Was aber uns bleibt, ist – im Rahmen solchen Ringens um Sinn –, eine katalytische Hilfestellung zu leisten, »ärztliche Seelsorge«, wenn Sie so wollen. In meinem gleichnamigen Buch[11] finden Sie ein Kapitel mit dem Titel »Letzte Hilfe«, und in diesem Kapitel wird ein Dialog wiedergegeben, der sich zwischen mir und einer Patientin abspielte, die eine Woche später starb.

Ärztliche Seelsorge

Dass ärztliche Seelsorge die priesterliche konkurrenziert – davon kann selbstverständlich nicht die Rede sein. Fraglich ist nur, ob ärztliche Seelsorge ärztlich ist – ob sie noch zu den Obliegenheiten von uns Ärzten gehört. Die Antwort steht über dem Haupttor des Allgemeinen Krankenhauses in Wien, das Kaiser Joseph der Zweite *Saluti et solatio aegrorum*, nicht nur der Heilung, sondern auch der Tröstung der Kranken gewidmet hat.

Zweitens ist ärztliche Seelsorge keinesfalls allein nervenärztliche Seelsorge, sondern geht jeden praktizierenden Arzt an. Ein chirurgischer Primarius, der auf jede ärztliche Seelsorge verzichten wollte, dürfte sich nur nicht wundern, wenn er einen Patienten nicht vor der Operation auf dem Operationstisch vorfindet, sondern nach dem Suizid auf dem Obduktionstisch, beim »Ultimarius«, dem Arzt, der es mit den Patienten zuletzt zu tun hat.

Apropos Operation: Einer meiner Studentinnen an der US International University in San Diego verdanke ich den Bericht über einen 31-jährigen Mechaniker, dem sie in einem Krankenhaus zur speziellen Betreuung zugewiesen worden war, nachdem er einen Starkstromunfall erlitten hatte. Wegen der Gangrän mussten ihm alle vier Extremitäten amputiert werden, und meine Studentin beschreibt, wie während der Operation den Chirurgen, dem Anästhesisten und der Instrumentarin nur so die Tränen über die Wangen liefen und trotz aller Selbstbeherrschung Seufzer sich ihnen entrangen. Meine Studentin war nun mit der Aufgabe betraut worden, dem Patienten nach dessen Erwachen aus der Narkose zur Kenntnis zu bringen, dass er keine Arme und Beine mehr besaß. Auf der Suche nach einem Funken von Sinn, den sie für den Rest seines Lebens entfachen könnte, beschloss sie dann, logotherapeutische Prinzipien zur Anwendung zu bringen. Tatsächlich gelang es ihr nach ein paar Wochen – es ist kaum zu glauben –, den Patienten so weit zu bringen, dass er einen vom Hals an querschnittsgelähmten Jungen selber und seinerseits betreute. Aus dem Krankenhaus entlassen, machte der Patient ein Geschäft auf und konnte seine Familie erhalten. In einem speziell ausgerüsteten Wagen nahm er sie auf eine Urlaubsreise durch ganz Amerika mit. Und wörtlich schrieb er eines Tages seiner Betreuerin – meiner Studentin:

»I was very empty before my accident. I stayed drunk all the time and was bored to death. Now I truly know what it means to be happy.«

Versachlichung oder Vermenschlichung?

In seinem Buch *Das Ringen um Sinn. Logotherapie für den Laien* schreibt Joseph B. Fabry: »Als ich noch ein Kind war, besuchte unser Hausarzt allwöchentlich meine Großmutter, die sich dann all ihre Schmerzen und Sorgen von der Seele reden konnte. Heute unterziehe ich mich alljährlich einer gründlichen Durchuntersuchung, bei der ich drei Stunden lang von einer Krankenschwester zur anderen, von einem Apparat zum anderen gereicht werde und schließlich auf einem Fragebogen 150 Fragen beantworten muss, die dem Computer bei der Erstellung der Diagnose helfen. Ich weiß, dass die medizinische Betreuung, die ich in der betreffenden Klinik erfahre, unvergleichlich besser ist als die, die der Hausarzt meiner Großmutter bieten konnte, aber irgendetwas ist bei dieser Weiterentwicklung der medizinischen Technik verlorengegangen. Und wenn ich die Fragen höre, die Frankl nach seinen amerikanischen Vorträgen gestellt werden, dann höre ich auch heraus, dass dieses Etwas in der modernen Psychotherapie nicht weniger fehlt.«[12] Ich möchte sagen, man braucht nur auf die Wortwahl zu achten, deren sich der durchschnittliche Psychotherapeut von heute befleißigt, und man wird merken, wie sehr Mechanisierung und Technisierung »die moderne Psychotherapie« infiltriert haben: So ist heute der Ausdruck »Therapie« dem Modewort »Strategie« gewichen.

Ritter von Baeyer hat einmal gesagt: »Psychologie soll dem Zuge zur Versachlichung in der modernen Medizin entgegenwirken. Kann sie das? Sicher nur im begrenzten Maße. An sich ist Psychologie ja nur eine andere, der Physiologie entgegengesetzte Weise der Versachlichung des Menschenwesens. Und in seinem Menschsein missachtet fühlt sich ein Patient nicht nur, wenn man sich ausschließlich für seine Körperfunktionen interessiert, sondern auch da, wo er sich als Objekt psychologischer Studien und Manipulationen weiß. Vielleicht sitzt sogar die Kränkung im letzteren Falle noch tiefer als bei bloßer Körperbehandlung, weil das Innerste berührt und hervorgezerrt wird. Es gibt nicht nur den kalten Objektivismus der naturwissenschaftlichen Medizin, sondern auch den kalten Objektivismus der Psychologie und einer mit Psychologie durchtränkten Medizin.«[13]

Plädoyer für Humanisierung

Nunmehr werden Sie verstehen, warum ich eher als für eine Psychologisierung der Medizin für deren Humanisierung plädiere. Warum ich nicht meine, dass es darauf ankommt, dass immer mehr Ärzte aus immer mehr Patienten immer mehr Komplexe »hervorzerren«, um mich der Wortwahl von Baeyers anzupassen.

Was nottut, ist vielmehr, dass wir Ärzte uns loseisen von einem veralteten Menschenbild, in dessen Rahmen wir in der Psyche des Menschen einen »Apparat« und »Mechanismus« sehen bzw. in der kranken Psyche etwas, das wir zu reparieren haben wie eine Maschine. Wer sich als *Médecin technicien* geriert, beweist nur, dass er im Kranken einen *»Homme machine«* sieht. Der Medicus humanus aber wird des »Homo patiens«[14] gewahr, er sieht hinter der Krankheit den leidenden Menschen. Und er wird des Humanissimum gewahr: des Willens zum Sinn, »des Ringens um Sinn«, das vor dem Leiden nicht haltmacht und auch nicht haltmachen soll; denn wir müssen zwischen Leiden und Verzweifeln unterscheiden. Ein Leiden, eine Krankheit, mag unheilbar sein; aber der Patient verzweifelt erst dann, wenn er nicht mehr im Leiden einen Sinn sehen kann. Einen Sinn aber aufleuchten zu lassen ist die Aufgabe ärztlicher Seelsorge.

Sie kostet unter Umständen viel Zeit, und Jürgen Moltmann hat einmal gesagt: »Im Sprechzimmer häufen sich heute kostspielige Geräte der Diagnostik und Therapie, die nur durch intensiven Einsatz amortisiert werden können. Das Gespräch mit dem Patienten, nach dem dieser Raum doch Sprechzimmer genannt wird, wird angesichts dieser Apparaturen zum zeitraubenden Verlustgeschäft.«[15]

Muss es aber nicht: An mich wendet sich ein praktischer Arzt; vor einem Jahr ist ihm seine über alles geliebte Frau gestorben, und über diesen Verlust kann er nicht hinwegkommen. Ich frage den schwerst deprimierten Patienten, ob er sich überlegt habe, was geschehen wäre, wenn er selbst früher als seine Frau gestorben wäre. »Nicht auszudenken«, antwortete er, »meine Frau wäre verzweifelt gewesen.« Nun brauchte ich ihn nur darauf aufmerksam zu machen: »Sehen Sie, dies ist Ihrer Frau erspart geblieben, und Sie haben es ihr erspart, freilich um den Preis, dass nunmehr Sie ihr nachtrauern müssen.« Im gleichen Augenblick hatte sein Leiden einen Sinn bekommen: den Sinn eines Opfers.

Selbstverständlich: Irgendwie kann man auch Arzt sein, ohne sich um dergleichen zu scheren; aber dann gilt, was in analogen Zusammenhängen Paul Dubois gemeint hat: dass man sich dann nämlich vom Tierarzt nur mehr noch durch eines unterscheidet – durch die Klientel.

Zusammenfassung

Die sogenannte Psychosomatische Medizin hat sich viel zu viel auf das Glatteis nicht tragfähiger Hypothesen begeben. Festzuhalten ist jedoch, dass sogar bei Infektionskrankheiten die Immunlage von der Affektlage abhängig ist und die Affektlage letzten Endes von der Motivation, im Besonderen von der Sinnorientierung. Gerade diesem Umstand kommt nun insofern Bedeutung zu, als der Mensch von heute im Allgemeinen an einem Sinnlosigkeitsgefühl leidet. Trotz materiellen Wohlstands kommt es heute zu einer existentiellen Frustration, und ihr gilt es auch therapeutisch entgegenzutreten. Dies ist aber nicht möglich, indem wir die Medizin weiter psychologisieren, denn die Psychologie selbst wird weitgehend mechanistisch interpretiert und praktiziert. Vielmehr bedürfen beide – Medizin und Psychologie – einer Rehumanisierung.

Festvortrag, gehalten in der »Gesellschaft der Ärzte in Wien« aus Anlass der Verleihung der Theodor-Billroth-Medaille am 21. März 1980. Der Text erschien erstmal in der Österreichischen Ärztezeitung, *Jahrgang 36, Heft 10, 1981, S. 701–707.*

DIE BEGEGNUNG DER INDIVIDUALPSYCHOLOGIE MIT DER LOGOTHERAPIE

Sie werden es wohl verstehen können, wenn mich diese »Begegnung der Individualpsychologie mit der Logotherapie« ein wenig wehmütig stimmt. Sind es doch nicht weniger als 56 Jahre her, dass ich auf dem 3. Internationalen Kongress für Individualpsychologie, der (1926) in Düsseldorf stattfand, eines der Hauptreferate zu halten hatte – zwischen dem Düsseldorfer und diesem 15. Kongress liegen also 56 Jahre und 12 Kongresse.

Inzwischen ist die Logotherapie entstanden – auch sie hat bereits zwei internationale Kongresse hinter sich –, aber auch die Individualpsychologie hat sich weiterentwickelt.

Angefangen hat die Bifurkation zwischen diesen beiden Richtungen spätestens in Düsseldorf, wo mein Referat unter dem Titel »Die Neurose als Ausdruck und Mittel« erstattet wurde. In seinem Rahmen meldete ich Bedenken an gegen den ausschließlichen Arrangementcharakter neurotischer Symptome – ein Anliegen, das mir nach wie vor aktuell zu sein scheint; meint doch noch heute ein so repräsentativer Individualpsychologe wie Michael Titze sagen zu dürfen, »die Adlerianer fassen neurotische Symptome *stets* als Arrangements auf«.[1] Demgegenüber war ich der Ansicht, die Neurose könne sehr wohl auch unmittelbarer Ausdruck sein und werde im Allgemeinen erst sekundär zu einem Mittel zum – neurotischen – Zweck, in den – neurotischen – Dienst gestellt. Unter den Klassikern der Individualpsychologie war es Erwin Wexberg, der – in seiner *Individualpsychologie. Eine systema-*

tische Darstellung – meine diesbezügliche Auffassung in positivem Sinne zitierte. Vielleicht darf ich in diesem Zusammenhang erwähnen, dass er es auch war, bei dem ich meine offizielle Prüfung in Individualpsychologie ablegte – das Zeugnis besitze ich leider nicht mehr, denn es fiel (ebenso wie ein Dutzend von Sigmund Freud eigenhändig geschriebener Krankengeschichten und mein Briefwechsel mit Freud) im Krieg der Gestapo in die Hände.

Wie Sie sehen, handelt es sich bei der Begegnung der Individualpsychologie mit der Logotherapie so recht um eine Wiederbegegnung. Eigentlich hatte aber die ursprüngliche Begegnung noch viel früher stattgefunden. In den frühen zwanziger Jahren hatte ich Alfred Adler in der Volkshochschule in der Zirkusgasse gesehen und später auch gehört – als einer seiner Hörer –, und noch später war ich selbst dort Dozent geworden – gemeinsam mit Wexberg – und las (als Erster an einer Wiener Volkshochschule) über Psychohygiene.

In den frühen zwanziger Jahren aber herrschte in der Buchhandlung der genannten Volkshochschule ausgesprochene Clubatmosphäre. Lilli Perlberg, die im Konzentrationslager Theresienstadt so tragisch ums Leben gekommene (in meinem KZ-Buch[2] habe ich ihr ein bescheidenes Denkmal gesetzt), leitete die Buchhandlung und scharte dort um sich einen Kreis junger Intellektueller, in dem ich auch Manès Sperber erstmalig begegnete.

Der eigentliche »Club« der Individualpsychologen, in den ich später eingeführt wurde, war jedoch im berühmten Café Siller angesiedelt, wo Adler allabendlich Hof hielt – im Sommer bei einer Portion des berühmten Schokolade-Eis, das er, bevor er es aß, so lange verrührte, bis es ganz zerging, und ab und zu durften wir ihm in das Clublokal im ersten Stock folgen, wo wir seinem Klavierspiel und hie und da auch seinem Gesang zuhören konnten.

Noch hatte ich mich nicht aus dem Bann der Psychoanalyse gelöst. 1924 wurde aufVeranlassung von Freud ein Artikel von mir in seiner *Internationalen Zeitschrift für Psychoanalyse* veröffentlicht.[3] Es muss um diese Zeit gewesen sein, dass er mich aufforderte, mit dem damaligen Vereinssekretär Ernst Federn die Modalitäten einer allfälligen Aufnahme in die Psychoanalytische Gesellschaft zu besprechen. Diese Besprechung wurde für mich zu einem Schlüsselerlebnis. Die Schuppen fielen mir von den Augen. Jedenfalls verlor ich die Lust, mich um eine Mitgliedschaft überhaupt noch zu bewerben.

Umso neugieriger und aufgeschlossener wurde ich gegenüber der Individualpsychologie. Hugo Lukacs lud mich dazu ein, an seinen Erziehungsberatungsstellen – eine davon in der Arbeiterkammer stationiert – zu hospitieren. Dann stellte er mich Alfred Adler vor – im Café Siller (wo sonst) –, und Letzterer übernahm ohne Zögern das Manuskript meines Artikels »Psychotherapie und Weltanschauung«, das dann überraschend bald in seiner *Internationalen Zeitschrift für Individualpsychologie* erschien – bloß ein Jahr nach meiner psychoanalytischen Publikation![4] Ich muss schon sagen: ein »schneller Brüter« …

Weniger im physikalischen als vielmehr im biologischen Jargon ausgedrückt ließe sich sagen, dass sich Ernst Haeckels »biogenetisches Grundgesetz« an mir bewahrheitet hat, dem zufolge die Ontogenese als eine abgekürzte Wiederholung der Phylogenese verstanden werden kann. Tatsächlich spiegelt sich die geschichtliche Entwicklung der klassischen Psychotherapie in meiner persönlichen Lebensgeschichte wider.

Nun bin ich davon ausgegangen, dass ich – bereits mitten in meiner individualpsychologischen Entwicklungsphase – gegen die Neurosenlehre von Adler »Bedenken angemeldet« hatte, die auf eine Einschränkung ihrer Geltung abzielten. Das war 1926. 1927 plädierte ich darüber hinaus für eine Ausweitung des individualpsychologischen Gedankengebäudes, und zwar in einem prinzipiellen – oder lassen Sie mich gleich sagen: in einem dimensionalen Sinne. Schien es mir doch, dass bis dahin die Individualpsychologie nicht ganz der Versuchung des Psychologismus widerstanden war, also einer Form des Reduktionismus, und Reduktionismus läuft meines Erachtens hinaus auf eine Vernachlässigung der multidimensionalen Struktur menschlichen Daseins. Umgekehrt lösen sich einander widersprechende wissenschaftliche Forschungsergebnisse auf, sobald wir erfassen, dass ihre Widersprüche auf Projektionen zurückgehen – Projektionen aus einer höheren in eine niedrigere Dimension.

Halten wir uns an das Beispiel einander so sehr widersprechender Menschenbilder wie des psychoanalytischen einerseits und des individualpsychologischen andererseits und versinnbildlichen wir sie in Form von Abbildungen in einem aufgeschlagenen Buch, dann haben wir es auf der linken Seite, sagen wir, mit einem Quadrat zu tun, und auf der rechten Seite, sagen wir, mit einem Kreis. Bekanntlich gibt es nun keine »Quadratur des Kreises«, und beide Figuren bleiben irgendwie inkommensurabel – sie widersprechen eben einander. Sie tun es jedoch nur so lange, als wir sie innerhalb der horizontalen (zweidimensionalen) Ebene betrachten und nicht in die nächsthöhere, in die (dreidimensionale) Raumdimension einsteigen. Zu diesem Behuf brauchen wir aber nur die linke Seite aufzustellen, senkrecht zu stellen, und uns vorzustellen, es handle sich bei den Figuren um je eine (zweidimensionale) Projektion eines (dreidimensionalen) Zylinders aus dem (dreidimensionalen) Raum heraus, hinunter in je eine (zweidimensionale) Ebene, mit einem Wort, um den Grundriss beziehungsweise Seitenriss des Zylinders.

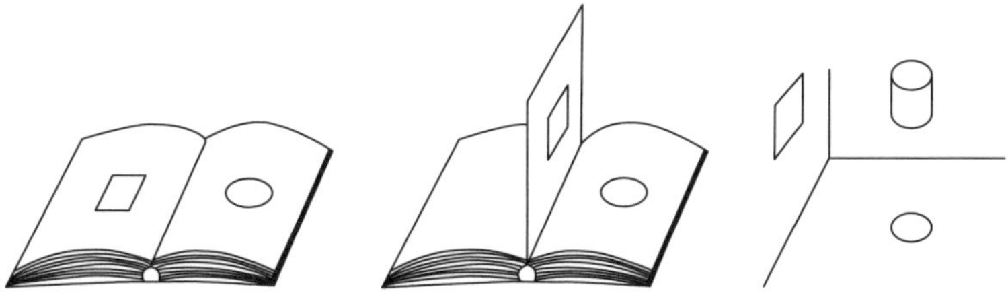

Genauso steht es um die Widersprüche zwischen den Menschenbildern. Wir brauchen sie nur zu transzendieren in die nächsthöhere Dimension, und wir werden dessen gewahr, dass die Widersprüche keineswegs der Einheitlichkeit des Menschen widersprechen, sobald wir sie als bloße Projektionen durchschauen, was aber auch schon heißt, dass ebendiese Einheitlichkeit des Menschen – und mit ihr auch seine ganze Menschlichkeit! – eben erst in der nächsthöheren Dimension zum Vorschein kommen kann, und diese Dimension ist nun einmal die spezifisch menschliche Dimension, die Dimension der spezifisch menschlichen Phänomene.

Leider bin ich mit meiner Forderung, diese Dimension als eine *sui generis* in vollem Methodenbewusstsein in die anthropologischen Grundlagen der Individualpsychologie einzubeziehen, nicht »angekommen«. Ja, als Rudolf Allers (in dessen sinnesphysiologischem Laboratorium ich experimentell arbeitete) und Oswald Schwarz (der zu einem – unveröffentlicht gebliebenen – Buch von mir das Vorwort geschrieben hatte) 1927 im Rahmen von Vorträgen ihren Austritt aus der Gesellschaft der Individualpsychologen anmeldeten und ich, von Adler dazu expressis verbis aufgefordert, als erster Diskutant das Wort ergriff, um auch *meine* Vorbehalte darzulegen, aber auch ausdrücklich zu betonen, dass ich keinen Grund sehe, daraufhin ebenfalls meine Mitgliedschaft zurückzulegen, war es mir nicht vergönnt, Adler zu überzeugen. Vielmehr veranlasste er, dass man mir wiederholt den Austritt nahelegte, und als ich auf dieses Ansinnen nicht einging, wurde ich ausgeschlossen.

Adler muss seine Gründe gehabt haben, dass er auf meinem Ausschluss bestand. Ich sage das nur, weil wohlmeinende Kritiker der Logotherapie immer wieder sagen, sie sei Individualpsychologie *at its best*, und mich fragen, wozu da ein eigener Name herhalten muss. Nun, was die Identität oder auch nur die Kompatibilität der Richtungen anlangt, hat Adler das wohl kompetenteste Urteil gesprochen. Ich selbst stelle mich keineswegs auf eine Stufe mit Freud und Adler – der Ausdruck »Dritte Wiener Richtung der Psychotherapie« stammt nicht von mir, sondern von Wolfgang Soucek;[5] ich habe die Logotherapie immer nur als eine Ergänzung, aber nicht als einen Ersatz für die Psychotherapie ausgegeben, und den Neologismus prägte ich nur, um mir das Sprechen in der 1. Person zu ersparen und meinen Schülern den Personenkult zu erschweren.

Der Ausschluss traf mich schwer; noch in der von Heinz Ansbacher für sein *International Journal of Individual Psychology* angeforderten »Huldigung« anlässlich der 100-Jahr-Feier von Adlers Geburtstag schrieb ich:[6] »Wer ihn kannte, musste ihn als Menschen lieben, und wer mit ihm arbeitete, musste ihn als Wissenschaftler bewundern; denn die Individualpsychologie bedeutet eine kopernikanische Wendung. Ja, mehr als das: Adler ist ein Vorläufer der existentiellen Psychiatrie.« Ich habe also die Nabelschnur, die mich – nach wie vor – mit der Individualpsychologie verbindet, nicht verleugnet.

Sogar die individualpsychologische Zeitschrift, die ich ein Jahr lang herausgegeben hatte (*Der Mensch im Alltag*), ließ ich eine Zeitlang erscheinen, und meine »Liebe« zu Adler wurde mir von Freunden aus seinem Kreise gelohnt, die mir die »Treue« hielten – allen voran Alexandra Adler und Alexander Neuer. Und zur Mitarbeit in den Jugendberatungsstellen, die zu gründen ich mich dann entschlossen hatte, erklärten sich aus demselben Kreise bereit Lukacs, Wexberg, Rudolf Dreikurs, Ida Löwy und Hilde Krampflitschek ebenso wie die Nicht-Individualpsychologen August Aichhorn, der bekannte Freudianer, und Charlotte Bühler.

Nach diesen mehr autobiographischen Vorbemerkungen möchte ich aber auch die meritorische Kritik der Individualpsychologie zu Wort kommen lassen. Nicht ohne zu wiederholen, was im ersten Satz meines ersten Buches – der *Ärztlichen Seelsorge* – bereits 1941 geschrieben und 1946 gedruckt wurde.[7] Näm-

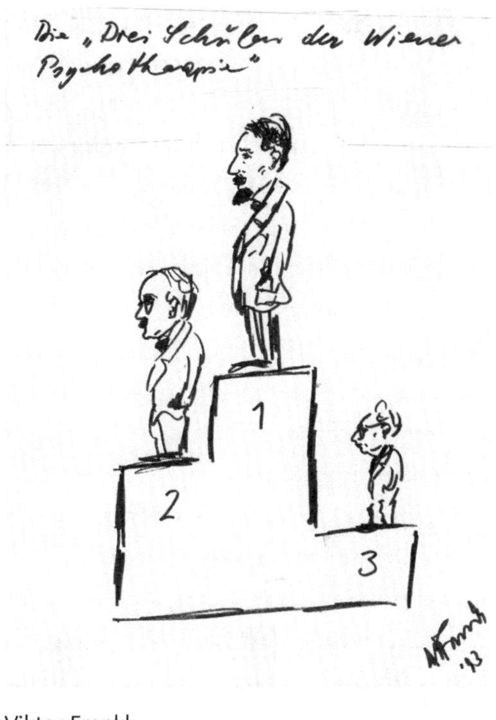

Karikatur von Viktor Frankl

lich, dass wir von Psychotherapie nicht sprechen können, ohne von Freud und Adler auszugehen. Und noch immer im ersten Absatz nehme ich – in Anlehnung an ein Gleichnis von Wilhelm Stekel – für mich in Anspruch, dass auch ein Zwerg, der auf den Schultern eines Riesen steht, ein wenig weiter sehen könne … Und dann gehe ich dazu über nachzuweisen, dass Psychoanalyse und Individualpsychologie einander nicht nur ergänzen: die Individualpsychologie bedeutet vielmehr auch einen Fortschritt. Und doch werde von ihr das spezifische Humanum als solches, als Spezifikum, als Dimension sui generis, noch nicht (oder zumindest nicht unmissverständlich) einbezogen in ihr Menschenverständnis.

Für das Humanissimum aber, wenn ich so sagen darf, hält die Logotherapie die radikale Selbst-Transzendenz und im Besonderen ihren motivationstheoretischen Aspekt, nämlich die fundamentale Sinnorientiertheit des Menschen. Ihrer nimmt sich die Logotherapie als eine ex definitione, um nicht zu sagen »ex nomine« sinnzentrierte Psychotherapie an. Dieses ihr Anliegen mag »in Zeiten wie diesen« nur umso aktueller sein, als unter den gegenwärtigen gesellschaftlichen Bedingungen ein »existentielles Vakuum«, wie wir Logotherapeuten es nennen, herrscht – eine Sinnleere, der wir nur mit Hilfe einer Sinnlehre beikommen können, wie sie ja in Form der von uns entwickelten Logo-*Theorie* vorliegt.[8] Es versteht sich von selbst, dass das existentielle Vakuum nicht in jedem Falle pathogen ist – nicht jede Neurose ist in diesem Sinne »noogen«, wie wir das nennen. Geschweige denn, dass jeder Selbstmord auf ein Sinnlosigkeitsgefühl zurückzuführen wäre. Mag er aber auch noch so wenig aus einem Sinnlosigkeitsgefühl heraus unternommen worden sein – die Neigung dazu hätte sich unter Umständen sehr wohl überwinden lassen, hätte der betreffende Suizidant ein Weiterleben für sinnvoll gehalten.

Das von uns beschriebene Sinnlosigkeitsgefühl läuft heute, was seine Pathogenität anlangt, dem Minderwertigkeitsgefühl den Rang ab. Es gibt zehn logotherapeutische Tests,[9] mit deren Hilfe sich das streng empirisch belegen lässt. Zu guter Letzt stellt sich aber heraus, dass – durchaus entgegen dem Sinnlosigkeitsgefühl – dem Leben eine sogar bedingungslose Sinnhaftigkeit eignet – buchstäblich unter allen Bedingungen und Umständen. Diese logotherapeutische These ist das Ergebnis einer phänomenologischen Analyse des »präreflexiven ontologischen Selbst-Verständnisses«,[10] wie es in der Logotherapie heißt, wird aber von nicht weniger als zwanzig statistischen Forschungen, Tausende von Versuchspersonen und Hunderttausende von computerisierten Daten umfassend, abgestützt und abgesichert.

Unter Sinn verstehen wir nun in der Logotherapie im Allgemeinen den konkreten Sinn, den eine konkrete Person – kraft ihres »Willens zum Sinn« – aus einer konkreten Situation herauszulesen vermag. Ein Vermögen, dank dem sie imstande ist, auf dem Hintergrund der Wirklichkeit eine Möglichkeit wahrzunehmen, ebendiese Wirklichkeit auch zu verändern, oder aber, falls dies wirklich unmöglich sein sollte, insofern sich selbst zu ändern, als wir ja auch noch an einem Leidenszustand, dessen Ursache sich nicht beheben und beseitigen lässt, reifen, wachsen, über uns selbst hinauswachsen können. Sodass das Leben seine potentielle Sinnhaftigkeit auch noch in extremis und in ultimis behält.

Nun werden Sie fragen: Spricht denn nicht auch die Individualpsychologie unentwegt vom Lebensziel, und was ist dann der Unterschied zwischen *Lebensziel* und *Lebenssinn*? Mit anderen Worten: Was ist der Unterschied zwischen der Finalität, von der die Individualpsychologie so viel spricht, also der Zielstrebigkeit einerseits, und der von der Logotherapie hypothetisierten Sinnorientiertheit? Ich kann es Ihnen sagen: Die Zielstrebigkeit geht auf ein intrapsychisches Ziel aus, während der Sinn den Menschen transzendiert. Mit der Selbst-Transzendenz der menschlichen Existenz soll ja eben ausgedrückt werden, dass Menschsein bedeutet, sich auf etwas zu beziehen, das nicht wieder es selbst ist – auf etwas oder auf jemanden, auf eine Sache, der wir dienen, oder auf einen Menschen, den wir lieben. So oder so: Menschsein langt über sich selbst hinaus. Demgegenüber ist es Adler »klar, dass Menschsein heißt, ein Minderwertigkeitsgefühl zu besitzen, das ständig nach einer Überwindung drängt«,[11] und Robert F. Antoch ist ebenso klar, dass »menschliches Handeln der Aufrechterhaltung des Selbstwertgefühls des Handelnden dient«;[12] aber ich kann in der Überwindung meines eigenen Minderwertigkeitsgefühls und in der Aufrechterhaltung meines eigenen Selbstwertgefühls mit dem besten Willen nichts sehen, das meinem Leben einen Sinn zu geben vermöchte, der über mich selbst hinausreicht.

In seiner Vorrede zu Adlers Buch *Der Sinn des Lebens* weist auch Wolfgang Metzger darauf hin, dass diese Defizienz der Individualpsychologie hinsichtlich der Selbst-Transzendenz der menschlichen Existenz von Fritz Künkel, aber auch von Adler selbst wahrgenommen und im Ansatz auch überwunden wurde, und zwar bereits 1928. Konkret ist da die Rede von »Sachlichkeit«, und zwar im Sinne von »Selbstvergessenheit«. Tatsächlich pflege ich die Selbst-Transzendenz am Auge zu erläutern, dessen Sehtüchtigkeit zur Voraussetzung hat, dass es nicht sich selbst sehen kann, sondern sich selbst übersehen muss – genauso ist der Mensch ganz Mensch und ganz er selbst in dem Maße, in dem er – in der Hingabe an eine Aufgabe oder an einen Mitmenschen – sich selbst übersieht und vergisst. Demgegenüber läuft das pseudohumanistisch-psychologische Gerede von der »Selbstverwirklichung« auf eine glatte Irreführung hinaus – Selbstverwirklichung ist nicht auf direktem Weg intendierbar, sondern stellt sich immer nur als unbeabsichtigte Nebenwirkung von Selbst-Transzendenz ein, und ich kann Ihnen verraten, dass sich Abraham Maslow in seinen letzten Publikationen[13] ganz hinter diese meine Behauptung gestellt hat: »My experience agrees with Frankl's that people who seek self-actualization directly … don't, in fact, achieve it … I agree entirely with Frankl that man's *primary* concern is his will to meaning.«[14]

Nun ist, wie gesagt, nicht jede Neurose noogen. An sich ist die Neurose vielmehr psychogen, und es gibt, wie ich selbst nachweisen konnte, sogar somatogene Neurosen; aber auch für die nicht-noogenen Neurosen wurden im Rahmen der Logotherapie Behandlungsmethoden entwickelt, nämlich die Technik der Dereflexion und die der paradoxen Intention. Letztere habe ich bereits 1929 – also sogar noch vor K. Dunlaps »negative practice« – praktiziert und dann 1939 erstmalig publiziert,[15] suo nomine aber erst 1947.[16] In Ansätzen gab es dergleichen natürlich auch früher; aber ich habe sämtlichen Vorläufern, soweit mir solche zu Ohren gekommen sind, Gerechtigkeit widerfahren lassen, indem ich sie zitierte:[17] Hans von Hattingberg, Dreikurs und Wexberg. Nur dürfen Sie eines nicht vergessen: Wenn Sie draußen ein Photo von der Karlskirche machen und dann einem Kollegen zeigen, und der zieht aus der Tasche – ein Photo von der Karlskirche, dann werden Sie ihn nicht verdächtigen, er hätte Ihnen den Film gestohlen, sondern es ist anzunehmen, dass Sie beide dieselbe Kirche photographiert haben. Und so haben denn auch viele Forscher durchaus unabhängig voneinander Behandlungsmethoden entdeckt, die einander ähneln. Was nun im Besonderen die paradoxe Intention anlangt, beansprucht die Logotherapie sowieso nur, diese Technik eben zu einer Methode ausgebaut und darüber hinaus in ein System eingebaut zu haben. Das Prinzip, auf dem sie basiert, ist ein *coping mechanism*, der als solcher jedem Einzelnen zur Verfügung steht. Wie I. Hand, Y. Lamontagne und I. M. Marks nachweisen konnten,[18] kommen ihre Patienten mitunter selber auf den Trick und »erfinden die paradoxe Intention aufs Neue«. Wo kämen wir überhaupt hin, wollten wir uns auf der Suche nach Prioritäten auf einen Regressus in infinitum einlassen? Nicht einmal den Arrangementcharakter der Neurose würden wir dann der Individualpsychologie verdanken – drei Jahrtausende vor ihr hieß es in der Bibel: »Der Träge spricht: Ein Löwe ist auf der Gasse, und mitten in den Straßen könnte ich ermordet werden.«[19] Wie Sie sehen, wurden bereits in biblischen Zeiten Agoraphobien als Alibis durchschaut.

Inzwischen ist ja die Effizienz der paradoxen Intention von der Lerntheorie und der Verhaltenstherapie längst bestätigt worden, und darüber hinaus haben L. Solyom et al.[20] und L. M. Ascher et al.[21] diese Effizienz auch experimentell – Letzterer sogar mit Hilfe *kontrollierter* Experimente – unter Beweis stellen können.

Nur bitte ich Sie eines zu beachten. Wenn vorhin von »einander ähnelnden Methoden« die Rede war, dann heißt es, sich jeweils zu vergewissern, was mit paradoxer Intention gemeint wird. Als der von mir sehr verehrte Paul Watzlawick in Wien einen Vortrag hielt, sprach er eingangs davon, dass er, wenn er aus Palo Alto nach Wien kommt, in die Geburtsstadt der paradoxen Intention, eigentlich Eulen nach Athen trägt. In Wirklichkeit brachte er, wenn ich so sagen darf, Kohle nach Wien – ich spiele auf das englische Gegenstück zum deutschen Eulen-nach-Athen-Tragen an, das da lautet: »to carry coal to Newcastle«. Was will ich damit sagen? Das Prinzip des *double bind* hat mit dem, das der paradoxen Intention zugrunde liegt, nur äußerlich und oberflächlich etwas zu tun. Hingegen ist *double bind* praktisch dasselbe wie *symptom prescription*. Beide halten den Patienten dazu an, das Symptom zu verstärken, sagen wir: noch mehr Angst zu haben. Im Rahmen der paradoxen Intention wird aber nicht die Angst selbst »paradox intendiert«, sondern der jeweilige Inhalt und Gegenstand der Angst. Geht doch die Anweisung zur paradoxen Intention lege artis dahin, dass sich der Patient wünschen bzw. vornehmen soll, was er bis dahin so sehr gefürchtet hatte. Mit einem Wort, nicht die Angst, sondern das Wovor der Angst wird »paradox intendiert«, und vor allem ist es der Patient selbst, der es tut, womit auch schon das Odium der Manipulation* abgebaut wird, das den anderen paradoxen Methoden anhaftet, die es darauf abgesehen haben, der Neurose des Patienten sozusagen in die Suppe zu spucken, indem sie dem Patienten das Symptom abkaufen, um nicht zu sagen: vermasseln.

Den Unterschied zwischen paradoxer Intention und Symptomverstärkung möchte ich Ihnen nun anhand eines konkreten Beispiels erläutern, das sich im *International Forum for Logotherapy*

* Es ließe sich einwenden, dass ja auch die paradoxe Intention manipulativ vorgehe, nämlich insofern, als sie – noch dazu eingestandenermaßen! – mit einem »Trick« arbeite. Dieser Einwand ist jedoch nicht stichhaltig; denn im Falle der paradoxen Intention wird der »Trick« nicht vom Therapeuten gegen den Patienten ausgespielt, sondern vom Patienten selbst gegen die Neurose. Und dass, wie ich immer wieder empfehle, der Wirkungs-»Mechanismus«, der dieser »Technik« zugrunde liegt, dem Patienten auch verständlich gemacht wird, tut ein Übriges, um die Paradoxe Intention zu humanisieren – und ihre therapeutische Effizienz, wie Ascher experimentell nachweisen konnte, zu optimieren. Mit anderen Worten, im Rahmen der Paradoxen Intention wird »mit offenen Karten gespielt«, und so wird dann auch der manipulative Charakter, wie er diversen analogen »Strategien« anhaftet, von vornherein ausgeschaltet. Im Besonderen ist es im Gegensatz zu der »Paradoxe Intervention« genannten Behandlungsmethode nicht der Therapeut, der da »interveniert«, vielmehr ist es der Patient selbst, der da »intendiert«.

findet.[22] Mein koreanischer Schüler Professor Byung-Hak Ko beschreibt dort einen Fall, in dem er einen Patienten, der an Todesangst litt, nicht etwa empfahl, mehr Angst zu haben, sondern seine Ratschläge folgendermaßen formulierte: »Try to be more dizzy, have faster palpitations, and choke more. Try to die in front of the people. Together we made up the phrases the patient was to say to himself, paradoxically intending to blush, to sweat, to choke, to die. The next time he entered my office cheerfully and reported success.« – »Paradox zu intendieren« hatte der Patient also die ganze Palette seiner Befürchtungen, vom Herzklopfen bis zum Erstickungstod; aber davon, dass er die Todesangst selbst verstärken sollte, kann nicht die Rede sein.

Vergleichen Sie nun das Vorgehen von Professor Ko mit einer Intervention, die Professor Leo E. Missine von der University of Nebraska (nicht für eine Angst-, sondern) für eine Zwangsneurose empfiehlt: »For example, a person who has an obsession to wash his hands ten times a day will be invited to do so 30 times a day.«[23] Klassisches *symptom prescription!* Wie in einem ähnlich gelagerten Fall die paradoxe Intention angewandt worden wäre, können Sie in meinem Buch *Die Psychotherapie in der Praxis* unter »Fall 19« nachlesen:[24] Elfriede G. hatte zwei Selbstmordversuche hinter sich – so quälend war ihre Zwangsneurose. Und was im Besonderen ihren Waschzwang anlangt, »musste sich die Patientin ein paar hundert Male täglich die Hände waschen«. Am ersten Tage ihres Aufenthalts wird sie »angeregt, sich zur Abwechslung einmal vor den Bakterien nicht zu fürchten, sondern, im Gegenteil, sich zu *wünschen*, infiziert zu werden: Nicht genug Bakterien kann ich heute abbekommen, solle sie sich denken, so dreckig wie möglich will ich mich machen; ich finde, es gibt nichts Netteres als Bakterien«. Daraufhin wendet sie sich an ihre Mitpatientinnen – sie war in meine Spitalsabteilung aufgenommen worden – mit der Frage, ob ihr nicht jemand Bakterien liefern könnte. »Mit denen will ich nur recht viel in Berührung kommen und Bekanntschaft machen – die wasch ich nimmer weg: die armen Viecherln lass ich leben!« Niemandem von uns Ärzten wäre es auch nur im Entferntesten eingefallen – nach der Art von Missine bzw. im Sinne einer »Verstärkung« des Waschzwangs –, der Patientin zu raten, sich nicht »ein paar hundert Male täglich die Hände zu waschen«, sondern ein paar tausend Male …

Je mehr wir – zumindest in Fällen von Angst- und Zwangsneurosen – zwischen paradoxer Intention und *symptom prescription* differenzieren, umso mehr lässt sich unter Umständen die Effizienz unserer Technik optimieren. Es ist nicht uninteressant, zu beobachten, wie etwa Titze im Falle eines von ihm behandelten Patienten einen eklatanten und frappanten Erfolg noch nicht verbuchen kann, solange er den Patienten dazu anhält, das *Symptom* zu *verstärken* – im konkreten Falle (wörtlich) »möglichst viel Angst zu haben« – sondern erst sobald er den Patienten dazu veranlasst, das, wovor der Patient sich gefürchtet hatte, *paradox intendierend* »sich vorzunehmen: möglichst starke Schwindelgefühle zu bekommen und ohnmächtig zu werden«, oder, in einem anderen Falle, sich zu sagen: »Hoffentlich breche ich zusammen und bleibe ohnmächtig auf der Straße liegen« – erst dann stellte sich der volle Erfolg ein.

Nicht weniger interessant liest sich ein Passus aus der Selbstschilderung eines weiteren Patienten von Titze, die er mir liebenswürdigerweise zur Verfügung gestellt hat: »Wenn man sich sagt, ich will Angst haben, in diesem Moment wird einen das Angstgefühl übermannen. (Und zwar litt der Patient an der Angst, coram publico erbrechen zu müssen.) Jetzt nehme ich mir vor, auf den

Tisch zu kotzen, und als ich dahinterstand, verschwand das Angstgefühl, und ich konnte den Wurstsalat aufessen.«

Elisabeth Lukas sagt in ihrer Trilogie, es gebe in der ganzen Geschichte der Psychotherapie kein System, das so undogmatisch sei wie die Logotherapie. Vielleicht habe ich das Meinige dazu beigetragen, indem ich auf dem »First World Congress of Logotherapy« (San Diego 1980) den Eröffnungsvortrag hielt unter dem Titel »The Degurufication of Logotherapy«.[25] Wie könnte die Logotherapie aber auch dogmatisch erstarren? Bin ich nicht selbst immer wieder von der einen oder der anderen Überzeugung abgekommen? Bin nicht ich selbst es gewesen, der immer wieder dafür eingetreten ist, dass die Logotherapie ein offenes System ist? »Offen in zwei Richtungen: auf ihre eigene Evolution hin und auf die Kooperation mit anderen Schulen hin.« Die Logotherapie ist kein orientalischer Basar, dessen Besitzer es darauf abgesehen hat, seinen Kunden eine Ware aufzuschwatzen; vielmehr ist die Logotherapie mit einem Supermarkt zu vergleichen, durch den wir hindurchschlendern, um uns ungezwungen auszusuchen, was wir brauchen können, und zwar nicht nur für uns selbst brauchen können, sondern auch für die uns Anvertrauten.

Dass die Individualpsychologie – die moderne Individualpsychologie! – ebenfalls undogmatisch geworden ist, wird Ihnen Herr Titze in seinem Koreferat an den Tag legen. Und so besteht denn die Hoffnung, dass das Gemeinschaftsgefühl, das in der Individualpsychologie eine so große Rolle spielt, auch zwischen den Schulen in einem Ausmaß zur Geltung kommt, dass das Sinnlosigkeitsgefühl, das in der Logotherapie eine so große Rolle spielt, von den Individualpsychologen und den Logotherapeuten Schulter an Schulter überwunden werden kann. Ich danke Ihnen.

Der Text erschien erstmals in Die Begegnung der Individualpsychologie mit anderen Therapieformen. Ausgewählte Beiträge vom 15. Kongress der Internationalen Vereinigung für Individualpsychologie vom 2. bis 6. August 1982 in Wien, *herausgegeben von T. Reinelt, Z. Otalora und H. Kappus. München/Basel: Reinhardt 1984, S. 118–126.*

HUNGER NACH BROT – UND HUNGER NACH SINN

Ich kenne den Hunger. Im Ersten Weltkrieg bin ich zu Bauern um Brot betteln gegangen, und im Zweiten Weltkrieg hab ich eine Zeitlang (in einem Lager) von 850 Kalorien pro Tag gelebt und 40 Kilogramm gewogen. Aber auch in der Zwischenkriegszeit habe ich hungernde Menschen kennengelernt, und zwar im Zusammenhang mit einer von der Wiener Arbeiterkammer gestarteten Aktion »Jugend in Not«, in deren Rahmen ich den Auftrag hatte, junge Arbeitslose psychologisch zu betreuen. Und es ist jetzt 50 Jahre her, dass ich über meine diesbezüglichen Erfahrungen in der *Sozialärztlichen Rundschau* einen Aufsatz veröffentlicht habe. Und zwar konnte ich nachweisen, dass die Depression der jungen Leute darauf zurückzuführen war, dass sie sich sagten: Ich bin arbeitslos, folglich bin ich nutzlos, folglich ist mein Leben sinnlos. Es handelte sich also im Grunde um ein Sinnlosigkeitsgefühl, das die Depression ausgelöst hatte! Und das konnte dadurch nachgewiesen werden, dass in dem Augenblick, in dem es mir gelungen war, diese jungen Leute in irgendeine Jugendorganisation oder in eine öffentliche Bücherei oder in eine Volkshochschule einzuschleusen, wo sie eine unbezahlte, ehrenamtliche Funktion übernehmen konnten, die sie auch persönlich ansprach, im selben Augenblick die Depression verschwunden war – obzwar ihnen der Magen nach wie vor geknurrt hat, und zwar buchstäblich, denn seinerzeit musste ein Arbeitsloser buchstäblich hungern; aber ich werde nie vergessen, wie mir so mancher von diesen jungen Arbeitslosen entgegengeschrien hat: Was wir wollen, was wir brauchen, ist ja nicht nur das Geld, von dem wir leben können, sondern in erster Linie etwas, für das wir leben könnten – etwas, das unserem Leben einen Sinn gibt!

Es gibt also nicht nur einen Hunger nach Brot, sondern sehr wohl auch einen Hunger nach Sinn! Und das wird auch im Wohlfahrtsstaat von heute zu wenig berücksichtigt. Auch im Zusammenhang mit der Arbeitslosigkeit. Das sogenannte soziale Sicherheitsnetz, möchte ich sagen, ist zu weitmaschig: Die seelische Not des Arbeitslosen, sein Sinnlosigkeitsgefühl, fällt durch!

Nun ist interessant, zu sehen, dass sich dieses Sinnlosigkeitsgefühl und die darauf folgende Depression keineswegs etwa nur bei Arbeitslosen feststellen lässt, sondern genauso unter der arbeitenden Bevölkerung zu beobachten ist. So hat der Direktor eines verhaltenstherapeutischen Zentrums in New York berichtet, dass viele von den dort behandelten Patienten darüber klagen, »they have a good job, they are successful but they want to kill themselves, because they find life meaningless.«

Die innere Leere

Merken Sie, was da gespielt wird? Die Depression hängt nicht allein davon ab, ob da einer arbeitslos ist oder nicht, sondern eher davon, ob er sein Leben für sinnlos hält oder nicht. Mit einem Wort, es gibt nicht nur leere Mägen, sondern auch eine innere Leere – und die gibt es sowohl ohne Arbeit als auch mit Arbeit, also trotz Arbeit, ja manchmal sogar durch Arbeit. Denn es handelt sich da um jenes existentielle Vakuum, das ich bereits vor Jahrzehnten erforscht und beschrieben habe und das sich inzwischen zu einer weltweiten Massenneurose ausgewachsen hat – was ja auch mit Hilfe von Tests und Statistiken von Forschern in aller Welt wissenschaftlich nachgewiesen werden konnte.

Es ist eben so, dass die Industriegesellschaft darauf aus ist, alle Bedürfnisse des Menschen zu befriedigen, ja, in Form der Konsumgesellschaft erzeugt sie manche Bedürfnisse überhaupt erst, um sie dann befriedigen zu können; nur ein Bedürfnis geht dabei leer aus, und zwar das allermenschlichste aller menschlichen Bedürfnisse, nämlich jenes Bedürfnis des Menschen, das ich seinen »Willen zum Sinn« nenne: Das bleibt weitgehend frustriert.

Und wie äußert sich konkret dieses allgegenwärtige Sinnlosigkeits- beziehungsweise Leeregefühl? In Langeweile und Gleichgültigkeit; wobei wir Langeweile definieren können als einen Mangel an Interessen und Gleichgültigkeit als einen Mangel an Initiative: dem Menschen von heute fehlt vielfach ein echtes Interesse an der Welt, geschweige denn, dass er die Initiative ergreift, in der Welt, an ihr etwas zu verändern. Denken Sie doch nur daran, dass – was Interessen anlangt – der Österreicher im Durchschnitt ein halbes Buch pro Jahr »konsumiert«, und was Initiative anlangt, brauche ich doch nur an die sogenannte Politikverdrossenheit zu erinnern, die ja leider so sehr um sich greift.

Was den Menschen fehlt, ist eben das Engagement, das Sich-Einsetzen für eine Sache, die solchen Einsatzes würdig ist, die Hingabe an eine Aufgabe, für die sie sich frei entscheiden können. Und so kommt es denn, dass – laut einer IFG-Umfrage – 29 Prozent der Österreicher zu wenig Sinn im Leben finden; und laut einer Statistik der deutschen Caritas sind es unter den Jugendlichen sogar 42 Prozent.

Es fehlt an Vorbildern

Zu diesem Mangel an Lebenssinn tritt aber noch etwas anderes hinzu: das Fehlen von Vorbildern, die uns die Hingabe an eine Aufgabe eben auch vorleben würden! Und auch darauf gibt es statistische Hinweise: Das IMAS-Institut hat herausbekommen, vor wem die Österreicher den größten Respekt haben, und das waren nicht die großen Forscher, auch nicht die bedeutenden Politiker, es waren weder die berühmten Künstler noch die bekannten Sportler; sondern Menschen, »die ein schweres Schicksal meistern«, und – an der Spitze rangierend! – »Leute, die sich unter großen persönlichen Opfern für andere einsetzen, anderen helfen!« Die machten nämlich 47 Prozent aus.

Und wie steht es um die Jugend, auf die so viel und so gerne geschimpft wird? Unter jungen Menschen sind es, laut Befunden des Fessel-Instituts, nicht 47 Prozent, sondern von ihnen äußerten 83 Prozent den Wunsch, anderen Menschen zu helfen! Wer angesichts solcher Prozentsätze nicht optimistisch wird, dem ist nicht zu helfen …

Das Schönste ist, dass das ganze Sinnlosigkeitsgefühl ein einziger großer Anachronismus ist: Wir brauchen unseren Horizont nur ein wenig zu erweitern, und wir würden bemerken, wie relativ gut es uns geht – relativ im Vergleich zu anderen Ländern, die entweder politisch unfrei sind oder eben Not leiden wie die dritte Welt – oder beides … Jedenfalls gäbe es für all jene, die sich für etwas noch begeistern können, genug zu tun – genug Aufgaben warten noch auf sie. Sinn gäbe es also genug.

Dabei ist die Sinnorientierung, psychologisch gesehen, nicht nur lebenswichtig, sondern überlebenswichtig! Wenn Sie so wie ich nicht nur die internationale wissenschaftliche Literatur über

Kriegsgefangenschaft kennen, sondern auch so wie ich Gelegenheit gehabt hätten, Leute kennenzulernen, die bis zu sieben Jahren Kriegsgefangenschaft hinter sich hatten, dann wüssten Sie auch darum, wie entscheidend für das Überleben die Ausrichtung auf die Zukunft war.

Chronischer Selbstmord

Und jetzt überlegen Sie sich einmal, welche Gefahr, psychologisch gesehen, es bedeuten mag, wenn unsere junge Generation sich selbst versteht und bezeichnet als »no future generation«, das heißt, eine Generation ohne Sinn und ohne Zukunft. In dieses ihr existentielles Vakuum droht nämlich jene massenneurotische Trias hineinzuwuchern, die sich zusammensetzt aus Depression, Addiktion und Aggression, das heißt praktisch: Selbstmord* im engeren Sinn des Wortes, chronischer Selbstmord im Sinn von Drogenabhängigkeit** und vor allem Gewalt auch gegen andere.

* Für gewöhnlich wird nur nach dem Grund gefragt, den jemand gehabt haben mag, Selbstmord zu versuchen. Was aber von Interesse sein sollte, ist weniger der Grund, der jemanden zu einem Selbstmordversuch veranlasst, als vielmehr der Grund, der jemanden von einem Selbstmordversuch abhält. Mit einem Wort, es geht um Ressourcen, die mobilisiert werden können, um nicht nur über Grenzsituationen wie die Kriegsgefangenschaft, sondern auch über schwere, mit Suizidimpulsen einhergehende Depressionen hinwegzukommen. Aus welchem Grunde es auch weniger darauf ankommt, mit Hilfe von Tests die Intensität der Suizidimpulse zu messen, als vielmehr darauf, festzustellen, wie sehr der betreffende Patient imstande ist, sich im Hinblick auf einen Lebenssinn, auf einen Sinn des Überlebens, den Suizidimpulsen zu widersetzen. Eine entsprechende Anweisung zu einem dekuvrierenden Gespräch findet der Leser in meiner *Ärztlichen Seelsorge* auf Seite 43.

** Der bloße Ausdruck Drogen-»Abhängigkeit« mag insofern irreführend sein, als er die Freiheit verdunkelt, die dem Menschen ermöglicht, sich jeweils für oder gegen die

Aber jahrzehntelange Erfahrungen sprechen dafür, dass auch solche jungen Menschen »zu haben sind«, ja dankbar sind, wenn sie »gefordert«, d. h. konkret, konfrontiert werden mit einer Aufgabe, die ihnen auf den Leib, um nicht zu sagen auf die Seele geschrieben ist. Oder kennen Sie nicht die Geschichte von den Statuen im Frognerpark zu Oslo? *Time Magazine* hat darüber berichtet. Junge Vandalen hatten sie beschädigt, wollten sie zerstören, genauso, wie sie die Lederbezüge in den Straßenbahnen aufgeschlitzt hatten. Die Polizei nahm sie fest. Und ließ sie freiwillige Brigaden organisieren, die nachts durch den Park streiften und tagsüber in den Straßenbahnen fuhren – und andere Vandalen durch gutes Zureden mit Überzeugungskraft davon abhielten, in dieselben Fehler zu verfallen.

erstmalige Einnahme von Drogen zu entscheiden, indem er – neugierig, wie junge Leute sind – dem Peer pressure-Sog nachgibt oder aber eben widersteht. Rafft er sich zum Widerstand *nicht* auf und ist es einmal so weit gekommen, dass er drogensüchtig ist, dann ist er auch nicht mehr frei, und der Drogenabhängigkeit kommt der Stellenwert einer Krankheit zu. Nur umso mehr muss es uns um eine Prophylaxe – und nicht nur um eine Therapie – gehen – was darauf hinausläuft, dass wir uns davor hüten müssen, in diesem Zusammenhang *von vornherein* von »Krankheit« und von ihren »Opfern« zu sprechen. Vielmehr sollten wir es uns angelegen sein lassen, nicht die noch Gesunden mit solchen Alibis zu versorgen, sondern ihnen zum vollen Bewusstsein ihrer Freiheit zu verhelfen und sie die volle Verantwortung für ihr künftiges Schicksal fühlen zu lassen.

Mit der Alternative »Freiheit oder Abhängigkeit« hatte ich einmal einen jungen Patienten zu konfrontieren, der nahe daran war, in die Drogenszene einzuschwenken. Nach Abklärung des Sachverhalts sagte ich ihm nun: »In 10 Jahren werden Sie sich eines Tages sagen: ›Wie gescheit war ich doch vor 10 Jahren, als ich vor dem Arzt saß und mich entschloss, von den Drogen die Finger zu lassen‹ – oder Sie werden sich sagen müssen: ›Was für ein Trottel war ich doch vor 10 Jahren, als ich die Worte des Arztes in den Wind schlug und mich der Drogenszene verschrieb.‹ Heute können Sie – noch! – entscheiden, was aus Ihrem Leben – was aus Ihnen selbst werden soll: der Gescheite oder der Trottel.« Die Frist von 10 Jahren ist längst abgelaufen, und nach wie vor braucht der Patient nicht »Trottel« zu sich zu sagen.

Und da wären wir auch schon beim Angelpunkt meiner Ausführungen angelangt: Wie wäre es, wenn wir extrapolieren würden? Wenn die freiwillige Hingabe an eine gemeinsame Aufgabe Aggressivität und Gewalttätigkeit zu überwinden imstande ist – sollte das nicht auch im großen Maßstab, also nicht nur von einzelnen Menschen und Menschengruppen, sondern auch von der Menschheit im Ganzen gelten? Darin sehe ich persönlich die eigentliche Bedeutung globaler Anliegen und Anstrengungen, wie da sind – um nur die wenigen herausgreifen – Umweltschutz, Friedensbewegung und Entwicklungshilfe. Was aber Letztere betrifft, zeichnet sich, um nicht nur auf mein eigenes Thema, sondern auch auf unseren gemeinsamen Titel zurückzukommen, eine ideale Lösung ab: In dem Maße nämlich, in dem die erste Welt eine Aufgabe darin sieht, die Hungersnot in der dritten Welt zu bekämpfen, hilft sie sich selbst, ihre eigene Sinnkrise zu bewältigen: Wir geben ihnen Brot, sie geben uns dafür Sinn – kein schlechter Tausch.

Frankl und der österreichische Altbundeskanzler Dr. Bruno Kreisky waren eingeladen worden, im Auditorium maximum der Technischen Universität Wien im Rahmen einer Panel-Diskussion unter dem Titel »Der Hunger in der dritten Welt und die Sinnkrise in der ersten Welt« Statements abzugeben, und zwar Kreisky zum ersten und Frankl zum zweiten Teil des Themas. Der Text erschien erstmals im Kulturmagazin Tiroler Impulse, *2. Jg., Nr. 1, 1985, S. 6f.*

DER MENSCH AUF DER SUCHE NACH EINEM LETZTEN SINN

Meine Damen und Herren, wenn ein Vortragender aus Wien kommt, dann erwarten Sie, dass er mit einem Wiener Akzent spricht – wie ich es auch tu; und wenn er noch dazu ein Psychiater ist, dann erwarten Sie wohl, dass er sich zunächst einmal auf Sigmund Freud beziehen wird – so sei's denn: Wir alle haben von Freud gelernt, im Menschen ein Wesen zu sehen, das letzten Endes und im Grunde nur eines sucht, und das ist Lust. Schließlich war es Freud, der das Lustprinzip eingeführt hat, und die Koexistenz eines Realitätsprinzips widerspricht keineswegs der Hypothese von Freud, der zufolge die Suche nach Lust die primäre Motivation des Menschen ausmacht; denn – wie Freud zu wiederholten Malen hervorhebt – das Realitätsprinzip steht insofern im Dienste des Lustprinzips, als es ja eine bloße »Modifikation« des Lustprinzips vorstellt, »die im Grunde *auch* Lust erzielen will«,[1] und »in gewissem Sinne eine Fortsetzung des Lustprinzips mit anderen Mitteln bedeutet«.[2] – »Eine momentane, in ihren Folgen unsichere Lust wird aufgegeben, aber nur darum, um auf dem neuen Wege eine später kommende, gesicherte zu gewinnen.«[3] Nur dass wir bei alledem nicht übersehen und vergessen dürfen, dass das Lustprinzip – ebenfalls nach Freud – selber und seinerseits einem umfassenderen Prinzip dient, nämlich dem Homöostase-Prinzip im Sinne von W. B. Cannon,[4] dessen Ziel es ist, innere Spannungen herabzusetzen, um das innere Gleichgewicht aufrechtzuerhalten beziehungsweise wiederherzustellen. So hat denn auch Freud »den seelischen Apparat« als etwas hingestellt, dessen »Absicht« darin bestehe, »die von außen und innen an ihn herantretenden Reizmengen und Erregungsgrößen zu bewältigen und zu erledigen«.[5]

Im Rahmen eines solchen Bildes vom Menschen fehlt jedoch nicht mehr und nicht weniger als jenes fundamentalontologische Charakteristikum menschlichen Daseins, das ich als die Selbst-Transzendenz der Existenz bezeichnen möchte. Womit gesagt sein soll, dass alles Menschsein über sich selbst auch schon hinausweist, indem es immer auf etwas verweist, das nicht wieder es selbst ist, auf etwas – oder auf jemand anderen! Mit anderen Worten, zutiefst und zuletzt ist der Mensch nicht interessiert an irgendwelchen inneren Zuständen, sei es Lust, sei es inneres Gleichgewicht, sondern er ist auf die Welt hin orientiert, auf die Welt da draußen, und innerhalb dieser Welt sucht er einen Sinn, den er zu erfüllen vermöchte, oder einen Menschen, den er lieben könnte. Und aufgrund eines präreflexiven ontologischen Selbstverständnisses weiß er auch irgendwie darum, dass er sich selbst genau in dem Maße verwirklicht, in dem er sich selbst *vergisst*, und sich selbst vergisst er wieder genau in dem Maße, in dem er sich hingibt, hingibt einer Sache, der er dient, oder einer Person, die er liebt.

Es ist aber so, dass auch die zweite der zwei klassischen Wiener Schulen der Psychotherapie – Alfred Adlers Individualpsychologie – die Selbst-Transzendenz der Existenz nicht in Rechnung stellt. Betrachtet sie doch den Menschen im Grunde als ein Wesen, das darauf aus ist, über einen bestimmten inneren Zustand, nämlich das Minderwertigkeitsgefühl, dadurch hinwegzukommen, dass es ein Streben nach Überlegenheit entwickelt – eine Motivation, die weitgehend kongruent ist mit dem von Nietzsche so benannten »Willen zur Macht«.

Solange sich nun eine Motivationstheorie um den »Willen zur Lust« dreht – wie wir nunmehr das Lustprinzip im Sinne von Freud umbenennen können – oder aber um das Streben nach Überlegenheit im Sinne von Adler, handelt es sich um eine typische Tiefenpsychologie. Demgegenüber würde eine »Höhenpsychologie«[6] in ihr Menschenbild auch solche Strebungen einbeziehen, die »jenseits des Lustprinzips« und des Willens zur Macht anzusiedeln wären, und unter diesen Strebungen rangiert des Menschen Suche nach Sinn wohl an erster Stelle. Und in der Tat: Es war Oskar Pfister, der bereits – man denke! – im Jahre 1904 empfahl, in diese Richtung die Forschung zu steuern, wenn er meinte, »bedeutsamer [im Vergleich mit der Tiefenpsychologie] ist die Anerkennung jener geistigen Höhen der menschlichen Natur, die ebenso mächtig sind wie deren Tiefen«.[7]

Die Höhenpsychologie ist kein Ersatz für die Tiefenpsychologie, vielmehr bleibt sie eine Ergänzung, wenn auch eine unabdingbare Ergänzung zur Tiefenpsychologie, und zwar insofern, als sie das den Menschen so sehr auszeichnende *Sinnbedürfnis* thematisiert – es ist, wenn man so will, das menschlichste aller menschlichen Bedürfnisse und lässt sich als solches den psychoanalytischen und individualpsychologischen Motivationstheorien mit den Worten »Wille zum Sinn«[8] gegenüberstellen.

Es ist nun gerade der Wille zum Sinn, der gegenwärtig weitgehend frustriert wird. In zunehmendem Maße bemächtigt sich des Menschen von heute ein Sinnlosigkeitsgefühl, das für gewöhnlich mit einem Gefühl der »inneren Leere« vergesellschaftet auftritt – es handelt sich um das von mir beschriebene und als solches bezeichnete »existentielle Vakuum«.[9] Hauptsächlich manifestiert es sich in Form von Langeweile und Gleichgültigkeit. Während in diesem Zusammenhang Langeweile einen Verlust an Interesse bedeutet – Interesse an der Welt –, bedeutet Gleichgültigkeit einen Mangel an Initiative – an der Initiative, in der Welt etwas zu verändern, etwas zu verbessern!

So viel zur Phänomenologie des existentiellen Vakuums. Und wie steht es um dessen Epidemiologie? Vielleicht darf ich wahllos eine Passage herausgreifen, die sich in Irvin D. Yaloms *Existential Psychotherapy*[10] findet und folgendermaßen lautet: »Of forty consecutive patients applying for therapy at a psychiatric outpatient clinic, 30 percent had some major problem involving meaning as adjudged from selfratings, therapists, or independent judges.« Allein, ich glaube nicht, dass jeder einzelne Fall von Neurose (oder gar Psychose) auf das Sinnlosigkeitsgefühl zurückzuführen ist, und ebenso wenig glaube ich, dass umgekehrt das Sinnlosigkeitsgefühl in jedem einzelnen Falle zu einer Neurose führt. Mit anderen Worten, weder ist jede Neurose »noogen«,[11] das heißt, dass sie von einem existentiellen Vakuum herzuleiten wäre, noch ist das existentielle Vakuum in jedem Falle pathogen, geschweige denn, dass es etwas Pathologisches wäre. Vielmehr halte ich dafür, dass es sozusagen ein Vorrecht des Menschen ist, nicht nur die Frage nach dem Sinn seines Lebens zu stellen, sondern auch diesen Sinn infrage zu stellen. Oder hat jemals ein Tier nach dem Sinn seines Lebens gefragt? Doch nicht einmal eine der Graugänse von Konrad Lorenz.

Wenn auch nicht im Sinne einer noogenen oder psychogenen, so lässt sich das existentielle Vakuum sehr wohl im Sinne einer soziogenen Neurose auffassen. Ist doch die Industriegesellschaft unentwegt darauf aus, womöglich alle menschlichen Bedürfnisse zu befriedigen, und ihre Begleiterscheinung, die Konsumgesellschaft, ist sogar darauf aus, Bedürfnisse zu erzeugen, um sie dann befriedigen zu können. Nur das menschlichste aller menschlichen

Bedürfnisse, das Sinn-Bedürfnis, geht bei alledem leer aus. Die Industrialisierung geht mit einer Urbanisierung einher und entwurzelt den Menschen, indem sie ihn den Traditionen und den durch die Traditionen vermittelten Werten entfremdet. Es versteht sich von selbst, dass unter solchen Umständen vor allem die junge Generation unter dem Sinnlosigkeitsgefühl zu leiden hat, wofür ja auch empirische Forschungsergebnisse sprechen. In diesem Zusammenhang möchte ich nur auf das massenneurotische Syndrom verweisen, das sich aus der Trias »addiction, aggression und depression« zusammensetzt und dem nachweislich das Sinnlosigkeitsgefühl zugrunde liegt. Um nur einen einzigen Gewährsmann zu zitieren: Stanley Krippner konnte nachweisen, dass von jungen Drogenabhängigen nicht weniger als hundert Prozent darunter litten, dass ihnen einfach alles sinnlos erschien.

Nun ist es aber auch an der Zeit, uns zu fragen, was wir überhaupt unter »Sinn« zu verstehen haben. Im Zusammenhang mit Logotherapie meint nun Sinn nichts Abstraktes, vielmehr handelt es sich um einen durchaus konkreten Sinn, nämlich den konkreten Sinn einer Situation, mit der eine ebenso konkrete Person jeweils konfrontiert wird. Was aber die Wahrnehmung solchen Sinnes anlangt, wäre zu sagen, dass sie einerseits mit einer Gestaltwahrnehmung im Sinne von Max Wertheimer und andererseits mit einem »Aha«-Erlebnis im Sinne von Karl Bühler etwas zu tun hat. Sprachen doch Kurt Lewin und Max Wertheimer[12] vom »Aufforderungscharakter« einer gegebenen Situation. Tatsächlich stellt jede Situation eine Forderung an uns, richtet sie eine Frage an uns – eine Frage, auf die wir eine Antwort geben, indem wir etwas unternehmen, so oder so, mit einem Wort, indem wir sie wie eine *Heraus-Forderung* annehmen. So läuft denn der Unterschied zwischen der Sinnwahrnehmung und der Gestaltwahrnehmung darauf hinaus, dass wir im letzteren Falle einer »Figur« auf deren Hintergrund gewahr werden, während im Laufe der Sinnwahrnehmung, wenn ich so sagen darf, auf dem Hintergrund der Wirklichkeit eine Möglichkeit aufleuchtet, um nicht zu sagen uns in die Augen springt, und zwar die Möglichkeit, die gegebene Situation so oder so zu gestalten.

Es versteht sich wohl von selbst, dass wir Psychiater nicht in der Lage sind, unseren Patienten den Sinn des Lebens zu »verordnen«. *Auf Rezept ist er nicht zu haben.* Was sehr wohl möglich ist, ist aber begreiflich zu machen, dass unser Leben *der Möglichkeit nach* unter allen Bedingungen und Umständen sinnvoll ist und es bis zuletzt bleibt. Nicht weniger als zwanzig Forscher konnten den empirischen Beweis dafür liefern, dass der Mensch fähig ist, in seinem Leben einen Sinn zu finden – *grundsätzlich* unabhängig von seinem Geschlecht, von seinem Alter, von seinem IQ (Intelligenzquotient), von seiner Ausbildung, von seiner Charakterstruktur, von seiner Umwelt und – bemerkenswerterweise – unabhängig davon, ob er religiös ist oder nicht, und – wenn er religiös ist – unabhängig von der Konfession, der er angehören mag. Ich verweise nur auf die wissenschaftlichen Arbeiten von Brown, Casciani, Crumbaugh, Dansart, Durlac, Kratochvil, Lukas, Lunceford, Mason, Meier, Murphy, Planova, Popielski, Richmond, Roberts, Ruch, Sallee, Smith, Yamell und Young.[13]

Diese wissenschaftlichen Forschungsergebnisse stehen in Widerspruch zu den Einflüsterungen des Sinnlosigkeitsgefühls; aber sie stehen in Einklang mit dem prä-reflexiven ontologischen Selbst- und Sinnverständnis des Menschen, dessen phänomenologische Analyse uns einen Einblick gewährt in die Art und Weise, wie der schlichte und einfache »Mann von der Straße« es anstellt, im Leben einen Sinn zu finden – und auch zu erfüllen. Anscheinend weiß er darum, dass er auf drei Wegen an eine Sinnmöglichkeit herankommt, nämlich erstens durch eine Tat, die er setzt, oder ein Werk, das er schafft. Zweitens dadurch, dass er etwas erlebt – etwas oder jemanden, mit anderen Worten, dass er nicht nur in der Arbeit, sondern auch in der Liebe einen Sinn erfährt. Darüber hinaus scheint er aber auch darum zu wissen, dass es einen dritten *Weg zum Sinn* gibt: Wann immer wir mit einer Situation konfrontiert werden, die wir nicht ändern können, gibt es noch immer die Möglichkeit, unsere *Einstellung* zur Situation zu ändern – unsere Einstellung und uns selbst: indem wir reifen und wachsen, über uns selbst hinauswachsen. Und dies gilt gleichermaßen für die drei Komponenten jener »tragischen Trias«, die sich zusammensetzt aus Leid, Schuld und Tod, und zwar gilt es insofern, als sich Leid transformieren lässt in Leistung; Schuld in Wandlung; und die Vergänglichkeit menschlichen Daseins in einen Ansporn zu verantwortetem Tun.[14]

Wie der Mensch imstande ist, eine persönliche Tragödie in einen menschlichen Triumph umzusetzen, soll anhand einer Geschichte exemplifiziert werden, die Bischof Georg Moser erzählt: Ein Arzt begegnete wenige Jahre nach dem Zweiten Weltkrieg einer jüdischen Frau, die ein Armband mit den in Gold gefassten Milchzähnchen ihrer Kinder trug. »Ein schönes Armband«, bemerkte der Arzt. »Ja«, antwortete die Frau, »dieses Zähnchen ist von Miriam und das von Esther und das von Samuel …« Sie nannte dem Alter nach alle Namen ihrer Töchter und Söhne. »Neun Kinder«, fügte sie hinzu, »»und alle sind in die Gaskammern geschleppt worden.« Bestürzt fragte der Arzt: »Wie können Sie nur mit einem solchen Armband leben?« Verhalten erwiderte die Frau: »Ich habe in Israel die Leitung eines Waisenhauses übernommen.«[15]

So zeigt sich denn, dass sich Sinn auch noch dem Leiden abringen lässt, und dies bedeutet wieder, dass der potentielle Sinn des Lebens ein bedingungsloser ist. Soll das nun heißen, Leiden sei notwendig, um Sinn zu finden? Das wäre ein grobes Missverständnis. Was ich meine, ist keineswegs, dass Leiden notwendig ist, vielmehr will ich sagen, dass Sinn möglich ist trotz Leidens, um nicht zu sagen, durch ein Leiden – vorausgesetzt, dass das Leiden notwendig ist, das heißt, dass die Ursache des Leidens nicht behoben und beseitigt werden kann, sei es, dass es sich um eine biologische, psychologische oder soziologische Ursache handelt; wenn ein Karzinom operabel ist, dann wird der Patient selbstverständlich operiert werden; wenn ein Patient mit einer Neurose in unsere Ordination kommt, dann werden wir natürlich alles daransetzen, ihn von ihr zu befreien, und sollte es die Gesellschaft sein, die krank ist, so werden wir, sobald und solange es möglich ist, zu einer politischen Aktion schreiten. Ein Leiden, das nicht notwendig ist, würde auf Masochismus hinauslaufen, und nicht auf Heroismus.

Bereits eingangs war davon die Rede, dass – im Zusammenhang mit Logotherapie – Sinn den konkreten Sinn einer Situation meint, mit der eine ebenso konkrete Person jeweils konfrontiert wird. Darüber hinaus gibt es selbstverständlich auch einen letzten, einen umfassenden Sinn. Nur gilt: Je umfassender der Sinn ist, umso weniger fasslich ist er auch. Es geht da um den Sinn des Ganzen, um den Sinn des Lebens als eines Ganzen, und ich kann mir nicht vorstellen, dass es eines Psychiaters, überhaupt eines Wissenschaftlers, würdig ist, von vornherein, aufgrund apriorischer Voraussetzungen, um nicht zu sagen ideologischer Indoktrinationen, auch nur die bloße Möglichkeit eines solchen (nicht unikalen, sondern) universalen Sinnes schlechtweg in Abrede zu stellen. Wie verhält sich nun der »konkrete Sinn einer Situation« zu diesem universalen Sinn? Ich möchte ein Gleichnis heranziehen: Denken wir doch nur an einen Film – er setzt sich aus Tausenden und Abertausenden von einzelnen Szenen zusammen, und jede einzelne trägt an den Zuschauer einen Sinn heran; aber der Sinn des ganzen Films dämmert uns erst gegen Ende der Vorstellung – vorausgesetzt, dass wir zunächst einmal auch den Sinn jeder einzelnen Szene »mitbekommen«! Und ergeht es uns im Leben nicht analog? Enthüllt sich uns der Sinn unseres Lebens, wofern überhaupt, nicht ebenfalls erst zuletzt? Und hängt dieser *End-Sinn* unseres Lebens nicht ebenfalls davon ab, ob wir zunächst einmal den Sinn jeder einzelnen Situation erfüllen, nach bestem Wissen und Gewissen?

Wir sind davon ausgegangen, dass sich der letzte Sinn zumindest einem intellektuellen Zugriff vollends entzieht; aber es mag legitim sein, uns auf eine Art von *Extrapolieren* einzulassen, und ich möchte Ihnen anhand einer konkreten Begebenheit illustrieren, was ich im Sinne habe: Eines Tages stolpere ich in eine von meinem Assistenten Dr. K. veranstaltete gruppentherapeutische Sitzung hinein. Soeben bespricht die Gruppe den Fall einer Frau, der vor Kurzem ihr elfjähriger Junge an einem Blinddarm-Durchbruch gestorben war. Die Mutter hatte versucht, sich das Leben zu nehmen, und war daraufhin zu mir in die Klinik gebracht worden. Da schalte ich mich ein: »Stellen Sie sich einmal vor, einem Affen werden schmerzhafte Injektionen gegeben, um ein Serum gegen Poliomyelitis zu gewinnen. Vermöchte der Affe jemals zu begreifen, warum er leiden muss?« Stimmeneinhellig erwiderte die Gruppe, nie und nimmer wäre der Affe imstande, den Überlegungen des Menschen zu folgen, der ihn in seine Experimente einspannt; denn die menschliche Welt ist ihm nicht zugänglich. An sie reicht er nicht heran, in ihre Dimension langt er nicht hinein. Woraufhin wieder ich an der Reihe war: »... und ergeht es dem Menschen anders, ist die Welt des Menschen eine Art Endstation, sodass es jenseits von ihr nichts mehr gäbe? Müssen wir nicht eher annehmen, dass die menschliche Welt selber und ihrerseits überhöht wird von einer nun wieder dem Menschen nicht zugänglichen Welt, in der allein erst der Sinn seines Leidens zu finden wäre?«[16] Wie der Zufall es wollte, rekrutierte sich die Gruppe aus Teilnehmern, die durchwegs irreligiös waren; aber durch die Bank gaben sie zu, dass eine solche im Verhältnis zur menschlichen Dimension höhere Dimension, wenn schon nicht *glaub-haft*, so doch zumindest *denk-bar* ist, und dem Menschen ebenso wenig zugänglich, wie dem Affen die menschliche Dimension.

Ist schon diese der menschlichen gegenüber höhere Dimension weder der »reinen Vernunft« noch dem reinen Verstand zugänglich, mit anderen Worten, weder rein rational fasslich noch rein intellektuell greifbar, so gilt dies erst recht für den wissenschaftlichen Zugriff. Und so findet sich im wissenschaftlichen Weltbild kein Platz für einen letzten Sinn. Soll das aber auch heißen, dass die Welt selbst sinnlos ist? Spricht das nicht eher dafür, dass – zumindest in Bezug auf einen *letzten* Sinn – die Wissenschaft sinn-*blind* ist? Mit Recht sagt E. Schrödinger wörtlich, es mangle der Welt der Naturwissenschaft alles, was auf Sinn und Zweck des ganzen Geschehens Bezug hat. Innerhalb der Grenzen der bloßen Naturwissenschaft scheint Sinn eben nicht auf. Der Querschnitt, den die Naturwissenschaft durch die Realität hindurchführt, trifft ihn eben nicht.

Das Beispiel von Jacques Monod drängt sich uns auf. Behauptet er doch, dass alles Leben aus der Interaktion von Mutationen und Selektion entstehe. Die Idee des »reinen Zufalls« sei »die einzig

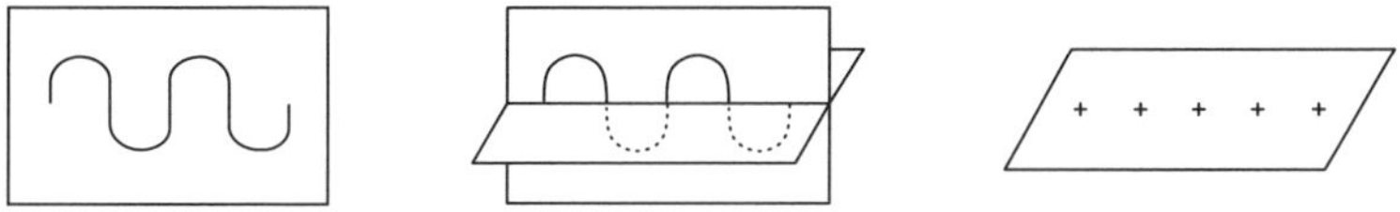

wirklich denkbare, da sie die einzige ist, die mit den Fakten übereinstimmt, die uns Beobachtungen und Erfahrung zur Verfügung stellen. Und nichts rechtfertigt die Annahme, dass unsere diesbezüglichen Vorstellungen jemals werden überdacht werden müssen oder auch nur überdacht werden können.«[17] Dazu wäre nun zu sagen: Selbstverständlich bilden sich Mutationen in der Schnittebene »Naturwissenschaft« als bloße Zufälle ab. Nur, wenn davon die Rede ist, dass die Naturwissenschaft keine Teleologie feststellen kann, dann sollte diese Leermeldung vorsichtiger formuliert werden: In der naturwissenschaftlichen Projektionsebene bildet sich Teleologie nicht ab, von dieser Schnittebene wird sie nun einmal nicht getroffen. Was aber noch lange nicht ausschließt, dass sie nicht in einer höheren Dimension existiert. Und sich für die Möglichkeit von Teleologie in einer über die Naturwissenschaft hinausliegenden Dimension nicht offenzuhalten, sondern diese Möglichkeit zu verleugnen, hat nichts mehr mit Empirie zu tun, sondern ist Philosophie, und zwar nicht kritisch reflektierte, sondern dilettantische, antiquierte Philosophie.

Nehmen wir an, eine Kurve liegt in einer vertikalen Ebene, die von einer horizontalen Ebene geschnitten wird. Was die Kurve in der Schnittebene hinterlässt, sind nichts als die Schnittpunkte, fünf isolierte Punkte, die einen Zusammenhang vermissen lassen. Aber sie tun es nur scheinbar. Nur scheinbar hängen sie nicht miteinander zusammen. Denn in Wirklichkeit werden sie von der Kurve miteinander verbunden. Die Verbindungen liegen aber nicht innerhalb, sondern außerhalb der horizontalen Ebene, nämlich oberhalb und unterhalb von ihr.

Übertragen wir nun, was wir aus dem Gleichnis lernen konnten, auf Ereignisse, die ebenfalls einen »sinnvollen« Zusammenhang vermissen lassen, sagen wir, auf die scheinbar sinnlosen Mutationen, so lässt sich verstehen, warum sie – und mit ihnen die ganze Evolution – sich in der Schnittebene »Naturwissenschaft« als bloße Zufälle abbilden müssen, während der je nachdem »höhere« oder »tiefere« Sinn – nicht anders als die oberhalb beziehungsweise unterhalb der horizontalen Ebene liegende Kurve – erst in einer anderen Schnittebene zum Vorschein kommen kann. Um es zu pointieren: Nicht alles lässt sich im Sinne sinnvoller Zusammenhänge, also teleologisch (beziehungsweise final) verstehen (sondern eben nur kausal erklären); aber zumindest können wir verstehen, warum dem so ist und sein muss, warum etwas scheinbar sinnlos ist und sein muss, und warum wir dennoch an einen Sinn glauben dürfen, der dahintersteckt, der darüber steht, wenn auch in einer anderen Schnittebene, in die hinein wir ihm eben zu folgen haben.[18] Hier gibt das Wissen auf, und das Glauben hat das Wort; aber was *un-wiss-bar* ist, braucht nicht *un-glaub-lich* zu sein. Zwar ist es wie gesagt nicht möglich, rein intellektuell herauszubekommen, ob alles letzten Endes sinnlos ist, oder aber ob hinter allem ein verborgener Sinn steht; aber mag es da auch noch so wenig eine intellektuelle Antwort auf diese Frage geben, so ist ihr gegenüber noch immer eine existentielle Entscheidung möglich. Wo die Argumente für und gegen einen letzten Sinn einander die Waage halten, können wir noch immer das Gewicht unseres eigenen Seins in die Waagschale »pro« werfen, und das heißt eben, sich für die eine der zwei Denkmöglichkeiten entscheiden.* An-

* »Nicht mehr aus einem logischen Gesetz heraus, nur mehr aus der Tiefe seines eigenen Seins heraus vermag der Mensch diese Entscheidung zu treffen, vermag er sich für das

gesichts der beiden Denkmöglichkeiten spricht der *sinn-gläubige* Mensch sein »fiat«, sein »Amen«: »So sei es – ich entscheide mich dafür, so zu handeln, ›als ob‹ das Leben einen unendlichen, einen über unser endliches Fassungsvermögen hinausgehenden – einen ›Über-Sinn‹ hätte.« Und unter der Hand kristallisiert sich eine regelrechte Definition heraus: »Der Glaube ist nicht ein Denken, vermindert um die Realität des Gedachten, sondern ein Denken, vermehrt um die Existentialität des Denkenden.«[19]

Und was tut, konfrontiert mit dem »Un-wiss-baren«, »der Mann von der Straße« oder die Frau von der Straße? Vielleicht darf ich die Frage umformulieren: Sind Sie jemals auf einer Bühne gestanden? Dann erinnern Sie sich doch daran, dass Sie – geblendet vom Rampenlicht – anstelle des Zuschauerraums nichts gesehen haben als ein großes schwarzes Loch;[20] aber es wäre Ihnen nicht eingefallen, an der Anwesenheit von Zuschauern zu zweifeln – oder? Nun, dasselbe gilt wohl für die Majorität der Bevölkerung auf diesem unserem Planeten: Geblendet vom »Schein« der Alltäglichkeit füllen sie das »große schwarze Loch« mit – Symbolen. Der Mensch hat eben das Bedürfnis, ins Nichts, vor dem er steht, etwas »hineinzusehen« – etwas oder besser gesagt jemanden. Er hält es sozusagen mit dem Existentialismus, der sich – so will mir scheinen – auf die These reduzieren lässt: »Nothingness is really no-thing-ness.« (Nichts heißt eigentlich Nicht-ein-Ding-sein.)

eine oder für das andere zu entschließen. Eines aber wissen wir: entschließt sich der Mensch für den Glauben an einen letzten Sinn, an den Über-Sinn des Seins, dann wird sich dieser Glaube, wie jeder Glaube, schöpferisch auswirken. Denn … das Ergreifen der einen Denkmöglichkeit ist mehr als das bloße Ergreifen einer Denkmöglichkeit – es ist das Verwirklichen einer bloßen Denkmöglichkeit.« (V. E. Frankl, *Ein Psycholog erlebt das KZ.* Wien 1946 [*…trotzdem Ja zum Leben sagen. Ein Psychologe erlebt das Konzentrationslager.* München 2015])

Das heißt, ein letztes Sein – das Pendant zum »letzten Sinn« –, mit einem Wort, Gott, ist nicht ein Ding unter anderen, sondern – um mit Martin Heidegger zu sprechen – »das Sein selbst«. Und so können wir denn auch nicht dieses »Über-Sein« (wenn ich so sagen darf), das mit den in der Welt angesiedelten, »in-der-Welt-seienden« (Martin Heidegger), »innerweltlichen« Dingen auf eine Ebene stellen. Es wäre denn, wir riskieren, denselben Fehler zu begehen wie ein kleiner Junge, der mir einmal sagte, er wisse genau, was er werden wolle, nämlich »entweder Akrobat auf einem Trapez in einem Zirkus oder – Gott«. Er sprach von Gott, als ob Gott-sein ein Beruf unter anderen wäre.

Um nun auf das Symbol zurückzukommen: Die Kluft, um nicht zu sagen der Abgrund, zwischen dem jeweils Symbolisierenden und dem jeweils zu Symbolisierenden macht sich am schmerzlichsten bemerkbar, wenn es um das Über-Sein geht. Und doch wäre es nicht gerechtfertigt, sich des Symbolisierens zu enthalten, darauf zu verzichten, nur weil das Symbol nie und nimmer koinzidieren kann mit dem von ihm Repräsentierten. Denken wir doch nur an ein Gemälde, das eine Landschaft abbildet, über ihr den Himmel: Jeder Maler, zumindest jeder dem Realismus zugeneigte, wird uns den Himmel »sehen lassen«, indem er einfach ein paar Wolken malt; aber sind denn die Wolken nicht gerade etwas, das nichts weniger als identisch ist mit dem Himmel? Ist es denn nicht so, dass Wolken etwas sind, das – mögen sie uns auch noch so sehr den Himmel sozusagen ahnen lassen – ihn dem (direkten) Anblick entzieht? Und dennoch werden sie als bestes und einfachstes Symbol für den Himmel verwendet.

Und so wird denn im Allgemeinen auch das Göttliche symbolisiert mithilfe von etwas, das es *nicht* ist: Die göttlichen Attribute sind und bleiben bloß *menschliche* Eigenschaften – wo nicht gar allzu menschliche Eigenschaften. Gott bleibt es nicht erspart, auf eine mehr oder weniger anthropomorphe Art und Weise symbolisiert zu werden. Sollten wir daraufhin das Recht haben, alles Religiöse aufgrund all der anthropomorphen Zutaten in Bausch und Bogen zu verwerfen? Ist es nicht vielmehr so, dass die (sowieso asymptotische) Annäherung an das Geheimnis und Rätsel der letzten Wahrheit eher auf dem symbolischen Wege als auf einem bloß abstrakten etwas hergibt? Konrad Lorenz – jawohl, Konrad Lorenz! – war es, der erst vor Kurzem im Rahmen eines Fernseh-Interviews wörtlich sagte: »Wenn Sie global den Wahrheitsgehalt einer Weltanschauung betrachten, den Wahrheitsgehalt der Hinterhuberbäuerin in Grünau und den Wahrheitsgehalt der Weltanschauung von B. F. Skinner, so kommen Sie drauf, dass die Bäuerin, die an die unbefleckte Empfängnis Mariens und an den lieben Gott und alle Heiligen glaubt, der Wahrheit näher ist als der Behaviorist.«[21]

Selbstverständlich warten Fallstricke auf uns, wenn wir uns kritiklos auf den Anthropomorphismus einlassen. Um es anhand eines Witzes zu exemplifizieren: »In der Schule spricht der Religionslehrer von der Wundertätigkeit Gottes und erzählt: ›Es war einmal ein armer Mann; seine Frau starb im Wochenbett, und er selbst hatte nun nicht das Geld, um sich eine Amme zu leisten. Da tat Gott ein Wunder und ließ diesem armen Mann Brüste wachsen, sodass er den Säugling nunmehr selber stillen konnte.‹ Woraufhin sich der kleine Moritz meldete: ›Offen gesagt, Herr Lehrer, versteh ich das nicht ganz. Wäre es denn nicht einfacher gewesen, wenn Gott es so gefügt hätte, dass dieser arme Mann – scheinbar zufällig – auf der Straße Geld findet? Dann hätte er sich eine Amme leisten können – und Gott hätte sich ersparen können, ein Wunder zu tun.‹ Daraufhin der Lehrer: ›Du dummer Bub!

Wenn Gott ein Wunder tun kann, wird er doch nicht Bargeld ausgeben!‹«[22]

So ergibt sich denn, dass sich die Religion sehr wohl als ein System von Symbolen definieren ließe – von Symbolen für etwas, das sich nicht mehr in Begriffen einfangen und dann in Worten ausdrücken lässt; aber ist nicht das Bedürfnis, Symbole zu prägen beziehungsweise zu gebrauchen, ein fundamentales Merkmal und Kennzeichen der *condition humaine*? Oder ist nicht die Fähigkeit zu sprechen beziehungsweise die Fähigkeit, das Gesprochene zu verstehen, ein konstitutives Charakteristikum des Menschseins? Es mag also durchaus legitim sein, die einzelnen Sprachen, wie sie die Menschheit im Laufe ihrer Geschichte entwickelt hat, als je ein »System von Symbolen« zu definieren.

Bringen wir solcherart die Religion in Beziehung zur Sprache, so müssen wir auch darauf hinweisen, dass es niemandem zusteht, seine Muttersprache für eine allen anderen Sprachen *überlegene* Sprache auszugeben – in jeder Sprache kann der Mensch an die Wahrheit herankommen – an die eine Wahrheit –, und in *jeder* Sprache kann er auch irren, ja lügen. Und so kann er denn auch durch das Medium *jeder* Religion hindurch zu Gott finden – zu dem einen Gott.[23] Wir haben es aber nicht nur mit einem linguistischen, sondern auch mit einem religiösen Pluralismus zu tun, so zwar, dass uns ja die Religion im Allgemeinen nur in Form verschiedener Konfessionen gegenübertritt – Konfessionen, von denen wie gesagt nicht die eine den anderen gegenüber eine Überlegenheit beanspruchen darf. Aber könnte es denn nicht sein, dass der religiöse Pluralismus früher oder später überwunden wird, indem ein religiöser Universalismus an seine Stelle tritt? Ich glaube nicht an eine Art religiöses Esperanto. Im Gegenteil. Wir gehen nicht auf eine universale Religiosität zu, vielmehr auf eine personale – eine zutiefst personalisierte Religiosität, eine Religiosität, aus der heraus jeder zu seiner persönlichen, seiner eigenen, seiner ureigensten Sprache finden wird, wenn er sich an Gott wendet.[24] Gordon W. Allport betrachtet im Besonderen den Hinduismus als »a rare instance of an institutional religion recognizing the ultimate individuality of the religious sentiment«.[25]

Soll das heißen, dass die einzelnen Konfessionen beziehungsweise ihre Organisationen und Institutionen dem Untergang entgegengehen? Ich glaube nicht; denn – so unterschiedlich die persönlichen Stile auch sein mögen, in denen die Menschen ihre Suche nach einem letzten Sinn zum Ausdruck bringen und sich an ein letztes Sein wenden – immer gibt es und wird es geben, gemeinsame Rituale und Symbole. Gibt es doch auch eine Vielzahl von Sprachen – und doch: Gibt es nicht für viele unter ihnen ein gemeinsames Alphabet?

Zugegeben, diese unsere Auffassung von Religion – Religion im weitesten Sinne des Wortes – hat nur noch herzlich wenig zu tun mit konfessioneller Engstirnigkeit und deren Folge, religiöser Kurzsichtigkeit, die in Gott anscheinend ein Wesen sieht, das im Grunde nur auf eines aus ist, und das ist: dass eine möglichst große Zahl von Leuten an es glaubt, und überdies noch genau so, wie eine ganz bestimmte Konfession es vorschreibt. »Glaubt nur«, sagt man uns, »und alles wird okay sein.« Ich kann mir aber nicht vorstellen, dass es sinnvoll ist, wenn eine Kirche von mir *verlangt*, dass ich glaube. Ich kann doch nicht glauben *wollen* – ebenso wenig wie ich lieben wollen, also zur Liebe mich zwingen kann, und ebenso wenig, wie ich mich zur Hoffnung zwingen kann, nämlich gegen besseres Wissen. Es gibt nun einmal Dinge, die sich nicht wollen lassen – und die sich daher auch nicht auf Verlangen, auf Befehl herstellen lassen. Um ein einfaches Beispiel beizubringen:

Ich kann nicht auf Befehl lachen. Wenn jemand will, dass ich lache, dann muss er sich schon dazu bequemen, mir einen Witz zu erzählen. Analog verhält es sich aber auch mit der Liebe und dem Glauben; sie lassen sich nicht manipulieren. Als intentionale Phänomene, die sie sind, stellen sie sich vielmehr erst dann ein, wenn ein adäquater Inhalt und Gegenstand aufleuchtet.[26] Wollen Sie jemanden dazu bringen, dass er an Gott glaubt, dann müssen Sie ihm Gott glaubhaft (»believable«) machen – und vor allem müssen auch Sie selbst glaubwürdig (»credible«) wirken. Mit anderen Worten, Sie müssen genau das Gegenteil davon tun, was von jenen Konfessionen getan wird, die anscheinend nichts anderes zu tun haben, als gegeneinander zu kämpfen und einander die Gläubigen abspenstig zu machen.

Sprach ich nicht von einer Religiosität, aus der heraus jeder zu seiner persönlichen Sprache findet, wenn er sich an Gott wendet? Tatsächlich gipfelt die Ich-Du-Beziehung, in der Martin Buber bekanntlich das Wesen der geistigen Existenz sieht, im Gebet, im Besonderen in dessen dialogischer Struktur. Nur dass wir berücksichtigen müssen, dass es nicht nur ein inter-personales, sondern auch ein intra-personales Sprechen gibt, nämlich die Zwiesprache mit sich selbst, das Selbstgespräch. Und in diese Richtung vorstoßend habe ich in letzter Zeit wiederholt auf eine Definition zurückgegriffen, die ich – ich erinnere mich genau – bereits im Alter von fünfzehn Jahren entwickelt hatte, die ich Ihnen aber nicht vorenthalten möchte, – eine Definition von Gott, und zwar eine operationale Definition; sie lautet: Gott ist der Partner unserer intimsten Selbstgespräche. Das heißt praktisch: Wann immer wir ganz allein sind mit uns selbst, wann immer wir in letzter Einsamkeit und in letzter Ehrlichkeit Zwiesprache halten mit uns selbst, ist es legitim, den Partner solcher

Selbstgespräche Gott zu nennen – ungeachtet dessen, ob wir uns nun für atheistisch oder gläubig halten. Diese Differenzierung wird eben im Rahmen einer operationalen Definition irrelevant. Unsere Definition verbleibt im Vorfeld der Aufgabelung in die theistische beziehungsweise in die atheistische Weltanschauung. Eine Differenz macht sich erst bemerkbar, sobald das eine Lager darauf besteht, dass es sich eben um Selbstgespräche und nichts als Selbstgespräche handelt, während das andere Lager zu wissen glaubt, dass der Mensch – mag er sich nun dessen bewusst sein oder nicht – eben »Zwie«-Sprache hält mit jemandem, und zwar jemand anderem als seinem Selbst. Aber ist es denn wirklich so wichtig, ob die »letzte Einsamkeit« eine bloße Schein-Einsamkeit ist oder nicht? Ist nicht vielmehr das einzig Wichtige, dass sie eben die »letzte Ehrlichkeit« zustande bringt? Denn sollte es Gott geben, so bin ich sowieso davon überzeugt, dass er es nicht weiter übelnehmen wird, wenn ihn jemand mit dem eigenen »Selbst« verwechselt und ihn daraufhin einfach umbenennt. Die Frage ist nur, ob es wirkliche Atheisten überhaupt gibt. In einem meiner Bücher[27] habe ich aufgrund kasuistischen Materials Überlegungen angestellt, die dahin gehen, dass im Grunde, in der Tiefe des Unbewussten, eigentlich jeder von uns zumindest im weitesten Sinne des Wortes gläubig ist, mag dieser sein Glaube auch noch so sehr verdrängt und verschüttet worden sein. Und wenn Freud einmal meinte, der Mensch sei oft nicht nur viel unmoralischer, als er glaubt, sondern auch viel moralischer, als er denkt, dann könnten wir hinzufügen: Mitunter mag er auch viel religiöser sein, als er zuzugeben bereit wäre. Eine solche Allgegenwart des Glaubens – und sei es auch nur im Unbewussten und im Sinne eines Glaubens an einen letzten Sinn – macht es wohl erklärlich, dass deklarierte Atheisten, wie sich empirisch nachweisen lässt, hinsichtlich der Fähigkeit, in ihrem Leben einen Sinn zu finden, hinter bewusst Gläubigen nicht zurückstehen.

Wen wundert es da, wenn sich herausstellt, dass die inhärente, wenn auch noch so wenig explizite Gläubigkeit imstande ist, äußeren wie inneren Bedingungen und Umständen über Erwarten zu trotzen. So machten sich meine Mitarbeiter die Mühe, einer auslesefreien Serie des innerhalb von achtundvierzig Stunden anfallenden Krankenguts hinsichtlich der Korrelationen nachzugehen, die sich zwischen Vaterimago und religiösem Leben aufhellen lassen. Und merkwürdig: Von den dreiundzwanzig unter einem guten pädagogischen Stern aufgewachsenen Personen fanden später nur sechzehn zu einem ebenso guten Verhältnis zu Gott, während sieben ihren Glauben aufgaben; unter den dreizehn aber, die unter den Auspizien einer negativen Vaterimago aufgezogen worden waren, fanden sich nur zwei, die als irreligiös qualifiziert werden konnten, während sich nicht weniger als elf zu einem gläubigen Leben durchgerungen hatten.[28]

So viel zum Einfluss der Erziehung. Und wie steht es um den Einfluss der Umgebung? Aufgrund beruflicher Erfahrung und persönlicher Erlebnisse wage ich zu sagen, dass für die überwiegende Mehrheit gläubiger Konzentrationslager-Insassen Gott »nicht gestorben ist«, womit ich der Aussage eines amerikanischen Rabbiners entgegentrete, dessen Buch *After Auschwitz* uns das Gegenteil glauben machen will (er *war* ja nicht in Auschwitz). Wie ich es sehe, ist der Glaube an Gott entweder ein bedingungsloser, oder es handelt sich nicht um einen Glauben an Gott. Ist er bedingungslos, so wird er auch standhalten, wenn sechs Millionen dem Holocaust zum Opfer gefallen sind, und ist er nicht bedingungslos, so wird er – um mich der Argumentation von Dostojewski zu bedienen – angesichts eines einzigen unschuldigen Kindes, das im Sterben liegt, aufgeben; denn handeln können wir mit Gott nicht, wir können nicht sagen: Bis zu sechstausend oder von mir aus einer Million Holocaust-Opfern erhalte ich meinen Glauben an dich aufrecht; aber von einer Million aufwärts ist nichts zu machen, und – es tut mir leid – ich muss meinen Glauben an dich aufkündigen.

Die Fakten sprechen dafür, dass sich ein Aphorismus von La Rochefoucauld bezüglich der Auswirkung der Trennung auf die Liebe variieren lässt: Gleich dem kleinen Feuer, das vom Sturm gelöscht wird, während das große Feuer von ihm angefacht wird, wird der schwache Glaube von Katastrophen geschwächt, während der starke Glaube aus ihnen gestärkt hervorgeht.

So viel zu den äußeren Umständen. Und wie steht es um die inneren Bedingungen, denen der Glaube zu trotzen imstande sein soll? In einem meiner Bücher[29] beschreibe ich den Fall einer schweren manischen Phase, in anderen Büchern von mir den Fall einer Endogenen Depression[30] und Fälle von Schizophrenie[31] – Fälle, in denen die Religiosität der Patienten nicht einmal von der Psychose affiziert werden konnte.

Meine Damen und Herren, nachdem ich Ihnen eine operationale Definition von Religion vor Augen geführt hatte, die so neutral ist, dass sie sogar Agnostizismus und Atheismus mit einbegreift, bin ich auch Psychiater geblieben, während ich mich mit der Religion auseinandersetzte, zumal ich sie ja als ein *menschliches* Phänomen betrachtet habe, ja, als Ausdruck des allermenschlichsten aller menschlichen Phänomene, nämlich des Willens zum Sinn. Religion lässt sich, in der Tat, definieren als Erfüllung eines »Willens zum *letzten* Sinn«.

Diese unsere Definition von Religion konfluiert mit einer, die wir Albert Einstein verdanken: »To be religious is to have found an answer to the question: What is the meaning of life?«[32] Und dann gibt es eine weitere Definition, die uns Ludwig Wittgenstein anbietet: »An Gott glauben heißt sehen, dass das Leben einen Sinn hat.«[33] Wie wir sehen, stimmen da der Physiker Einstein, der Philosoph Wittgenstein und der Psychiater Frankl mehr oder weniger miteinander überein.

Fragt sich nur, inwieweit die drei Definitionen auch für den Theologen akzeptabel sind. Der Religiöse glaubt an einen Sinn des Lebens (Ludwig Wittgenstein); aber ist jemand, der an einen Sinn des Lebens glaubt, auch schon religiös (Albert Einstein)? So oder so: Eine Antwort auf die Frage, ob nicht nur die These Wittgensteins gilt, sondern auch ihre von Einstein besorgte Umkehrung, kann nur vom Theologen verlangt und erwartet werden. Was wir Psychiater tun können – und tun müssen –, ist einzig und allein, den Dialog zwischen Religion und Psychiatrie in Gang halten – im Geiste einer gegenseitigen Toleranz, wie sie in einer Ära des Pluralismus und in der Arena der Medizin unabdingbar ist, aber auch im Geiste der gegenseitigen Toleranz, wie sie den denkwürdigen Briefwechsel zwischen Oskar Pfister und Sigmund Freud so eindrucksvoll durchpulst. Ich danke Ihnen für Ihre Aufmerksamkeit.

Zusammenfassung

Die Logotherapie hat es mit dem konkreten Sinn konkreter Situationen zu tun, in die jeweils eine konkrete Person hineingestellt ist. Die Logo-*Theorie* jedoch gibt sich nicht nur mit dem »Willen zum Sinn« im Allgemeinen ab, sondern stößt auch auf einen Willen zu einem *letzten* Sinn. Im Rahmen einer phänomenologischen Analyse stellt sich nun heraus: *Je umfassender der Sinn ist, umso weniger fasslich ist er.* Wo es gar um den letzten Sinn geht, entzieht er sich zumindest einem bloß intellektuellen Zugriff vollends. Was unwiss-bar ist, braucht aber nicht un-glaub-lich zu sein.

Angesichts der Frage, ob alles einen, wenn auch verborgenen Sinn hat oder aber die Welt ein einziger großer Unsinn ist, muss das Wissen das Feld räumen – es ist der Glaube, der da zu einer Entscheidung aufgerufen ist. Wo die Argumente, die für oder gegen einen letzten Sinn sprechen, einander die Waage halten, wirft der sinn-gläubige Mensch das ganze Gewicht seines Mensch-Seins, seiner Existenz, in die Waagschale und spricht sein »fiat«, sein »Amen«: »So sei es – ich entscheide mich dafür, so zu handeln, ›als ob‹ das Leben einen unendlichen, einen über unser endliches Fassungsvermögen hinausgehenden – einen ›Über-Sinn‹ hätte.« *Der Glaube ist nicht ein Denken, vermindert um die Realität des jeweils Gedachten, sondern ein Denken, vermehrt um die Existentialität des jeweils Denkenden.*

Solches Denken ist jedoch allemal auf Symbole angewiesen, und die einzelnen Religionen beziehungsweise Konfessionen sind je ein *System von Symbolen*. Insofern gleichen sie den einzelnen Sprachen. In gewissem Sinne sind sie sogar Sprache. Nur dass wir berücksichtigen müssen, dass es nicht nur ein interpersonales, sondern auch ein intrapersonales Sprechen gibt, nämlich die Zwiesprache mit sich selbst, das Selbstgespräch. In diesem Zusammenhang habe ich in letzter Zeit wiederholt auf eine Definition zurückgegriffen, die ich bereits im Alter von fünfzehn Jahren entwickelt hatte – eine operationale Definition, wenn ich so sagen darf, und sie lautet: *Gott ist der Partner unserer intimsten Selbstgespräche.* Wann immer wir ganz allein sind mit uns selbst, wann immer wir in letzter Einsamkeit und in letzter Ehrlichkeit Zwiesprache halten mit uns selbst, ist es legitim, den Partner solcher Selbstgespräche Gott zu nennen – ungeachtet dessen, ob wir uns nun für atheistisch oder gläubig halten. Diese Differenzierung wird eben im Rahmen einer operationalen Definition irrelevant. Unsere Definition verbleibt im Vorfeld der Aufgabelung in die theistische beziehungsweise in die atheistische Weltanschauung. Eine Differenz macht sich erst bemerkbar, sobald das eine Lager darauf besteht, dass es sich eben um Selbstgespräche und nichts als Selbstgespräche handelt, während das andere Lager zu wissen glaubt, dass der Mensch – mag er sich nun dessen bewusst sein oder nicht – eben »Zwie«-Sprache hält mit jemandem, und zwar jemand anderem als seinem Selbst. Aber ist es denn wirklich so wichtig, ob die »letzte Einsamkeit« eine bloße Schein-Einsamkeit ist oder nicht? Ist nicht vielmehr das einzig Wichtige, dass sie die »letzte Ehrlichkeit« hervorbringt? Und sollte es Gott geben, so bin ich sowieso davon überzeugt, dass er es nicht weiter übelnimmt, wenn ihn jemand mit seinem Selbst verwechselt.

Oskar Pfister Award Lecture 1985, *gehalten auf dem Annual Meeting der American Psychiatric Association in Dallas, Texas*

IN MEMORIAM 1938

Meine Damen und Herren, ich hoffe auf Ihr Verständnis, wenn ich Sie bitte, zu dieser Stunde des Gedenkens gemeinsam mit mir zu gedenken: meines Vaters – er ist im Lager Theresienstadt zugrunde gegangen; meines Bruders – er ist im Lager Auschwitz umgekommen; meiner Mutter – sie ist in der Gaskammer von Auschwitz ums Leben gekommen; und meiner ersten Frau – sie hat im Lager Bergen-Belsen ihr Leben lassen müssen. Und doch muss ich Sie darum bitten, von mir kein Wort des Hasses zu erwarten. Wen sollte ich auch hassen? Ich kenne ja nur die Opfer, aber nicht die Täter, zumindest kenne ich sie nicht persönlich – und ich lehne es ab, jemanden *kollektiv* schuldig zu sprechen. Eine Kollektivschuld gibt es nämlich nicht, und ich sage das nicht erst heute, sondern ich hab das vom ersten Tag an gesagt, an dem ich aus meinem letzten Konzentrationslager befreit wurde – und zu der Zeit hat man sich wahrlich nicht beliebt gemacht, wenn man es gewagt hat, öffentlich gegen die Kollektivschuld Stellung zu nehmen.

Schuld kann jedenfalls nur persönliche Schuld sein – die Schuld an etwas, das ich selbst getan habe – oder vielleicht zu tun unterlassen habe! Aber ich kann nicht schuld sein an etwas, das andere Leute getan haben, und seien es auch die Eltern oder die Großeltern. Und den Österreichern, die heute zwischen 0 und 50 Jahren alt sind, in diesem Sinne eine sozusagen »rückwirkende Kollektivschuld« einzureden, halte ich für ein Verbrechen und für einen Wahnsinn – oder, um es psychiatrisch zu formulieren, es *wäre* ein Verbrechen, würde es sich nicht um einen Fall von Wahnsinn handeln. Und um einen *Rückfall* in die sogenannte Sippenhaftung der Nazis! Und ich denke, gerade die Opfer ehemaliger kollektiver Verfolgung sollten die ersten sein, die mir da zustimmen. Es wäre denn, Sie legen Wert darauf, die jungen Leute den alten Nazis oder den Neonazis in die Arme zu treiben!

Ich komme zurück auf meine Befreiung aus dem Konzentrationslager: Ich bin dann mit dem ersten möglichen (wenn auch nur illegal möglichen) Transport auf einem LKW nach Wien zurückgekehrt. Inzwischen hat man mich 63-mal nach Amerika geholt; aber jedes Mal bin ich wieder nach Österreich zurückgekommen. Nicht weil mich die Österreicher so geliebt hätten; sondern umgekehrt, weil ich Österreich so geliebt habe, und bekanntlich beruht Liebe nicht immer auf Gegenseitigkeit. Nun, wann immer ich in Amerika bin, fragen mich die Amerikaner: »Warum sind Sie, Herr Frankl, nicht schon *vor* dem Krieg zu uns gekommen? Sie hätten sich doch viel ersparen können.« Und ich muss ihnen dann erklären, dass ich jahrelang auf ein Visum warten musste, und wie es dann endlich so weit war, da war es auch schon zu spät, denn ich hab es einfach nicht über mich gebracht, mitten im Krieg meine alten Eltern ihrem Schicksal zu überlassen. Und dann fragen mich die Amerikaner weiter: »Und warum sind Sie dann nicht wenigstens *nach* dem Krieg zu uns gekommen? Hatten Ihnen die Wiener zu wenig angetan, Ihnen und den Ihren?« – »Nun«, sag ich den Leuten, »in Wien gab es zum Beispiel eine katholische Baronin, die unter Lebensgefahr eine Kusine von mir als ›U-Boot‹ versteckt gehalten und ihr so das Leben gerettet hat. Und dann gab es in Wien einen sozialistischen Rechtsanwalt – der hat mir – ebenfalls sich selbst gefährdend –

Lebensmittel zugesteckt, wann immer er nur konnte.« Wissen Sie, wer das war? Der Bruno Pittermann, nachmaliger Vize-Kanzler von Österreich. »Nun«, frag ich die Amerikaner weiter, »warum hätte ich in eine solche Stadt, in der es solche Menschen gab, *nicht* zurückkehren sollen?«

Meine Damen und Herren, ich höre Sie sagen: »Das ist ja alles gut und schön; aber das waren ja nur die Ausnahmen – Ausnahmen von der Regel, und in der Regel waren die Leute doch nur Opportunisten – sie hätten Widerstand leisten müssen.« Meine Damen und Herren, Sie haben recht; aber bedenken Sie, Widerstand setzt doch Heroismus voraus, und Heroismus darf man meiner Ansicht nach nur von einem einzigen Menschen verlangen, und das ist – man selbst! Und wer da sagt, man hätte sich lieber einsperren lassen sollen, als dass man sich mit den Nazis arrangiert, der dürfte das eigentlich nur dann sagen, wenn er für seine eigene Person unter Beweis gestellt hat, dass *er es vorgezogen* hatte, sich ins Konzentrationslager stecken zu lassen, und siehe da: Diejenigen, die in den Konzentrationslagern *waren*, urteilen im Allgemeinen viel milder über die Opportunisten, milder als diejenigen, die sich währenddessen im Ausland aufhielten. Ganz zu schweigen von der jungen Generation – wie soll die sich vorstellen können, wie die Leute gebangt und gezittert haben um ihre Freiheit, ja um ihr Leben und nicht zuletzt um das Schicksal ihrer Familie, für die sie immerhin die Verantwortung getragen haben. *Nur umso mehr* müssen wir diejenigen bewundern, die es gewagt haben, sich der Widerstandsbewegung anzuschließen. (Ich gedenke da meines Freundes Hubert Gsur, der wegen Wehrmachtzersetzung zum Tod verurteilt und mit dem Fallbeil hingerichtet wurde.)

Der Nationalsozialismus hat den Rassenwahn aufgebracht. In Wirklichkeit gibt es aber nur zwei Menschenrassen, nämlich die

»Rasse« der anständigen Menschen und die »Rasse« der unanständigen Menschen. Und die »Rassen*trennung*« verläuft quer durch alle Nationen und innerhalb jeder einzelnen Nation quer durch alle Parteien. Sogar in den Konzentrationslagern ist man hie und da auf einen halbwegs anständigen Kerl unter den SS-Männern gestoßen – genauso wie auf den einen oder anderen Falotten und Halunken unter den Häftlingen. Ganz zu schweigen von den Capos. Dass die anständigen Menschen in der Minorität gewesen sind und voraussichtlich auch bleiben werden – damit müssen wir uns abfinden. Gefahr droht erst dann, wenn ein politisches System die Unanständigen, also die negative Auslese einer Nation, an die Oberfläche schwemmt. Dagegen ist aber keine Nation gefeit, und in diesem Sinne ist auch jede Nation grundsätzlich holocaustfähig! Dafür sprechen nicht zuletzt die aufsehenerregenden Ergebnisse wissenschaftlicher Forschungen auf dem Gebiete der Psychologie – Forschungen, die wir einem Amerikaner verdanken. Sie sind unter der Bezeichnung »Milgram-Experiment« in die Geschichte eingegangen.

Wollen wir nun aus alledem die politischen Konsequenzen ziehen, dann sollten wir davon ausgehen, dass es im Grunde nur zwei Stile von Politik gibt oder vielleicht besser gesagt nur zwei Typen von Politikern: die einen sind nämlich diejenigen, die da glauben, der Zweck heiligt die Mittel, und zwar *jedes* Mittel ... Während die anderen Politiker sehr wohl wissen, dass es auch Mittel gibt, die selbst den heiligsten Zweck zu entweihen vermöchten. Und es ist *dieser* Typus von Politikern, dem ich zutraue, trotz des Lärms um das Jahr 1988 die Stimme der Vernunft zu hören und die Forderung des Tages, um nicht zu sagen des Jahrestages, darin zu sehen, dass alle, die guten Willens sind, einander die Hände entgegenstrecken, hinweg über alle Gräber und hinweg über alle Gräben. Ich danke Ihnen für Ihre Aufmerksamkeit.

Öffentliche Rede, gehalten am 10. März 1988 vor 35.000 Zuhörern auf dem Wiener Rathausplatz im Rahmen einer Gedenkkundgebung anlässlich des Hitler-Einmarsches vor 50 Jahren

BEMERKUNGEN ZUR PATHOLOGIE DES ZEITGEISTES

In den Zwanzigerjahren dieses Jahrhunderts hat Oswald Spengler ein Buch verfasst, das dann ein Bestseller wurde. Der Titel lautete *Der Untergang des Abendlandes*. Diese seine Prophezeiung hat sich nicht erfüllt, sehr wohl aber eine andere, die er in den Dreißigerjahren veröffentlichte. Da meinte er, noch bevor dieses Jahrhundert zu Ende geht, werden Menschen von höherem intellektuellem Niveau sich nicht mehr wie heutzutage von Wissenschaft und Technologie faszinieren lassen, sondern sich dem Nachdenken widmen über die Frage nach dem Sinn des Lebens. Nun, die Prophezeiung hat sich zwar bewahrheitet, aber leider in einem durchaus negativen Sinne. Immer mehr bemächtigt sich sogar international gesehen ein Zweifel an der Sinnhaftigkeit des Daseins. So hat kürzlich eine empirische Forschung in den USA ergeben, dass 80 Prozent der College-Studenten unter einem ausgesprochenen Sinnlosigkeitsgefühl leiden. Nicht nur das, im Rahmen einer anderen Erhebung hat sich herausgestellt, dass pro Jahr mehr als eine halbe Million Teenager in den USA Selbstmord versuchen. Was aber ist Selbstmord anderes als ein Nein auf die Frage nach einem Lebenssinn?

Und wie sollten wir uns das alles erklären? Um es so kurz wie möglich zu formulieren: Die Industriegesellschaft versucht, alle menschlichen Bedürfnisse zu befriedigen; und die Konsumgesellschaft ist bemüht, darüber hinaus immer neue Bedürfnisse zu erzeugen, um dann hingehen zu können und sie zu befriedigen.

Aber *ein* Bedürfnis – und das ist vielleicht das allermenschlichste aller menschlichen Bedürfnisse – bleibt unbefriedigt, nämlich das Bedürfnis, im Leben – oder vielleicht besser gesagt in jeder einzelnen Lebenssituation, mit der wir konfrontiert sind – einen Sinn zu sehen und ihn womöglich auch zu erfüllen. Heute haben die Menschen im Allgemeinen genug, wovon sie leben können; aber sie finden nicht immer etwas, wofür zu leben es auch dafürstünde. Und ohne ein Wozu wird das Leben schal, muss das Leben sinnlos erscheinen. Es etabliert sich das, was ich als das existentielle Vakuum bezeichne. Und das ist nicht nur im Westen zu beobachten, sondern auch im Osten. Gerade erst bin ich aus Moskau zurückgekehrt, wo ich bereits vor einigen Jahren gewesen war – noch unter Breschnew – sodass ich die dortigen Zustände nicht nur mit denen im Westen vergleichen konnte, sondern auch mit denen der vergangenen Jahre. Mehr als sieben Jahrzehnte hindurch hatte man in der Sowjetunion die These von Marx »Religion ist Opium fürs Volk« hochgehalten. Inzwischen aber war dort der Marxismus selbst zur Religion geworden. Aber mit der Pleite der marxistischen Zwangsideologie galt es nicht mehr, ihr gegenüber zum Gehorsam zu erziehen, vielmehr hätte – ich möchte sagen – die Erziehung zum Gehorsam abgelöst werden müssen von einer *Erziehung zum Gewissen*. Aber die *Erziehung zum Gewissen* braucht ihre Zeit, und in der Zwischenzeit etabliert sich im Osten ein zusätzliches Vakuum, ein vertieftes Sinnlosigkeitsgefühl. Denn das Gewissen ist ja, wenn Sie so wollen, das in die menschliche Seele »eingebaute« Sinn-Organ, das die Funktion hat, der jeder einzelnen Situation innewohnenden, in ihr »schlummernden« Sinnmöglichkeit gewahr zu werden. Nun wissen wir Ärzte aus der Pathologie, dass es so etwas wie sogenannte Vakatwucherungen gibt, das heißt, dass dort, wo ein Organ atrophiert, wo also – sagen wir im alternden Herzen – die Muskelzellen zugrunde gehen, in die solcherart entstandenen Freiräume Fettgewebe hineinwuchert. Analog kommt es aber auch massenpsychologisch gesehen zu Vakatwucherungen ins existentielle Vakuum hinein, und es sind ebendiese Vakatwucherungen, die dann die »Pathologie des Zeitgeistes« ausmachen.

Als ich eines Tages in den USA einen Taxifahrer, um zu authentischen Informationen für einen bevorstehenden Vortrag von mir zu kommen, fragte, was er von der neuen Generation halte, fasste er seine Erfahrungen kurz und bündig zusammen und antwortete: »They kill themselves – they kill each other – and they take dope.« Mit diesen wenigen Worten hatte er tatsächlich zumindest die Auswüchse der die neue Generation beherrschenden Stimmung umrissen: depression – aggression – addiction. Will heißen: Suizidalität – Aggressivität – Drogenabhängigkeit. Was den Selbstmord anlangt, verstehe ich mich ein wenig auf dieses Thema. Zehn Jahre hindurch habe ich an der weltweit ersten, von Wilhelm Börner gegründeten »Lebensmüdenberatung« mitgearbeitet, und vier Jahre hindurch habe ich in der größten psychiatrischen Anstalt Österreichs den Pavillon für schwerst depressive Patientinnen, die nach Selbstmordversuchen eingeliefert worden waren, betreut. Während dieser Zeitspanne, habe ich einmal ausgerechnet, müssen an die 12000 »Fälle« durch meine Hände gegangen sein. Und immer wieder wurde ich vor die Frage gestellt, ob in einem gegebenen Falle die Patientin auch wieder entlassen werden könnte oder aber weiterhin als selbstmordgefährdet zu betrachten sei. Und die Entscheidung musste jeweils innerhalb weniger Minuten erfolgen. Da saß die Patientin nun vor mir, während ich in der Krankengeschichte blätterte und sie dann fragte: Sie wissen, Sie sind da, nachdem Sie sich das Leben nehmen wollten? »Stimmt.«

Und spielen Sie noch immer mit dem Gedanken, sich umzubringen? »Nein, nein.« Und dann presche ich vor und frage: *Warum* nicht? Im selben Augenblick geschieht Folgendes: Entweder die Patientin wagt nicht, mir in die Augen zu schauen, rückt verlegen auf dem Sessel herum und antwortet erst nach einer Pause: »Sie können mich ruhig entlassen, Herr Doktor.« Ein solcher Fall ist eminent selbstmordgefährdet. Es gibt anscheinend nichts, das den Patienten von einem neuerlichen Selbstmordversuch abzuhalten vermöchte, nichts, das gegen eine Wiederholung spräche. Anders im Falle eines Patienten, der auf meine Frage sofort reagiert, indem er darauf hinweist, dass er sich doch um seine Familie kümmern oder anderweitigen Verpflichtungen und Aufgaben nachkommen müsse oder aber dass es doch ich selbst gewesen sei, der ihm versichert hatte, er würde aus der depressiven Phase wieder als der Mensch hervorgehen, der er gewesen war. So einen Patienten hätte ich getrost entlassen; er wusste um ein »Warum *nicht*« Selbstmord begehen, er wußte um ein »Warum« weiterleben. Wie sagte doch Nietzsche einmal: »Wer ein Warum zu leben hat, erträgt fast jedes Wie.«

Als ich 1944 aus dem Lager Theresienstadt ins Lager Auschwitz transportiert wurde, war meine Überlebenserwartung – wie jüngst veröffentlichte Studien nachwiesen – bloß 1:29. Und ich musste das irgendwie gespürt haben. Und was lag näher, als so bald wie möglich »in den Draht zu rennen«, will heißen, auf die ortsübliche Art und Weise Selbstmord zu begehen, indem man die elektrisch geladene Stacheldrahtumzäunung des Lagers berührt? Da kam mir ein Gedanke: Wer in aller Welt kann mir garantieren, dass ich mit dem Leben *nicht* davonkomme? Das kann wohl niemand. Aber solange dem so ist, trage ich die Verantwortung dafür, so zu tun, als ob mein *Überleben* garantiert wäre. Und diese Verantwortung trage ich vor denen, die vielleicht auf meine Rückkehr warten und denen ich es schulde, dass ich alles daransetze, zu erfüllen, was sie erhoffen. Nur dass sich dann herausgestellt hat, dass – als ich nach Wien zurückkam – von meiner Familie niemand mehr da war, der auf mich gewartet hätte. Mein Vater war in Theresienstadt, mein Bruder in Auschwitz, meine erste Frau in Bergen-Belsen umgekommen und meine Mutter in der Gaskammer von Auschwitz.

Da kam mir aber zu Bewusstsein, dass – wenn schon nicht jemand, so doch – *etwas* auf mich wartete: In Auschwitz war ich um das druckreife Manuskript meines ersten Buches (*Ärztliche Seelsorge*) gekommen, nachdem ich gehofft hatte, wenigstens dieses »Geisteskind« würde mich überleben. Und das war es: Ein Warum zu überleben! Nun galt es, das Manuskript zu rekonstruieren. Und ich stürzte mich in die Arbeit. Es wurde meine Habilitationsschrift.

Diese persönlichen Reminiszenzen mögen illustrieren, was ich unter Selbst-Transzendenz verstehe: das fundamental-anthropologische Phänomen, dass Menschsein immer auch schon über sich selbst hinausweist auf etwas, das nicht wieder es selbst ist; auf etwas – oder auf jemanden; auf einen Sinn, den es zu erfüllen gilt, oder auf einen Menschen, dem man liebend ergeben ist; denn im Dienst an einer Sache oder in der Liebe zu einer Person wird der Mensch erst ganz Mensch und verwirklicht er sich selbst. So kann denn Selbstverwirklichung nicht auf direktem Wege erzielt werden, sondern nur auf einem Umweg. Es muss erst ein Grund da sein, als dessen Folge sie sich dann aber von selbst einstellt. Mit einem Wort, Selbstverwirklichung kann man nicht er-zielen – sie muss er-folgen. Sofern sie jedoch Folge von Sinnerfüllung ist, lässt sich auch verstehen, dass zu einer Zeit, zu der signifikante Segmente der Population in ihrem Leben keinen Sinn mehr sehen können, nicht mehr der »Umweg« eingeschlagen wird, vielmehr wird eine Wegabkürzung gesucht. Solche Menschen gleichen dem Bumerang: Im Gegensatz zur irrtümlichen Annahme, der Bumerang kehre auf jeden Fall zum Jäger zurück, tut er es nur, wenn er das Ziel nicht erreicht, die Beute nicht getroffen hat. Genau so sind gerade *die* Menschen so sehr um Selbstverwirklichung bemüht und bekümmert, die – auf der Suche nach Sinn frustriert – auf sich selbst zurückkommen, sich auf sich selbst zurückbeugen, sich selbst »reflektieren«, in diesem Sinne aber nicht nur Selbstbeobachtung forcieren, sondern auch Selbstverwirklichung forciert intendieren und, da ebendiese forcierte Intention ausgesprochen kontraproduktiv ist, letzten Endes scheitern müssen.

Apropos Selbstverwirklichung möchte ich auch zur sogenannten Selbsterfahrung Stellung nehmen, wie sie in der psychotherapeutischen Ausbildung obligat ist. Tatsächlich ist Ausbildung nicht die einzige Voraussetzung, um psychotherapeutische Arbeit leisten zu können: Neben der Ausbildung bedarf es erstens persönlicher Begabung – die muss man bereits mitbringen – und zweitens persönlicher Erfahrung – und die muss man sich erst aneignen. Was aber Selbsterfahrung anlangt, ist vor einer Hypertrophie zu warnen, soll die Selbsterfahrung nicht in ein Training zur Hyperreflexion ausarten. Aber auch ungeachtet dessen gibt es Grenzen der Selbsterfahrung, sogar apriorische. Ist doch das Selbst sich selbst gegenüber genau genommen – ich möchte sagen – betriebsblind. Und da hilft auch kein noch so forciertes »Begaffen eigener Gefühlszustände« (Heidegger). Denn es gilt das Wort von Goethe: »Wie lernt der Mensch sich kennen? Durch Betrachten niemals, sondern nur durch Tun. Tue deine Pflicht, und du wirst wissen, woran du bist. Was aber ist deine Pflicht? Die Forderung der Stunde«.

Im besonderen Hinblick auf die Psychotherapie in Gruppen wäre jedoch ein warnendes Wort insofern angebracht, als da zu bedenken ist, was Schiller einmal gesagt hat: »Spricht die Seele, so spricht, ach, schon die Seele nicht mehr.« Darüber hinaus breitet sich während der Sitzungen gerne ein mutueller Exhibitionismus aus. Sollte aber – umgekehrt – der eine oder der andere Teilnehmer gehemmt wirken, muss er sich seitens der anderen auf eine Art sadistischer Inquisition gefasst machen.

Wir kommen zum zweiten Aspekt der Pathologie des Zeitgeistes: der Drogenabhängigkeit. In dem Maße, in dem da die Therapie schwierig ist, – im gleichen Maße ist die Prophylaxe wichtig, und verhältnismäßig ist sie auch leicht. Wir brauchen nur davon auszugehen, dass die Drogenabhängigkeit im Grunde auf zweierlei zurückzuführen ist: auf Neugier und auf die sogenannte peer pressure, was so viel bedeutet wie den Druck, der von der Gruppe ausgeht. Als ich 1938 von meinem Chef – dem Direktor der Psychiatrischen Universitätsklinik Professor Otto Pötzl – beauftragt wurde, das damals aufgekommene Amphetamin (seinerzeit Benzedrin, dann Pervitin genannt) auf seine allfällige therapeutische Effizienz bei psychiatrischen Erkrankungen zu untersuchen,[1] hatte ich es schwer, der Versuchung zu widerstehen, eine Tablette einmal *selbst* einzunehmen; instinktiv muss ich die Gefahr, süchtig zu werden, geahnt haben, die zu dieser Zeit noch keineswegs bekannt war. Jedenfalls ist es verständlich, dass namentlich junge Individuen der Neugier erliegen, wie denn diese oder jene chemische Substanz sich auswirken mag. Und hinsichtlich peer pressure brauchen wir uns nur vorzustellen, wie gerne ein Schüler, der mit ansehen muss, wie seine Kameraden in der Pause in die eine Zeitlang vom Österreichischen Unterrichtsministerium in den Schulen installierten Raucherzimmer stürzen, nicht

»zurückstehen«, sondern bekunden möchte, dass er auch so »reif« ist, dass er zu den Rauchern gehört. Er ist stolz darauf! Und niemand hat ihn darauf aufmerksam gemacht, wie stolz er erst darauf hätte sein können, hätte er es nicht den Rauchern gleichgetan, sondern es zustande gebracht, ebendieser Versuchung zu widerstehen. Diesen »höheren« Stolz müssen auch die USA im Sinn gehabt haben, und sie haben es sich auch etwas kosten lassen, indem sie in allen Studentenzeitungen ein ganzseitiges Inserat in Auftrag gaben, auf dem eine Studentin zu sehen ist, die den Betrachter herausfordernd anblickt und – auf Englisch – höhnisch fragt: »Sie sind g'scheit genug, um über Viktor Frankls ›existential vacuum‹ zu diskutieren, – und Sie sind nicht imstande, das Rauchen aufzugeben?« Nicht ungeschickt, dieser Appell an den »höheren« Stolz – und sicherlich nicht ganz unwirksam geblieben.

1961 an der Harvard University: Der zum Präsidenten der American Psychological Association gewählte Professor Gordon W. Allport – er war es, der mir die Harvard-Professur angetragen hatte – fragte mich eines Tages: »Herr Frankl, wir haben da einen jungen Professor namens Timothy Leary, und die Frage ist, ob wir ihn entlassen sollen – er propagiert ein Halluzinogen – die Substanz heißt Lysergsäurediäthylamid (LSD); wären Sie für eine Entlassung?« Ich war dafür. »Ich bin Ihrer Meinung; aber die Majorität der Fakultät hat mich niedergestimmt, und zwar im Namen der akademischen Lehrfreiheit.« Dieses Abstimmungsergebnis hat die weltweite Drogenlawine losgetreten! Wieder einmal hatte sich erwiesen, wie recht ich hatte, wann immer ich meinen amerikanischen Freunden vor Augen hielt: »Freiheit – auch Lehrfreiheit ist nicht alles, ist nicht die ganze Story, ist nur die halbe Wahrheit, ist nur *eine* Seite der Medaille – ihre Rückseite ist: Verantwortung; denn Freiheit droht auszuarten, wofern sie nicht von Verantwortung kontrolliert wird.« Aus welchem Grund ich Ihnen ans Herz legen möchte, Ihre »Statue of Liberty« an der Ostküste zu ergänzen und an der Westküste eine »Statue of Responsibility« zu errichten.

Was schließlich den dritten Aspekt der Pathologie des Zeitgeistes anlangt, möchte ich auf eine Begebenheit verweisen, die sich kürzlich in Essen ereignete. Dort war es zu Gewaltakten gekommen, begangen von Jugendlichen. Auf die Frage, *warum* sie gewalttätig geworden waren, fragten sie einfach zurück: »Warum *nicht*?« Wieder gilt: Es war nichts da, das dagegen gesprochen hätte. Wo alles sinnlos ist, gibt es keine Gegenargumente gegen Gewalt.

Im ehemaligen Ostdeutschland gibt es eine Stadt, in der ein Krisentelephon existiert. Bis zur »Wende« war es von Leuten frequentiert worden, deren Majorität Fragen stellte, die mit Sex in Zusammenhang standen. Danach betrafen die Fragen – ich zitiere wörtlich – die Themen »Depression – Gewalt – Alkoholismus«. Diese Trias deckt sich, wie wir sehen, mit den besprochenen drei Aspekten »depression – aggression – addiction«. Darüber hinaus aber ist bemerkenswert, dass die betreffenden Autoren annehmen, dem von ihnen beobachteten dreiteiligen Krankheitsbild liege letzten Endes zugrunde, was sie als »Orientierungslosigkeit« bezeichnen. Was aber ist Orientierungslosigkeit anderes als Mangel an einem gültigen Menschenbild, an einer Anthropologie, innerhalb derer die humane Dimension Platz findet, die Dimension, innerhalb derer wieder die spezifisch humanen Phänomene angesiedelt sind, und sie ist – um den Titel meines Lieblingsbuches von Freud zu zitieren – eine Dimension »jenseits des Lustprinzips«.

Nachdem wir die Selbsttranszendenz menschlicher Existenz als fundamental-anthropologisches Phänomen ausgewiesen haben, ist ein diesbezügliches Defizit im Rahmen des psychoanalytischen Menschenbildes wohl am eklatantesten dort festzustellen, wo Freud seine Sexualtheorie darlegt: Wie jeder Trieb, so hat auch der Sexualtrieb ein »Triebziel« und ein »Triebobjekt«. Das Triebziel ist die Entladung der Spannung, und das Triebobjekt ist der Partner, an dem sie geschieht. Um das Ziel zu erreichen, würde jedoch Masturbation genügen und – wenn es nicht um mehr ginge als um ein Objekt, *irgendein* Objekt – würde Prostitution reichen. Mit alledem ist aber die humane Ebene noch nicht betreten; denn gemäß der zweiten Version des Kategorischen Imperativs von Kant darf ein Mensch nicht als bloßes Mittel zum Zweck gebraucht werden; aber auch dann, wenn der Partner in seiner *Menschlichkeit* erfasst wird, blieben der Promiskuität Tür und Tor geöffnet; denn erst dann, wenn jemand darüber hinaus auch der *Einmaligkeit und Einzigartigkeit* des Partners ansichtig wird, ist die Gewähr für die Ausschließlichkeit und Dauerhaftigkeit der Beziehung, also für Liebe und Treue gegeben; denn dieser Einmaligkeit und Einzigartigkeit (der »haecceitas« im Sinne von Duns Scotus) wird eben nur jemand ansichtig, der den Partner liebt.

Es ist bemerkenswert, dass – wenn wir rezenten empirischen Erhebungen glauben dürfen – die Majorität der jungen Generation von heute sich gerade mit einem solchen Verständnis von Sex als Ausdruck von Liebe identifiziert. Es gibt aber – neben dem »Jenseits des Lustprinzips« – auch ein Diesseits des Lustprinzips, und innerhalb seiner bewegt sich *der* Mensch, für den Sex nicht ein Ausdrucksmittel der Liebe ist, sondern ein Mittel zum Zweck des Lustgewinns. Lust wird zum Selbstzweck, und genau diese Verkehrung ihres ursprünglichen Stellenwerts, um nicht zu sagen diese »Per-version«, führt zum Scheitern; denn je mehr es einem um die Lust geht, umso mehr *ent*geht sie einem. Allgemeiner ausgedrückt: Je mehr man nach dem Glück *jagt*, umso mehr verjagt man es. Und dies ist der Punkt, von dem die meisten Fälle einer Störung von Potenz und Orgasmus ätiologisch ihren Ausgang nehmen. Lust lässt sich nicht zum Ziel machen, sie muss eine Folge bleiben, und als solche stellt sie sich automatisch ein, sobald ein *Grund* da ist, mit anderen Worten, auch Lust kann nicht er-zielt werden, sondern muss er-folgen. Auch Lust lässt sich sozusagen nur auf einem Umweg »gewinnen«, und jeder Versuch einer Abkürzung endet in einer Sackgasse.

Der Neurotiker neigt aber nicht nur zum bereits besprochenen »Begaffen eigener Gefühlszustände«, also einer forcierten Introspektion, sondern auch zu einer exzessiven Retrospektion. Alfred Adler tischte uns gerne einen seiner Lieblingswitze auf: Im Schlafraum einer Schutzhütte beginnt in der Nacht eine Frau zu jammern: »Gott, hab ich einen Durst ...« Endlich ermannt sich jemand und holt ihr aus der Küche ein Glas Wasser. Alles will weiterschlafen; aber auf einmal beginnt die Frau weiterzujammern: »Gott, hab ich einen Durst – *gehabt* ...« Auch der Neurotiker kehrt immer wieder in die Vergangenheit zurück, kommt immer wieder auf seine Kindheit, auf die Erziehung in seiner Kindheit zurück und auf den »Böse-Eltern-Komplex« (Elisabeth Lukas) zu sprechen, um anderen die Schuld an der Neurose zuzuweisen. Tatsächlich konnten ausgedehnte empirische Studien an der Columbia University und an der University of California unabhängig voneinander nachweisen, dass ungünstigen frühkindlichen Erfahrungen keineswegs jener schicksalhaft entscheidende Einfluss auf das spätere Leben zukommt, den man ihnen früher zugeschrieben hatte. Die Dissertation einer Studentin an der University of San Francisco ist mir in Erinnerung: Aus ihr geht hervor, dass auch eine tragisch verlaufende Kindheit sich keineswegs späterhin als deletär auswirken muss; vielmehr könne man trotz ihrer ein durchaus »glückliches«, »erfolgreiches« und »sinnvolles« Leben aufbauen. Ausführlich greift die Autorin auf konkretes autobiographisches Material von ehemaligen KZ-Insassen zurück; und sie weiß, wovon sie spricht – sie hatte einen Teil ihrer Kindheit in Auschwitz verbringen müssen. Darüber hinaus referiert sie durchaus parallele Forschungsergebnisse seitens zweier anderer Autoren.

Spiegeln sich nicht in den zitierten empirischen Befunden die Motivationstheorien der sogenannten »Drei Wiener Schulen der Psychotherapie« wider? Weist nicht »glücklich« aufs Lustprinzip hin – »erfolgreich« auf den Willen zur Macht und »sinnvoll« auf den Willen zum Sinn?

Bleiben wir beim Willen zum Sinn und fragen wir uns, ob es einen überzeugenderen Beweis für seine Existenz gibt als jenes Sinnlosigkeitsgefühl, von dem eingangs die Rede war – wie könnten Menschen unter diesem heute so weit verbreiteten Zustand *leiden*, wohnte ihnen nicht zutiefst ein *Sinnbedürfnis* inne? Wie steht es aber um den Sinn *selbst* – wo gibt es einen Beweis für seine Existenz? Ich frage Sie zurück: Wie könnte die Natur in die condition humaine jemals ein Sinnbedürfnis eingepflanzt haben, gäbe es nicht auch wirklich einen Sinn, besser gesagt, existierten nicht auch wirklich Sinnmöglichkeiten, die sozusagen darauf warten, von uns auch in Wirklichkeit umgesetzt zu werden – wobei Sie vielleicht bemerken, dass ich mich an das schöne Wort von Franz Werfel halte: Durst ist der Beweis für die Existenz von so etwas wie Wasser (*Der veruntreute Himmel*). Die Frage jedoch, was »der« Sinn des Lebens sei, käme in ihrer Naivität an die Frage heran: Was ist der beste Schachzug der Welt? Einen solchen kann es selbstverständlich nicht geben, da sich jeder Schachzug nach der Situation des Spiels und nicht zuletzt nach der Person des

Partners richten muss. Nicht anders steht es um den Sinn: Ohne in den »Universalien-Streit« unter den Scholastikern eingreifen zu wollen, möchte ich sagen, der Sinn ist nichts Universales, sondern jeweils ein Unikat, und dies macht seinen »Forderungscharakter« aus, die *Verbindlichkeit* des von ihm ausgehenden Appells, der die Einmaligkeit der jeweiligen Situation und die Einzigartigkeit der mit ihr konfrontierten Person zugrunde liegen. So einzigartig aber auch immer die jeweilige Situation sein mag – es gibt *keine* Situation, die *nicht* einen potentiellen Sinn in sich bergen würde, und sei es auch nur, dass er darin bestünde, Zeugnis abzulegen für die menschliche Fähigkeit, auch noch die tragische Trias »Leid – Schuld – Tod« in einen persönlichen Triumph zu konvertieren. In ebendiesem Sinne ist die Sinnhaftigkeit menschlichen Daseins sogar eine bedingungslose.

Meine Damen und Herren, so akut das Leiden am scheinbar sinnlosen Leben ist, so aktuell ist heute die Sinnfrage; aber beantwortbar wird sie eigentlich nur durch eine Art kopernikanische Wendung, nämlich durch eine Umkehrung der Fragestellung; denn letzten Endes sind wir selbst die Befragten, sind wir es, die da zu antworten haben, zu antworten auf die Fragen, die uns das Leben stellt. *Haben* wir aber einmal geantwortet, so haben wir es *ein für alle Mal* getan! Wir haben es hineingerettet in die Vergangenheit. Nichts kann rückgängig und ungeschehen gemacht werden. In der Vergangenheit ist nichts unwiederbringlich verloren, im Gegenteil, in ihr ist alles unverlierbar geborgen. Zugegeben: Für gewöhnlich sehen wir nur, wenn ich so sagen darf, die Stoppelfelder der Vergänglichkeit – und übersehen die vollen Scheunen der Vergangenheit, in denen wir längst die Ernte eingebracht haben: die Werke, die wir geschaffen, die Taten, die wir getan, die Lieben, die wir geliebt haben, und – nicht zuletzt – all die Leiden, die wir gelitten haben in Würde und mit Tapferkeit. Ich bedanke mich für Ihre Aufmerksamkeit.

Der Text erschien erstmals in der Festschrift 100 Jahre Universitätsklinik für Psychiatrie, Innsbruck. Tätigkeitsbericht 1989–1992, *herausgegeben von Hartmann Hinterhuber (Integrative Psychiatrie), Innsbruck 1993, S. 26–32.*

TEIL 2

GRUNDRISS DER EXISTENZANALYSE UND LOGOTHERAPIE

Die Logotherapie und die Existenzanalyse sind je eine Seite ein und derselben Theorie. Und zwar ist die Logotherapie eine psychotherapeutische Behandlungsmethode, während die Existenzanalyse eine anthropologische Forschungsrichtung darstellt. Als Forschungsrichtung ist sie offen, und zwar in zwei Dimensionen: Sie ist bereit zur Kooperation mit anderen Richtungen und zur Evolution ihrer selbst.

Was zunächst die *Logotherapie* anlangt, ist dieses Wort nicht von da herzuleiten, dass man im Rahmen dieser Behandlungsmethode etwa »dem Patienten mit der Logik kommt« – dies hieße die Logotherapie mit der Persuasionsmethode verwechseln; in Wirklichkeit stellt die Logotherapie in gewissem Sinne, nämlich zumindest hinsichtlich dessen, was innerhalb ihrer Methode als »paradoxe Intention« bezeichnet wird, das genaue Gegenteil der Persuasion dar. In »Logotherapie« meint »Logos« vielmehr zweierlei: einmal den Sinn – und zum anderen Mal das Geistige, und zwar in zumindest heuristischem Gegensatz zum bloß Seelischen.

Der Existenzanalyse zufolge gibt es nicht nur unbewusste Triebhaftigkeit, sondern auch unbewusste Geistigkeit; mit anderen Worten: Wir kennen und anerkennen nicht nur ein triebhaft Unbewusstes, sondern auch ein geistig Unbewusstes, und der Logos, den die therapeutische Ausgestaltung der Existenzanalyse, die Logotherapie, so sehr zum Woraufhin und Woher ihres Bemühens macht, wurzelt im Unbewussten. Daran lässt sich ermessen, wie wenig der Logos in unserem Sinne zu tun hat erstens mit der Ratio und zweitens mit dem Intellectus. Mit anderen Worten: wie wenig das Geistige in unserem Sinne identifiziert werden darf einerseits mit dem bloß Verstandesmäßigen und anderseits mit dem bloß Vernunftmäßigen.

Nun zur *Existenzanalyse*: In dieser Wortbildung bedeutet Existenz eine Seinsart, und zwar im Besonderen die Eigenart des Menschseins. Für diese besondere Art des Daseins hat die zeitgenössische Philosophie eben den Ausdruck Existenz reserviert – und wir haben in der Existenzanalyse bzw. der Logotherapie diesen Ausdruck für jenen Inhalt entlehnt.

Bei alledem ist Existenzanalyse eigentlich keine Analyse der Existenz;* denn eine Analyse der Existenz gibt es ebenso wenig, wie es eine Synthese der Existenz gibt. Vielmehr ist die Existenzanalyse Explikation der Existenz. Nur dass wir nicht übersehen, dass die Existenz, die Person, auch sich selbst expliziert: Sie expliziert sich, sie entfaltet sich, sie rollt sich auf, und zwar im ablaufenden Leben. Wie ein aufgerollter Teppich sein unverwechselbares Muster enthüllt, so lesen wir am Lebenslauf, am Werden, das Wesen der Person ab.

Aber Existenzanalyse meint nicht nur Explikation ontischer Existenz, sondern auch ontologische Explikation dessen, was Existenz ist. In diesem Sinne ist die Existenzanalyse der Versuch einer psychotherapeutischen Anthropologie, einer Anthropologie, die aller Psychotherapie vorgängig ist, nicht nur der Logotherapie; denn wenn wir F. W. Foerster glauben dürfen, so ist die Existenzanalyse »nicht nur eine Ergänzung der Psychotherapie, nein, deren unentbehrliche geistige Grundlage«.[1]

Die fünf Aspekte der Existenzanalyse und Logotherapie sind die folgenden:

1. Existenzanalyse als Explikation personaler Existenz
2. Existenzanalyse als Therapie kollektiver Neurosen
3. Existenzanalyse als ärztliche Seelsorge

* Siehe die korrekten Übersetzungen »Analisis existencial« (spanisch), »Analisi esistenziale« (italienisch) und »Existential analysis« (englisch)

4. Logotherapie als spezifische Therapie noogener Neurosen
5. Logotherapie als unspezifische Therapie

I. Existenzanalyse als Explikation personaler Existenz

Zwar gehen Logotherapie und Existenzanalyse von der klinischen Praxis aus; aber es lässt sich nicht vermeiden, dass sie in eine metaklinische Theorie einmünden, wie sie aller Psychotherapie implizit zugrunde liegt, und Theorie will heißen Schau, das heißt Schau eines Bildes vom Menschen. Solcherart schließt sich der Kreis nur umso mehr, als die klinische Praxis ohnehin immer schon weitestgehend bestimmt und beeinflusst ist von einem Menschenbild, das der Arzt an seinen Patienten heranträgt, wenn auch noch so wenig kontrolliert und bewusst.

Tatsächlich spielt sich jede Psychotherapie unter einem apriorischen Horizont ab. Immer schon liegt ihr eine anthropologische Konzeption zugrunde, mag sie der Psychotherapie noch so wenig bewusst sein.

Es gibt keine Psychotherapie ohne Menschenbild und Weltanschauung. Selbst Paul Schilder konzediert: »Psychoanalysis is a philosophy as well as a psychology. We have always a *Weltanschauung*, only some time we do not know it or do not want to know it.«[2] Wenn ein Psychoanalytiker vorgibt, sich aller Wertungen zu enthalten, dann bedeutet auch diese *ἐποχή* selber und ihrerseits ein Werturteil. Wir stehen nicht an, die Behauptung zu wagen: Eine Psychotherapie, die sich für wertfrei hält, ist in Wirklichkeit bloß wertblind.

Und sie ist dann wertblind, wenn sie geistlos ist; denn so wie es einstmals eine Psychologie ohne Seele gegeben hat, so gibt es auch jetzt noch eine Psychologie ohne Geist. Aber gerade die Psychotherapie muss sich vor diesem Skotom hüten, denn sie begibt sich sonst einer ihrer wichtigsten Waffen im Kampf um die seelische Gesundheit beziehungsweise Gesundung des Patienten.

Ja, es besteht die Gefahr, dass wir den Menschen korrumpieren, dass wir seinem Nihilismus in die Hände arbeiten und damit auch seine Neurose vertiefen, wenn wir ein Menschenbild an ihn herantragen, das nicht das Bild vom wahren Menschen darstellt, sondern eigentlich eine Karikatur: wenn wir aus dem Menschen einen Homunkulus machen! Der moderne Homunkulus wird nicht in alchimistischen Gewölben und Retorten erzeugt, sondern dort, wo wir den Menschen als Reflexautomaten oder Triebbündel hinstellen, als einen Spielball von Reaktionen und Instinkten, als ein Produkt von Trieben, Erbe und Umwelt. Mit einem Wort: wo wir aus biologischen Forschungsergebnissen biologistische Folgerungen ziehen, aus psychologischen psychologistische usw. Aus Biologie kann sehr leicht Biologismus werden – aber aus einer homunkulistischen Theorie kann nimmermehr eine humanistische Praxis resultieren.

Jede Psychotherapie basiert auf anthropologischen Prämissen – oder, wenn sie nicht bewusst sind, auf anthropologischen Implikationen. Dann ist es nur umso schlimmer: Sigmund Freud verdanken wir die Kenntnis der Gefahr, die seelischen Inhalten, aber auch, wie wir sagen dürfen, geistigen Haltungen anhaftet, solange sie unbewusst bleiben. So ist es denn das Anliegen der Existenzanalyse als anthropologischer Explikation personaler Existenz, *das unbewusste, implizite Menschenbild der Psychotherapie* bewusst zu machen, zu *explizieren*, zu entfalten, zu entwickeln, nicht anders, als wie ein Lichtbild entwickelt und so erst aus der Latenz geholt wird.

Die Existenzanalyse charakterisiert und qualifiziert die Essenz der Existenz in dem Sinne, dass *Existenz* eine Seinsart ist, und zwar das menschliche Sein, *das dem Menschen arteigene Sein*, dessen Eigenart darin besteht, dass es sich beim Menschen *nicht* um ein *faktisches, sondern* um ein *fakultatives* Sein handelt, nicht um ein Nun-einmal-so-und-nicht-anders-sein-Müssen, als welches der neurotische Mensch sein eigenes So-Sein missversteht, vielmehr um ein Immer-auch-anders-werden-Können.

Ex-sistieren heißt aus sich selbst heraus- und sich selbst gegenübertreten, wobei der Mensch aus der Ebene des Leiblich-Seelischen heraustritt und durch den Raum des Geistigen hindurch zu sich selbst kommt. Ex-sistenz geschieht im Geist. Und sich selbst gegenüber tritt der Mensch insofern, als er qua geistige Person sich selbst qua psychophysischem Organismus gegenübertritt.

Dieses Gegenübertreten kann nun in der ausgezeichneten Weise eines Entgegentretens erfolgen. Um es anhand einer klinischen Kasuistik zu demonstrieren: Der im Sinne einer endogenen Depression leidende Mensch kann qua geistige Person dieser Affektion des psychophysischen Organismus entgegentreten und sich so aus dem organismischen Krankheitsgeschehen heraushalten. Tatsächlich ha-

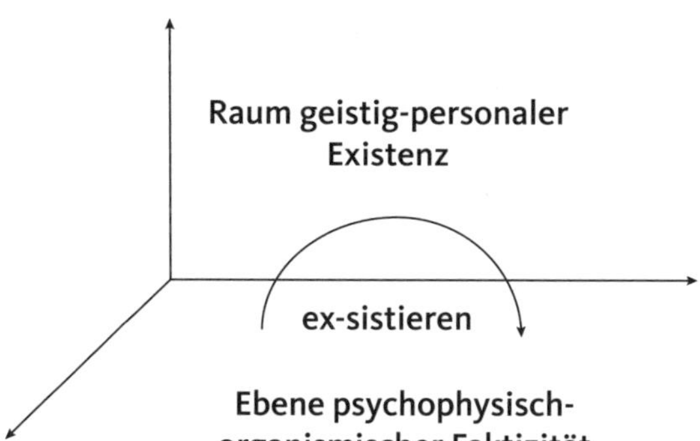

[Abb. 1]

ben wir es bei der endogenen Depression mit einer psychophysischen Affektion zu tun; denn Psychisches und Physisches sind bei ihr gleichgeschaltet, parallelgeschaltet Hand in Hand mit der psychischen Depression gehen somatische Anomalien der Menstruation, der Sekretion des Magensafts oder dergleichen mehr. Der Mensch ist melancholisch mit dem Magen, mit Haut und Haaren, mit Leib und Seele, aber eben nicht mit dem Geist. Vielmehr ist es der psychophysische Organismus allein, der affiziert wird, nicht jedoch die geistige Person, die ja als solche, als geistige, gar nicht affiziert zu werden vermöchte. Ob ceteris paribus der eine Mensch sich von seiner endogenen Depression distanziert, während sich der andere in diese Depression fallen lässt, liegt nicht an der endogenen Depression, sondern an der geistigen Person. Und zwar leistet dieses Geistige – mit anderen Worten: die Person – den gekennzeichneten existentiellen Aufschwung über sich selbst hinaus kraft dessen, was wir in der Existenzanalyse die *Trotzmacht des Geistes* nennen. Und so sehen wir, wie dem psychophysischen Parallelismus ein *psychonoetischer Antagonismus* gegenübersteht.

Nur dass die Logotherapie und die Existenzanalyse sich vor einem Klinizismus hüten und davor schützen müssen, missdeutet zu werden. *Gegenübertreten* heißt noch lange nicht *entgegentreten*. Selbst einer Psychose gegenüber muss die Auseinandersetzung der geistigen Person mit diesem organismischen Krankheitsgeschehen nicht immer im Sinne eines Entgegentretens vollzogen werden. Vielmehr läuft diese Auseinandersetzung nicht selten auf eine Aussöhnung hinaus.

Der psychonoetische Antagonismus ist, im Gegensatz zum obligaten psychophysischen Parallelismus, ein fakultativer. Demgemäß ist die Trotzmacht des Geistes eine bloße Möglichkeit, aber keine Notwendigkeit. Zu trotzen ist zwar immer möglich, aber der Mensch hat es nicht immer nötig. Der Mensch kann immer trotzen, aber er muss es nicht immer. Der Mensch muss von der Trotzmacht des Geistes keineswegs immer Gebrauch machen. Er braucht sie nicht immer zu bemühen. Seinen Trieben, seinem Erbe und seiner Umwelt braucht er einfach schon deshalb nicht immer zu trotzen, weil er sie braucht; denn mindestens ebenso oft wie trotz seiner Triebe, trotz seines Erbes und trotz seiner Umwelt behauptet sich der Mensch auch kraft seiner Triebe, dank seinem Erbe und dank seiner Umwelt.

Oben war vom Sich-Distanzieren des Menschen von sich selbst die Rede. Dieses Sich-Distanzieren von sich selbst qua psychophysischem Organismus konstituiert die geistige Person überhaupt erst als solche, als geistige, und dimensioniert in einem damit den Raum des Menschlichen als geistigen. Erst wenn sich der Mensch mit sich selbst auseinandersetzt, gliedern sich das Geistige und das Leiblich-Seelische aus. Nicht aber ist es so, als setzte sich der Mensch aus Leib, Seele und Geist zusammen. Die *anthropologische Einheit* des Menschen jedoch lässt sich trotz der *ontologischen Mannigfaltigkeit* des Leiblichen, Seelischen und Geistigen nur verstehen im Sinne einer *Dimensionalontologie*.

Dimensionalontologie

Projiziere ich ein Trinkglas in die Ebene des Tisches, auf dem es steht, so bildet es sich im Grundriss als Kreis ab, während es sich im Seitenriss als ein Rechteck abbilden würde. Nun sind diese Projektionen inkommensurabel. Trotzdem sind sie kompatibel, sobald sie eben als Projektionen aufgefasst werden. Wie uns nicht einfällt zu behaupten, ein Trinkglas setze sich zusammen aus einem Kreis und einem Rechteck, ebenso wenig setzt sich der Mensch zusammen aus Leib, Seele und Geist. Vielmehr handelt es sich beim Leiblichen, Seelischen und Geistigen um je eine Dimension des Menschseins.

Das Geistige aber ist nicht nur eine eigene Dimension, sondern auch die eigentliche Dimension des Menschseins. So sehr jedoch die geistige Dimension die eigentliche ausmacht, so wenig handelt es sich bei ihr um die einzige Dimension des Menschseins. Ist doch der Mensch eine leiblich-seelisch-geistige Einheit und Ganzheit.

Die Person ist ein Individuum: Die Person ist etwas Unteilbares – sie lässt sich nicht weiter unterteilen, nicht aufspalten, und zwar deshalb nicht, weil sie Einheit ist. Allein, die Person ist nicht nur in-dividuum, sondern auch in-summabile; das heißt, sie ist nicht nur unteilbar, sondern auch nicht verschmelzbar, und dies ist sie deswegen nicht, weil sie nicht nur Einheit, sondern auch Ganzheit ist.

Das Psychische und das Physische beziehungsweise das Somatische gehen im Menschen zwar eine innige Einheit ein; dies heißt aber noch keineswegs, dass Einheit mit Selbigkeit identisch ist, das heißt, dass das Psychische und das Somatische ein und dasselbe sind. Der Psychologismus lässt – über das Physische, das Physiologische oder Biologische und das Psychologische hinaus – keinen weiteren Seinsbereich gelten. Entgegen allem Gerede von der leiblich-seelischen Ganzheit des Menschen aber fängt sie, diese Ganzheit, genau dort überhaupt erst an, wo – über die leiblich-seelische Einheit hinaus – das Geistige als Drittes hinzutritt: Tertium datur! Auch eine noch so innige psychosomatische Einheit am Menschen macht noch nicht dessen Ganzheit aus; zu Letzterer gehört vielmehr das Noetische, das Geistige, insofern wesentlich hinzu, als der Mensch ein zwar nicht nur, aber im Wesen geistiges Wesen darstellt und die geistige Dimension für ihn insofern konstitutiv ist, als sie (zwar nicht die einzige, aber dafür) die eigentliche Dimension seiner Existenz repräsentiert, mag man nun dieses Geistige im Menschen phänomenologisch als seine Personalität oder anthropologisch als seine Existentialität umreißen.

Das Verhältnis der verschiedenen Seinsbereiche zueinander wurde vorwiegend entweder im Sinne eines Stufenbaus oder im Sinne einer Schichtstruktur gedeutet. Für erstere Auffassung stehe der Name N. Hartmann (der allerdings selber den Ausdruck »Schichten« gebraucht) – für die zweite der Name M. Scheler, der insofern in den Seinsaufbau das Individuationsprinzip eingeführt hat, als nach ihm im Menschen das Geistige individuiert ist, indem es zentriert ist um ein geistiges Aktzentrum, nämlich die Person des Menschen, als deren Kernschicht.

Der Lehre vom Stufenbau und derjenigen vom Schichtbau dürfte nun eine dimensionale Betrachtungsweise überlegen sein, die das Physiologische, das Psychologische und das Noologische eben als je eine Dimension des einheitlich-ganzheitlichen Menschseins auffasst.[3] Denn sosehr auch diese drei Momente grundsätzlich verschieden und darum ontologisch voneinander zu trennen sind, ebenso sehr gehören sie, was das Menschsein anbe-

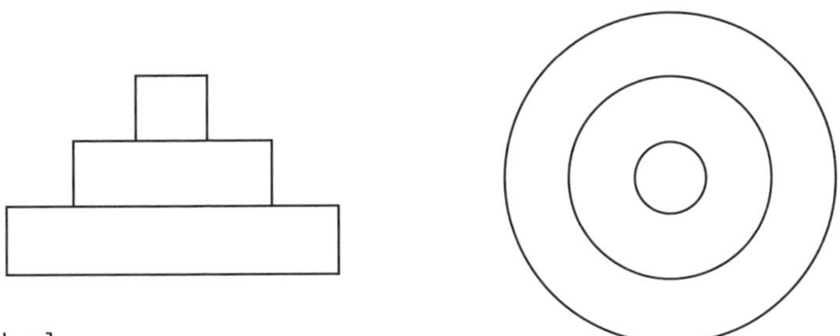

[Abb. 2]

langt, prinzipiell zueinander, sind sie also anthropologisch voneinander unablösbar.

Dem identischen Sein, das sich in den angegebenen drei Momenten artikuliert, können wir uns nur per analogiam nähern. Im Besonderen bedeutet unsere dimensionale Betrachtungsweise einen diesbezüglichen Annäherungsversuch more geometrico. Freilich: Es erscheint uns noch nicht ausgemacht, ob es sich hierbei auch wirklich nur um ein analogisches Vorgehen handelt, nämlich ein Vorgehen in Analogie zur Mathematik, und ob nicht vielleicht umgekehrt die mathematischen Dimensionen bloße Spezifikationen darstellen einer *schlechthinnigen Dimensionalität des Seins selbst*. Sodass wir eigentlich nicht nur die Welt ordine geometrico anschauen können, sondern sich auch umgekehrt die Mathematik more ontologico auffassen lassen muss.

Innerhalb dieses unseres dimensionalen Schemas ergibt sich nun aus der – sit venia verbo – Dreidimensionalität des Menschen, dass das eigentlich Menschliche erst aufscheinen kann, sobald wir uns in die Dimension des Geistigen hineinwagen. Als Mensch wird der Mensch erst sichtbar, wofern wir diese »dritte« Dimension in seine Betrachtung einbeziehen: erst dann werden wir des Menschen als solchen ansichtig. Während sich nämlich das vegetative Leben (Leben im Sinne von bloß Vitalem) des Menschen ohne Weiteres noch innerhalb der Dimension des Leiblichen erklären lässt und sein animalisches Leben zur Not noch innerhalb der Dimension des Seelischen, geht menschliches Dasein als solches, geht die personal geistige Existenz in dieser Zweidimensionalität nicht auf, geht sie in diese »Ebene« bloßer Psychosomatik nicht ein: In sie, in diese zweidimensionale Ebene, kann der Homo humanus vielmehr höchstens hineinprojiziert werden. Tatsächlich macht es ja das Wesen dessen aus, was wir Projektion nennen: dass jeweils eine Dimension geopfert – dass eben in die nächstniedrige Dimension projiziert wird.

Eine solche Projektion hat nun zwei Folgen: Sie führt 1. zur Mehrdeutigkeit und 2. zu Widersprüchen. Im Falle 1 ist der Grund dieser Folge der folgende Umstand: Verschiedenes bildet sich in ein und derselben Projektion gleichartig ab; im Falle 2 ist der Grund wieder in folgender Tatsache gegeben: Ein und dasselbe bildet sich in verschiedenen Projektionen auf verschiedene Weise ab.

Betrachten wir doch die linke Seite der Abbildung: Die dreidimensionalen Gebilde Zylinder, Kegel und Kugel bilden sich in der nächstniedrigeren, der zweiten Dimension, in der Ebene, im Grundriss, als ein und dieselbe Kreisfläche ab; der Kreis selbst ist mehrdeutig. Genauso wird aber auch der Mensch, wird irgendein menschliches Phänomen im selben Augenblick mehrdeutig, in dem ich es aus dem »Raum« des Menschlichen – der durch die Dimension des Geistigen allererst konstituiert wird – in die »Ebene« des bloß Leiblich-Seelischen hineinprojiziere: Nunmehr, angesichts solcher Mehrdeutigkeit, kann ich zum Beispiel keinen Unterschied mehr sehen zwischen der Vision einer Heiligen und der Halluzination einer Hysterikerin, und etwa im Falle Dosto-

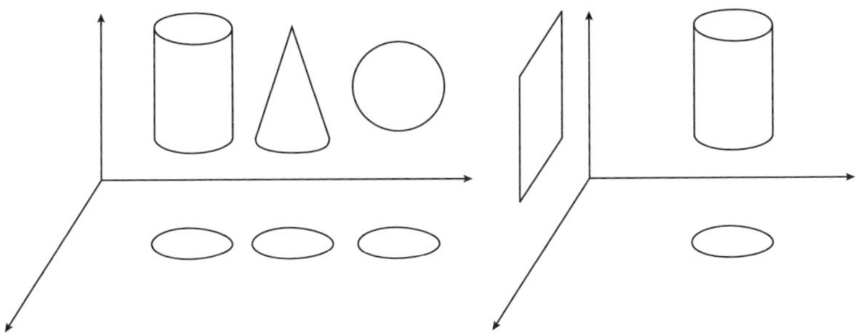

[Abb. 3]

jewski kann ich nimmermehr wissen, ob er nur Epileptiker ist oder aber auch mehr als dies. Denn im gleichen Augenblick, in dem diese Projektion vorgenommen wird, werden Heilige einerseits und Hysterikerinnen beziehungsweise Epileptiker anderseits auf eine Stufe gestellt – eben in eine Ebene projiziert; solange ich jedoch diese Ebene nicht irgendwie transzendiere, ebenso lange gibt es keine Differentialdiagnose »Wahnsinniger oder Prophet« – um diesen Buchtitel von A. v. Muralt hierherzusetzen – oder zwischen »Wahnsinn« und »Ahnsinn« – um an ein Wort von Richard Dehmel zu alludieren (»Nenn's nicht Wahnsinn, nenn's lieber Ahnsinn!«).

Aber nicht nur der Überschritt vom Leiblich-Seelischen zum Geistigen, von der psychophysischen Faktizität zur geistigen Existentialität des Menschseins bleibt dann ungewagt, sondern auch, ja erst recht, der Überstieg von der Existenz zur Transzendenz. Damit wird die Transzendenz der Welt auf eine Überwelt zu geopfert. So wie ein Erlebnis, aus dem Raum des Menschlichen in die Ebene des bloß Leiblich-Seelischen hineinprojiziert, mehrdeutig wird, ebenso wird nämlich auch ein Ereignis mehrdeutig, sofern es nicht in seiner *Transparenz in die Dimension des Überweltlichen hinein* betrachtet, sondern in den Welt-Raum hineinprojiziert, also stur und borniert in seiner bloßen Weltlichkeit gesehen wird.

Wenden wir uns nun der rechten Seite der Abbildung zu: Aus ihr ist ersichtlich, dass beispielsweise ein Zylinder, aus dem Raum in je eine Ebene projiziert, sich in der einen Dimension als Rechteck, in der anderen jedoch als Kreis abbildet. Aber Seelisches zum Beispiel lässt sich grundsätzlich nicht auf Leibliches zurückführen oder von ihm herleiten; vielmehr sind beide inkommensurabel. Eine Farbqualität zum Beispiel und die ihr »entsprechende« Wellenfrequenz sind nicht nur nicht identisch, sondern eben inkommensurabel; noch niemand hat eine Wellenfrequenz »sehen« können, geschweige denn, dass er an ihr eine Farbe wahrgenommen hätte. Auch ist die Wahrnehmung von etwas Rotem nicht ihrerseits rot gefärbt oder die Vorstellung von etwas Rundem nicht selber rund. Während aber diese ontologische Inkommensurabilität in jeder anderen Betrachtungsweise die anthropologische Konzeption vom Menschen als einer echten Einheit, ja mehr als dies, als einer Ganzheit, zu sprengen droht, bleibt sie im Rahmen unseres dimensionalen Menschenbildes nicht das letzte Wort.

Nunmehr verstehen wir auch, dass analog wie zwischen Leiblichem und Seelischem* auch der Widerspruch zwischen Notwendigkeit einerseits und Freiheit anderseits zwar die notwendige Folge einer Projektion darstellt, zugleich aber eine Auflösung dieses Widerspruchs möglich wird, und zwar eben durch unsere dimensionale Betrachtungsweise. Innerhalb des Physischen schließen sich Ursache, Wirkung und Rückwirkung zu einem in sich geschlossenen »Kausalring« zusammen, und in diesem Sinne wird man beispielsweise das Zentralnervensystem durchaus als ein »geschlossenes System« bezeichnen müssen. Wie aber kommt es dann, dass dieses scheinbar ganz und gar in sich geschlossene System gleichzeitig of-

* Analog wie zwischen Seelischem und Leiblichem ist das Verhältnis zwischen Morphe und Hyle, so zwar, dass Erstere der nächsthöheren Dimension als Letztere angehört. So ist es denn auch legitim, im Sinne des Hylemorphismus die Seele eine »forma corporis« zu nennen. Nur dass wir angesichts des analogen Verhältnisses zwischen Geistigem und Seelischem *innerhalb* der »Seele« als einer forma corporis zu unterscheiden hätten einerseits zwischen der »Geistseele« als einer, wie ich sagen möchte, forma formans und anderseits der »Leibseele« als einer, wenn ich so sagen darf, forma formata. Tatsächlich gestaltet der Mensch sich selbst, indem das Geistige in ihm, das heißt er selbst qua geistige Person, ihn selbst qua seelischen Charakter, das heißt, das Seelische in ihm, formt und insofern überhaupt erst schafft: »die Person ist schöpferisch« – »der Charakter ist etwas Geschaffenes« (V. E. Frankl: *Der unbedingte Mensch. Metaklinische Vorlesungen*. Wien 1949, S. 99).

fen ist und bereit, Seelisches und Geistiges in sich aufzunehmen, in sich einfließen zu lassen, sich beeinflussen zu lassen; um solcherart dem Organismus überhaupt erst seinen Dienst an der Person zu ermöglichen, der – gemäß seiner expressiven und instrumentalen Funktion – ein zweifacher ist? Nun, auch dieser Widerspruch: hie Geschlossenheit des neurophysiologischen Systems, da Offenheit gegenüber allem transphysiologisch Seienden – auch dieser Widerspruch erweist sich als scheinbar und aufhebbar, sobald wir das Menschsein dimensional betrachten. Denn wenn ich den Grundriss eines Trinkglases nehme, also dessen Projektion in die Tischebene, so zeigt sich dieser Grundriss ja ebenfalls als ein in sich geschlossener Kreis; dennoch ist das Trinkglas selber in der nächsthöheren, in der dritten Dimension, im Raum, ebenfalls »offen« und »bereit«, etwas in sich aufzunehmen; aber auch diese Offenheit trotz gleichzeitiger Geschlossenheit offenbart sich uns eben in jener Dimension, in der so etwas wie Trinkgläser überhaupt erst vorkommt ... Trinkgläser, die nun einmal dreidimensionale, räumliche Gebilde sind. Nicht anders der Mensch. Nur dass es heute leider noch nicht eine ebensolche Selbstverständlichkeit ist: dass zur Ganzheit des Menschen das Geistige mit dazugehört, ja, *dass die Dimension des Geistigen den Raum des Menschlichen überhaupt erst konstituiert.*

Bevor wir weitergehen, möchten wir hier auch noch anmerken, dass ein ähnliches Verhältnis wie zwischen Notwendigkeit und Freiheit (siehe oben) auch zwischen der existentiellen Freiheit des Menschen einerseits und anderseits einer höheren, nämlich der providentiellen Notwendigkeit bestehen mag: Auch der Widerspruch zwischen diesen beiden erweist sich bei dimensionaler Betrachtung als scheinbar, und was uns Menschen als freie Entscheidung erscheint – und im Raum des Menschlichen freie Entscheidung auch ist! –, wird trotz, ja geradezu in dieser seiner Freiheit wohl von Gott gewollt und vorgesehen sein. Schließlich ahnt auch das domestizierte Tier (sagen wir ein Ochse) – aus seiner »Umwelt« heraus – nicht, zu welchen »höheren« Zwecken seine Instinkte vom Menschen buchstäblich »eingespannt« und so in die Welt des Menschen, etwa des Bauern, eingebaut werden. Aber tierische Umwelt verhält sich zu menschlicher Welt eben nicht anders als Letztere zur Überwelt – ein Verhältnis analog dem des Goldenen Schnittes.

Bleiben wir aber beim Menschlichen und kehren wir zurück zur These, die wir vorhin aufgestellt haben: dass erst die Dimension des Geistigen den Raum des Menschlichen konstituiere – wir sagen ausdrücklich »erst«, aber nicht »nur«! Und dies deshalb, weil das Geistige zwar nicht eine, sondern *die* Dimension des Menschen bedeutet, keineswegs aber die einzige. Und wenn Paracelsus einmal sagte: »Nur die Höhe des Menschen ist der Mensch«, so möchten wir gerade dieses »nur« eben durch ein »erst« ersetzen und variierend sagen: Nicht »nur« in der Höhe, der Höhendimension, der Dimension des Geistes, »ist« der Mensch; sondern »erst« im Raum des Leiblich-Seelisch-Geistigen als dem Raum des Menschlichen scheint so etwas wie Menschsein allererst auf. Also nicht nur in der »dritten« Dimension, der des Geistigen, sondern erst in der Dreidimensionalität von Leib, Seele und Geist: Erst in dieser Drei-Einheit ist der Homo humanus daheim, ist seine Humanitas zu Hause. Die These des Paracelsus akzeptieren hieße demgegenüber ja wieder nur projizieren, also wieder alles nur linear betrachten und einem Monismus verfallen, wenn auch einem Monismus von oben, nämlich einem spiritualistischen Monismus, im Gegensatz zum materialistischen Monismus von unten.

Zwar ist das Geistige ontologisch eine *eigene* Seinsart und anthropologisch die *eigentliche* Seinsart des Menschen; doch gilt dies nur mit zwei Einschränkungen: Fürs Erste ist das Geistige keineswegs die einzige ontologische Region, welcher der Mensch angehört (dies zu behaupten hieße einem Spiritualismus verfallen); denn der Mensch – mag er auch noch so sehr ein geistiges Wesen, im Wesen geistig sein – ist eine leiblich-seelisch-geistige Einheit und Ganzheit. Darüber hinaus gilt, dass innerhalb des Geistes, noologisch, das Rationale und das Intellektuelle nicht einmal das Eigentliche am Menschsein darstellen; diesen Rang machen ihnen vielmehr das Emotionale und das Existentielle streitig. (Durch die Anerkennung dieser Rangordnung ist die Existenzanalyse vor den drei Gefahren, die einer Anthropologie drohen, sobald sie sich anschickt, das Geistige einzubeziehen in ihren Entwurf eines Menschenbildes, gefeit: vor dem Spiritualismus, dem Rationalismus und dem Intellektualismus.) Es soll nicht bestritten werden, dass wir der Projektionen nicht immer entraten können. Will ich beispielsweise einen Patienten neurologisch untersuchen, dann muss ich ja so tun, als ob der Mensch in der physiologischen Dimension allein beheimatet wäre; nur dass ich mir nicht einbilden darf, dass ich es dann noch mit dem Homo humanus zu tun habe. Für die Dauer der Untersuchung bin ich immerhin gezwungen, so zu tun, als ob der vor mir sitzende Kranke »ein Fall von …« wäre, mit einem Wort, als ob ich es mit einem adjektivischen »Kranken« zu tun hätte und nicht vielmehr mit einem durchaus substantivischen kranken »Menschen« – mit dem Homo patiens.

Ich muss also jeweils so tun, »als ob …«; denn die Patellarsehnenreflexe kann ich nun einmal nicht am volldimensionalen Wesen Mensch prüfen, sondern nur an einem Organismus, um nicht zu sagen an einem Zentralnervensystem – das eine bloße Projektion des Homo humanus darstellt.

Genauso mag es legitim sein, den Menschen aus dem ihm gemäßen noologischen Raum nicht wie im Falle der neurologischen Untersuchung in die physiologische, sondern in die psychologische Ebene zu projizieren, und es geschieht dies zum Beispiel im Rahmen psychodynamischer Forschung. Aber wenn es nicht in vollem Methodenbewusstsein geschieht, dann kann es mich sehr wohl auch irreführen. Vor allem hätte ich mir jeweils vor Augen zu halten, was ich hierbei alles herausfiltere; denn im Koordinatensystem einer einseitig und ausschließlich psychodynamischen Betrachtung kann ich ja von vornherein nichts weiter und nichts anderes vom Menschen zu sehen bekommen als ein Wesen, das da anscheinend nur getrieben wird beziehungsweise Triebe befriedigt. Das eigentlich Menschliche jedoch bildet sich in einem solchen Bezugssystem notwendigerweise nur verzerrt ab: Ja, gewisse humane Phänomene werden mir überhaupt entgehen. Denken wir doch nur an so etwas wie den Sinn und die Werte: Sie müssen mir aus dem Gesichtsfeld entschwinden, sobald ich nur Triebe und Triebkräfte gelten lasse, und zwar müssen sie es aus dem einfachen Grunde, weil Werte mich nicht treiben, sondern – ziehen! Und zwischen beidem besteht ein gewaltiger Unterschied, dessen Anerkennung wir uns nicht verschließen dürfen, wenn anders wir im Sinne einer phänomenologischen Analyse einen Zugang suchen zur totalen, unverkürzten Wirklichkeit des Menschseins.

Es gibt also notwendige Projektionen; ja, jede ontische Wissenschaft ist als solche – im Gegensatz zu allem ontologischen Wissen – angewiesen darauf, Projektionen vorzunehmen; angewiesen darauf, vom dimensionalen Charakter ihres Gegenstandes abzusehen – Dimensionen abzustreichen. Genau dies aber heißt nichts anderes als: das jeweilige Objekt projizieren. So ist denn *Wissenschaft obligates Rückgängigmachen der volldimensionalen Struktur der*

Wirklichkeit: Wissenschaft muss abblenden und ausklammern – muss fingieren und so tun, »als ob …«.

Aber sie soll auch wissen, was sie tut! Und sie soll niemandem vormachen wollen, dass nicht sie es sei, die da fingiert, sondern dass es der »gesunde Menschenverstand« sei – oder, wie wir lieber sagen möchten: das unmittelbare Selbstverständnis des Menschseins; für dieses Selbstverständnis des schlichten und einfachen Menschen sind nun Dinge wie Geist, Freiheit und Verantwortlichkeit nichts weniger als bloße »Fiktionen« – wie ihm der Naturalismus so gerne weismachen will, indem er sie biologistisch auf irgendwelche Hirnvorgänge reduziert oder gar mit ihnen identifiziert oder indem er sie psychologistisch deduziert. Aber der schlichte und einfache Mensch versteht nicht sich selbst als »psychischen Mechanismus«. Sondern der schlichte und einfache Mensch hat es immer schon verstanden, was für eine Bewandtnis es hat mit seiner Geistigkeit, Freiheit und Verantwortlichkeit – er hat es längst schon heraus, noch bevor er so etwas wie das Gehirn jemals zu Gesicht bekommen hat oder ihm jene Triebkonflikte jemals zu Ohren gekommen sind, aus denen der Geist unerfindlicherweise erst entstehen soll. Wir sehen: Es gibt nicht nur obligate Projektionen und notwendige Fiktionen der Wissenschaft – sondern auch unnötige. Psychologie muss eigentlich auch schon Noologie sein – ob man sie nun auch so nennen will oder nicht. Erst als solche vermag sie heranzukommen, ja auch nur in die Nähe zu kommen von so etwas wie »Person« – »Existenz« – »Geistiges« (je nachdem, ob wir uns an dieses Etwas phänomenologisch, anthropologisch oder ontologisch heranmachen).

Zu den Existentialien des Menschseins gehören: die *Geistigkeit*, die *Freiheit* und die *Verantwortlichkeit* des Menschen. Diese drei Existentialien charakterisieren nicht nur menschliches Dasein als solches, als menschliches, sie konstituieren es vielmehr. In diesem Sinne ist die Geistigkeit des Menschen nicht nur ein Charakteristikum, sondern ein Konstituens: Das Geistige ist nicht etwas, das den Menschen bloß kennzeichnet, nicht anders als etwa das Leibliche und das Seelische dies tun, die ja auch dem Tier eignen; sondern das Geistige ist etwas, das den Menschen auszeichnet, das nur ihm und erst ihm zukommt.

Ein Flugzeug hört selbstverständlich nicht auf, eines zu sein, auch wenn es sich nur auf dem Boden bewegt: Es kann, ja es muss sich immer wieder auf dem Boden bewegen! Aber dass es ein Flugzeug ist, beweist es erst, sobald es sich in die Lüfte erhebt – und analog beginnt der Mensch, sich als Mensch zu verhalten, nur wenn er aus der Ebene psychophysisch-organismischer Faktizität heraus – und sich selbst gegenübertreten kann –, ohne darum auch schon sich selbst entgegentreten zu müssen.

Dieses Können heißt eben existieren, und existieren meint: über sich selbst immer auch schon hinaus sein.

1. *Die Geistigkeit des Menschen*

Geistig Seiendes »ist bei« anderem Seienden. Nur dass dieses Bei-Sein nicht räumlich vorgestellt werden darf – und zwar deshalb nicht, weil es kein räumliches, sondern ein »wirkliches« Bei-Sein ist; aber diese »Wirklichkeit« ist eben keine ontische, sondern eine ontologische Wirklichkeit. Also nicht in ontischem Sinne ist Geist jemals »draußen«; sondern in ontologischem Sinne quasi-draußen ist er jeweils!

Nun, wir müssen nicht einmal gar so sehr beteuern, dass wir alles nur »im übertragenen Sinne« meinen; denn man könnte ohne

Weiteres auch umgekehrt sagen, das leibhaftige Bei-Sein (etwa das Beisammen-Sein zweier Menschen) sei ein Bei-Sein in eingeengtem Sinne, nämlich in einem auf das Räumliche eingeengten Sinne – oder, wenn man so will: in einem auf das Leibhaftige eingeschränkten Sinne! Denn der nicht-räumliche und nicht-leibliche, der nicht leibhaftige, sondern *seinsmäßige* Sinn ist der ursprünglichere.

Die alle Erkenntnistheorie kennzeichnende Frage ist bereits im Ansatz falsch gestellt! Denn zu fragen, wie das Subjekt an das Objekt herankönne, ist darum sinnlos, weil diese Frage ja schon das Resultat einer unzulässigen Verräumlichung und damit einer Ontisierung des wahren Sachverhalts darstellt; es ist müßig, zu fragen, wie das Subjekt aus sich »heraus« an das »außerhalb« seiner, »draußen« befindliche Objekt herankommen könne, einfach weil dieses Objekt in ontologischem Sinne überhaupt niemals »draußen« war. Ist diese Frage jedoch ontologisch gemeint und wird dann »draußen« nur »als-ob«-haft gesagt, so müsste unsere Antwort lauten: Das *sogenannte* Subjekt ist *sozusagen* draußen, beim *sogenannten* Objekt, immer schon gewesen!

Anders ausgedrückt: Jene klaffende Distanz, jenes Auseinanderbrechen und Auseinanderfallen von Subjekt und Objekt, das die Erkenntnistheorie durch ihre unrechtmäßige Verräumlichung aufkommen lässt, dürfen wir gar nicht mitmachen, gar nicht erst einführen; nur dann bekommen wir den Ansatz zu einer echten Ontologie der Erkenntnis in die Hand, nur dann *wird der Abgrund zwischen erkennendem geistigem Seienden einerseits und erkanntem anderem Seienden gar nicht erst aufgerissen.* Alle Distanz zwischen »außerhalb« und »innerhalb«, »draußen« und »drinnen«, alle Ferne und Nähe verdankt ja die ontisierende, die nicht-ontologische Erkenntnistheorie nur dem Räumlich-Nehmen eben dieser Ausdrücke.

Diese erkenntnistheoretische Position bedeutet so recht einen philosophischen »Sündenfall« – bedeutet recht eigentlich die »Frucht« vom »Baume der Erkenntnis«-Theorie. Denn kaum dass diese Spaltung einmal etabliert wurde, hilft auch schon nichts mehr darüber, über diesen »Abgrund« hinweg: dann gibt es kein Zurück! Sofern wir also versuchen wollen, dieser verhängnisvollen Subjekt-Objekt-Spaltung zu entgehen – müssen wir unbedingt bis vor diese Entzweiung des Daseins in Subjekt und Objekt zurücktreten.

Die Möglichkeit des geistig Seienden, »bei« anderem Seienden zu »sein«, ist ein ursprüngliches Vermögen, ist das Wesen geistigen Seins, geistiger Wirklichkeit – und, einmal anerkannt, erspart sie uns die althergebrachte erkenntnistheoretische Problematik von »Subjekt« und »Objekt«; sie befreit uns vom Onus probandi des Problems, wie das eine an das andere herankönne. Diese Entlastung müssen wir uns aber erkaufen, und zwar um den Verzicht auf weitere Fragen – und so denn auch auf die Frage, was dahinterstehe, hinter dieser letzten, äußersten Möglichkeit des Geistes, »bei« anderem Sein zu »sein«.

Tatsächlich vermag eine Ontologie der Erkenntnis nicht mehr aufzuweisen und auszusagen, als dass geistig Seiendes »irgendwie« bei anderem Seienden ist: Nur diese Dass-heit ist ontologisch zu erlangen – nicht aber die Was-heit, nicht das Wesen des Bei-Seins.

Seiendes ist dem es erkennenden geistig Seienden gegenüber niemals »draußen«, sondern immer einfach »da«. Nun: Eben erst in jener reflexiven Einstellung, die aller Psychologie eignet, zerbricht dieses einfache »Da«-Sein in ein Subjekt und in ein Objekt! Aber diese rückbezügliche Haltung ist als solche eben auch schon keine ontologische mehr, vielmehr eine ontische, eben die psychologische. Dann ist auch das geistig Seiende zu einem Ding unter

Dingen* geworden – und sein Bei-Sein zu einem innerweltlichen Verhältnis.

Was ist nun dieses Bei-Sein von geistig Seiendem letztlich? Es ist die Intentionalität dieses geistig Seienden! Intentional ist geistig Seiendes aber im Grunde seines Wesens, und so lässt sich denn sagen: Geistig Seiendes ist *geistig* Seiendes, ist Bewusst-Sein, ist »bei sich«, indem es »bei« anderem Seienden »ist« – indem es anderes Seiendes »bewusst hat«. So erfüllt sich geistiges Sein im Bei-Sein, und dieses Bei-Sein von geistigem Sein ist seine ureigenste Möglichkeit, sein eigentliches Urvermögen.

Geistig Seiendes vermag nicht nur »bei« anderem Seienden schlechthin zu »sein«, sondern es ist ihm auch möglich, im Besonderen »bei« ebenbürtig Seiendem zu »sein« – nämlich bei seinerseits geistigem, also ebensolchem Seienden. Dieses Bei-Sein von geistig Seiendem bei anderem geistig Seienden, dieses Bei-Sein zwischen je einem geistig Seienden, nennen wir nun Bei-einander-Sein. Und nun ergibt sich, dass erst und nur in solchem Bei-einander-Sein volles Bei-Sein möglich wird – also nur unter ebenbürtig Seiendem.

Nun ist aber auch dies nur möglich in jenem restlosen An-einander-hingegeben-Sein, das wir Liebe nennen.

Lässt doch die Liebe sich nachgerade definieren als: Du sagen können zu jemandem – und darüber hinaus auch Ja sagen können zu ihm; mit anderen Worten: einen Menschen in seinem Wesen, in seinem Sosein, in seiner Einmaligkeit und Einzigartigkeit erfassen, aber eben nicht nur in seinem Wesen und in seinem Sosein, sondern auch in seinem Wert, in seinem Seinsollen, und das heißt ja, ihn bejahen. Und so zeigt sich denn wieder einmal, dass es gar

* Vgl. Descartes' »res (!) cogitans«

nicht richtig ist, wenn man von der Liebe behauptet, sie mache blind – im Gegenteil, Liebe macht durchaus sehend; ja, sie macht geradezu seherisch; denn der Wert, den sie am andern sehen und aufleuchten lässt, ist ja noch keine Wirklichkeit, sondern eine bloße Möglichkeit; etwas, das noch gar nicht ist, sondern erst wird, werden kann und werden soll. Der Liebe eignet eine kognitive Funktion.

Sofern also Bei-einander-Sein das »Sein« der einen Person »bei« der andern als solcher ist, und das heißt so viel wie »bei« dieser andern Person in deren absoluter Andersheit (Andersheit gegenüber allen andern Personen), welche Andersheit solches Bei-Sein – und nur solches Bei-Sein – eben liebend erfasst, sofern dem so ist, lässt sich sagen, dass Liebe schlechterdings die personale Seinsweise darstelle.

Innerhalb menschlicher Geistigkeit gibt es nun auch so etwas wie unbewusste Geistigkeit. Allerdings muss hinzugefügt werden, dass wir unter unbewusster Geistigkeit eine solche verstehen, deren Unbewusstheit im Fortfall des reflexiven Selbstbewusstseins besteht – während das implizite Selbstverständnis* menschlichen Daseins gewahrt bleibt; denn ein solches Selbstverständnis kommt aller Existenz, allem Menschsein zu.

Unbewusste Geistigkeit ist die Quell- und Wurzelschicht aller bewussten. Mit anderen Worten: Wir kennen und anerkennen nicht nur ein triebhaft Unbewusstes, sondern auch ein geistig Unbewusstes, und in ihm sehen wir den tragenden Grund aller be-

* Das Selbstverständnis der Existenz ist ein irreduzibles Urphänomen. Denn Existenz kann sich selbst, kann aber nicht ihr eigenes Selbstverständnis verstehen. Dieses Verständnis, dieses potenzierte Selbstverständnis, müsste sich nämlich in einer höheren Dimension abspielen als der des ursprünglichen Selbstverständnisses.

wussten Geistigkeit. Das Ich ist nicht beherrscht vom Es; aber *der Geist ist getragen vom Unbewussten.*

Um das, was wir als das »geistig Unbewusste« hingestellt haben, des Näheren zu erläutern, wollen wir uns nunmehr, gleichsam als eines Modells, des Phänomens »Gewissen« bedienen.[4] Tatsächlich ist es nun auch so, dass das, was man Gewissen nennt, in eine unbewusste Tiefe hinabreicht, in einem unbewussten Grunde wurzelt: Gerade die großen, echten – existentiell echten – Entscheidungen im menschlichen Dasein erfolgen allemal durchaus unreflektiert und insofern auch unbewusst; an seinem Ursprung taucht das Gewissen ins Unbewusste ein.

In diesem Sinne ist das Gewissen auch irrational zu nennen; es ist alogisch – oder, noch besser: prälogisch. Denn genauso, wie es ein vorwissenschaftliches und ihm ontologisch noch vorgelagert ein prälogisches Seinsverständnis gibt, genauso gibt es auch ein prämoralisches Wertverständnis, das aller expliziten Moral wesentlich vorgängig ist – eben das Gewissen.

Fragen wir uns aber danach, aus welchem Grunde das Gewissen notwendig irrational wirksam ist, dann hätten wir folgenden Tatbestand zu bedenken: Dem Bewusstsein erschließt sich Seiendes – dem Gewissen jedoch erschließt sich nicht ein Seiendes, vielmehr ein noch *nicht* Seiendes: ein erst Sein*sollendes.* Dieses Sein-Sollende ist also nichts Wirkliches, es ist ein erst zu Verwirklichendes, es ist nichts Wirkliches, sondern bloß Mögliches (freilich nicht, ohne dass diese bloße Möglichkeit in einem höheren, eben im moralischen Sinne wiederum eine Notwendigkeit darstellte). Sofern aber das, was uns vom Gewissen erschlossen wird, ein erst zu Verwirklichendes ist, sofern es erst realisiert werden soll, erhebt sich sofort die Frage, wie anders es realisiert werden sollte als dadurch, dass es vorerst einmal geistig irgendwie antizipiert wird. Dieses Antizipieren, diese geistige Vorwegnahme, erfolgt nun in dem, was man Intuition nennt: die geistige Vorwegnahme geschieht in einem Akte der Schau.

So erweist sich das Gewissen als eine wesentlich intuitive Funktion: Um das zu Realisierende zu antizipieren, muss das Gewissen es zuvor intuieren; und in diesem Sinne ist das Gewissen, ist das Ethos tatsächlich irrational und nur nachträglich rationalisierbar. Kennen wir aber nicht ein Analogon – ist nicht auch der Eros ebenso irrational, ebenso intuitiv? Tatächlich intuiert auch die Liebe; auch sie erschaut nämlich ein noch nicht Seiendes; sie ist aber nicht, wie das Gewissen, ein erst »Sein-Sollendes«, sondern das noch nicht Seiende, das von der Liebe erschlossen wird, ist ein nur Sein-*Könnendes*. Die Liebe erschaut und erschließt nämlich Wertmöglichkeiten am geliebten Du. Auch sie nimmt also etwas vorweg, in ihrer geistigen Schau; das nämlich, was ein konkreter, eben der geliebte Mensch an noch unverwirklichten persönlichen Möglichkeiten in sich bergen mag.

Aber nicht allein darin, dass sowohl das Gewissen als auch die Liebe es gleicherweise mit bloßen Möglichkeiten, nicht aber mit Wirklichkeiten zu tun haben, gleichen sie einander; das ist es nicht allein, was von vornherein evident macht, dass beide gleicherweise nur auf intuitivem Wege vorgehen können. Vielmehr lässt sich auch noch ein zweiter Grund anführen für ihre notwendig, weil wesentlich, intuitive, irrationale und daher auch niemals restlos rationalisierbare Wirkungsweise: beide nämlich, sowohl das Gewissen als auch die Liebe, haben es mit absolut *individuellem* Sein zu tun.

Ist es doch gerade die Aufgabe des Gewissens, dem Menschen »das eine, was nottut«, zu erschließen. Dieses eine aber ist ein jeweils Einziges. Es geht also um etwas absolut Individuelles, um ein individuelles »Sein-Sollen« – das daher auch von keinem generellen Gesetz, von keinem allgemein formulierten »moralischen Gesetz« (etwa im Sinne des kantschen Imperativs) gefasst werden kann, sondern eben von einem »individuellen Gesetz« (Georg Simmel) vorgeschrieben wird; es ist überhaupt nicht rational erkennbar, sondern eben nur intuitiv erfassbar. Und diese intuitive Leistung besorgt eben das Gewissen.

Das Gewissen allein vermag das »ewige«, allgemein gefasste moralische Gesetz gleichsam abzustimmen auf die jeweilige konkrete Situation einer konkreten Person. Ein Leben aus dem Gewissen heraus ist nämlich immer ein absolut persönliches Leben auf eine absolut konkrete Situation hin – auf das hin, worauf es in je unserem einmaligen und einzigartigen Dasein ankommen mag: Das Gewissen begreift das konkrete »Da« meines persönlichen »Seins« immer schon ein.

Nun wollen wir zeigen, dass auch in dieser Beziehung, auch in Bezug auf die wesentlich individuelle Intention des Gewissens, die Liebe in einer gewissen Parallelität steht: Nicht nur das Ethos zielt auf eine ganz und gar individuelle Möglichkeit ab, sondern auch der Eros; denn so wie das Gewissen »das eine, was nottut«, erschließt – so erschließt die Liebe das Einzigartige, was möglich ist: die einzigartigen Möglichkeiten der jeweils geliebten Person. Ja, erst die Liebe, und nur sie, ist imstande, eine Person in ihrer Einzigartigkeit, als das absolute Individuum, das sie ist, zu erschauen.

Allein nicht nur das Ethische und das Erotische, nicht nur Gewissen und Liebe wurzeln in einer emotionalen und nicht rationalen, in einer intuitiven Tiefe des geistig Unbewussten: Auch ein Drittes, auch das Pathische, ist in einem gewissen Sinne hier beheimatet; insofern nämlich, als es, innerhalb des geistig Unbewussten, neben dem ethisch Unbewussten, dem moralischen Gewissen, sozusagen auch ein ästhetisches Unbewusstes gibt – das künstlerische Gewissen. Sowohl hinsichtlich künstlerischer Produktion[5] als auch Reproduktion ist der Künstler auf unbewusste Geistigkeit in diesem Sinne auch angewiesen. Der an sich irrationalen und daher auch nicht restlos rationalisierbaren Intuition des Gewissens entspricht beim Künstler die Inspiration, und auch sie ist in einer Sphäre unbewusster Geistigkeit verwurzelt. Aus ihr heraus schafft der Künstler, und damit sind und bleiben die Quellen, aus denen er schöpft, in einem bewusstseinsmäßig niemals restlos erhellbaren Dunkel. Es zeigt sich sogar immer wieder, dass zumindest die übermäßige Bewusstheit mit solcher Produktion »aus dem Unbewussten heraus« zu interferieren imstande ist; nicht selten wird die forcierte Selbstbeobachtung, der Wille zum bewussten »Machen« dessen, was sich wie von selbst in unbewusster Tiefe vollziehen müsste, zu einem Handicap des schaffenden Künstlers. Alle unnötige Reflexion kann da nur schaden.

Oben wurde nun angedeutet, dass, wann immer von unbewusster Geistigkeit die Rede ist, unter unbewusst nichts anderes verstanden werden soll als unreflektiert. Und doch ist mehr gemeint: Gemeint ist nämlich auch unreflektierbar. Ist die Geistigkeit des Menschen doch nicht nur schlechthin unbewusst, sondern auch obligat unbewusst:

Tatsächlich erweist sich der Geist gerade insofern zumindest durch sich selbst unreflektierbar, als er letzten Endes blind ist gegenüber jeder Selbstbeobachtung, die ihn in seinem Ursprung, an seiner Ursprungsstelle zu erfassen versucht. In meinem *Unbewussten Gott* habe ich in diesem Zusammenhang ein Gleichnis vorgebracht: Gerade an der Ursprungsstelle der Netzhaut, der Eintrittsstelle des Sehnervs in den Augapfel, befindet sich der sogenannte blinde Fleck ebendieser Netzhaut. Aber es bietet sich auch ein anderes Gleichnis an: Ein solcher, gegenüber aller Selbstbespiegelung blinder Fleck lässt sich nämlich auch erzeugen, und es geschieht dies, wann immer jemand versucht, sich selbst zu »augenspiegeln« – im gleichen Augenblick würde er auch schon sich selbst blenden. Übrigens gehört die Netzhaut genetisch gesehen dem Gehirn an, und siehe da, dieses Gehirn – das Organ aller Schmerzempfindung – ist selber und seinerseits nicht im geringsten schmerzempfindlich: eine Analogie mehr ...; denn analog ist die Person – nach Max Scheler das Zentrum geistiger Akte, demnach auch das Zentrum allen Bewusstseins – selber und ihrerseits nicht bewusstseinsfähig.

Mithilfe eines Teleskops lassen sich alle Planeten der Sonne beobachten – mit einer Ausnahme: Ausgenommen bleibt der Planet Erde selbst. Ähnlich ergeht es uns Menschen mit aller Erkenntnis: Alle Erkenntnis, sofern sie eine menschliche ist, ist an einen Standort gebunden. Wo jedoch der Standort ist, kann kein Gegenstand sein, und so kann denn auch das Subjekt nie in vollendeter Weise sein eigenes Objekt werden.

Aber nicht nur, dass eine vollendete Selbstreflexion nicht gekonnt wird: Sie wird auch nicht gesollt; denn es ist nicht Aufgabe des Geistes, sich selbst zu beobachten und sich selbst zu bespiegeln. Zum Wesen des Menschen gehören das Hingeordnet- und Ausgerichtetsein, sei es auf etwas, sei es auf jemanden, sei es auf ein Werk oder auf einen Menschen, auf eine Idee oder auf eine Person! Und nur in dem Maße, in dem wir solcherart intentional sind, sind wir existentiell, nur in dem Maße, in dem der Mensch geistig bei etwas oder bei jemandem ist, bei geistigem, aber auch bei ungeistigem anderem Seienden – nur im Maße solchen Beiseins ist der Mensch bei sich. Der Mensch ist nicht da, um sich selbst zu beobachten und sich selbst zu bespiegeln: sondern er ist da, um sich auszuliefern, sich preiszugeben, erkennend und liebend sich hinzugeben.

Die Person enthüllt sich in ihrer Biographie, sie erschließt sich, ihr Sosein, ihr unverwechselbares Wesen nur einer biographischen Explikation, während sie sich einer direkten Analyse verschließt. Die Biographie ist letzten Endes nichts anderes als die temporale Explikation der Person: In diesem Sinne kommt selbstverständlich jedem biographischen Datum, ja jedem lebensgeschichtlichen Detail, ein *biographischer Stellenwert* und eben damit auch ein *personaler Ausdruckswert* zu – aber nur bis zu einem gewissen Grade und nur innerhalb gewisser Grenzen. Diese Begrenztheit entspricht nämlich der Bedingtheit des Menschen, der nur fakultativ ein unbedingter ist, während er faktisch nur ein bedingter bleibt; denn mag er auch noch so sehr ein im Wesen geistiges Wesen sein – er bleibt ein endliches Wesen. Daraus ergibt sich auch schon, dass die geistige Person sich nicht unbedingt durchzusetzen vermag – durch die psychophysischen Schichten hindurch. Weder ist die geistige Person durch die psychophysischen Schichten hindurch immer sichtbar noch immer wirksam. Jedenfalls kann davon nicht die Rede sein, dass der psychophysische Organismus bzw. alles Krankheitsgeschehen an ihm repräsentativ sei für die geistige Person, die dahintersteht und sich seiner so oder so bedient: denn Letzteres vermag sie keinesfalls unter allen Bedingungen und unter allen Umständen. Da die geistige Person solcherart nicht unter allen Umständen durch den psychophysischen Organismus hindurch wirksam ist – aus ebendiesem Grunde ist sie auch nicht unter allen Umständen durch den psychophysischen Organismus hindurch sichtbar; ebendarum, weil dieses Medium träge ist – eben darum ist es auch trübe. Sofern der Organismus – nicht zuletzt im Krankheitsgeschehen – ein Spiegel ist, in dem sich die Person spiegelt, ist dieser Spiegel nicht fleckenlos. Mit anderen Worten: Nicht jeder Fleck an ihm ist der Person zurechenbar, die sich in ihm spiegelt. Keineswegs ist der Leib des Menschen ein getreues Spiegelbild seines Geistes – dies gälte von einem »verklärten« Leib; nur ein verklärter Leib wäre repräsentativ für die geistige Person; der Leib des »gefallenen« Menschen jedoch stellt einen zerbrochenen und darum verzerrenden Spiegel dar. Auf keinen Fall darf jede Insanitas corporis auch schon einer Mens insana zugerechnet beziehungsweise von einer Insanitas mentis abgeleitet werden. Nicht jede Krankheit ist noogen; wer es behauptet, ist Spiritualist beziehungsweise – was leibliches Kranksein anlangt – Noosomatiker. Solange wir uns dessen bewusst bleiben, dass der Mensch nicht alles, was er qua geistige Person will, bei sich selbst qua psychophysischem Organismus auch durchzusetzen vermag, werden wir – angesichts solcher Impotentia oboedientialis – uns davor hüten, alles Kranksein am Leibe einem Versagen im Geiste anzulasten. Gewiss hat jede Krankheit ihren »Sinn«; aber der wirkliche Sinn einer Krankheit liegt nicht im Dass des Krankseins, vielmehr im Wie des Leidens, und so muss denn dieser Sinn jeweils erst der Krankheit gegeben werden, und es geschieht dies, wann immer der leidende Mensch, der Homo patiens, im rechten, aufrechten Leiden echten Schicksals den möglichen Sinn schicksalhaft notwendigen Leidens erfüllt – in der Auseinandersetzung seiner selbst qua geistiger Person mit der Krankheit qua Affektion des psychophysischen Organismus. In der Auseinandersetzung mit dem Schicksal des Krankseins, in der Einstellung zu diesem seinem Schicksal, erfüllt der kranke Mensch einen – nein: den tiefsten Sinn, verwirklicht er einen –

nein: den höchsten Wert. Das Kranksein hat sowohl einen Sinn an sich als auch einen Sinn für mich; aber der Sinn an sich ist ein Übersinn, das heißt, er geht über alles menschliche Sinnverständnis hinaus. Erst recht liegt er *jenseits der Grenzen legitimer psychotherapeutischer Thematik.* Die Überschreitung dieser Grenzen rächt sich in Form einer Verlegenheit, in die der Arzt ebenso gebracht wird wie jener Mann, der seinem Kinde auf dessen Frage, inwiefern Gott die Liebe sei, die kasuistisch exemplifizierende Antwort gab: »Er hat dich doch von den Masern befreit« – um die Antwort schuldig bleiben zu müssen auf den Einwand seines Kindes: »Ja; aber erst hat er mir die Masern geschickt!«

Die Ohnmacht des menschlichen Geistes in einer Psychose besteht darin bzw. beschränkt sich darauf, dass dieser Geist sich und so denn auch seine Auseinandersetzung mit der Psychose nicht zum Ausdruck bringen kann, mag diese Auseinandersetzung nun in einer Auflehnung gegen die Krankheit oder in einer Aussöhnung mit der Krankheit bestehen. Diese Ausdrucksunmöglichkeit dürfen wir jedoch nicht verwechseln mit einer Unmöglichkeit der Auseinandersetzung selbst. Letztere bleibt möglich und wird immer wieder auch wirklich, kraft dessen, was wir die *Trotzmacht des Geistes* nennen. Gerade der Neuropsychiater ist ein Kenner der psychophysischen Bedingtheit der geistigen Person; aber gerade er wird auch Zeuge ihrer Trotzmacht.

Menschlicher Geist ist bedingt – nicht weniger, aber auch nicht mehr. Der Leib bewirkt ja nichts; er bedingt eben nur; aber diese Bedingtheit menschlichen Geistes besteht nicht zuletzt in der Gebundenheit menschlichen Geistes an seinen Leib – auch die sogenannten apersonalen Mechanismen (V. E. v. Gebsattel) liegen nicht im Geistigen, sondern im Psychophysikum –, in der Angewiesenheit menschlichen Geistes auf die Intaktheit der instrumentalen* und expressiven Funktion seines psychophysischen Organismus. Diese doppelte Funktion – auf der alle Handlungs- bzw. Ausdrucksfähigkeit der geistigen Person beruht! – ist störbar; deshalb ist aber noch lange nicht die geistige Person zerstörbar, und es wäre ein Trugschluss, zöge man aus der Unfähigkeit der geistigen Person, sich und ihre Auseinandersetzung mit der Psychose zum Ausdruck zu bringen, einen Schluss auf ihre Unfähigkeit, überhaupt sich mit der Psychose auseinanderzusetzen: Irgendwie, so oder so – mag diese Auseinandersetzung auch noch so diskret sein und vor unseren Blicken verborgen bleiben: Sie geschieht deshalb nicht weniger, und sei es auch nur, dass einer stumm sein Leiden trägt und duldet.

Im Allgemeinen aber bleibt es selbstverständlich nach wie vor dabei: dass ein funktionstüchtiger psychophysischer Organismus die Bedingung dafür ist, dass sich menschliche Geistigkeit entfalte. Nur dass darüber nicht vergessen werden dürfte, dass das Psychophysikum, sosehr es solche Geistigkeit bedingen mag, dennoch nichts bewirken, solche Geistigkeit nicht erzeugen kann: dass der Bios den Logos und dass die Physis oder das Soma die Psyche niemals schon bewirken, sondern immer nur bedingen.[6] Darüber hinaus sollte nicht übersehen werden, dass es jeweils der psychophysische Organismus allein ist, der da affiziert wird – etwa im Sinne psychotischer Erkrankung; denn die Person ist eine geistige und als solche jenseits von gesund und krank. Immerhin kann eine psychophysische Funktionsstörung bewirken, dass sich die hinter dem psychophysischen Organismus und irgendwie auch über ihm

* Der Geist instrumentiert das Psychophysikum; die geistige Person organisiert den psychophysischen Organismus – ja, sie macht ihn überhaupt erst zu »ihrem«, indem sie ihn zum Werkzeug macht, zum Organon, zum Instrumentum. (V. E. Frankl: *Der unbedingte Mensch. Metaklinische Vorlesungen.* Wien 1949, S. 53.

stehende geistige Person nicht zum Ausdruck bringen, nicht entäußern kann: Dies ist es – nicht mehr und nicht weniger als dies –, was die Psychose für die Person bedeutet.

Sobald und solange ich der geistigen Person nicht gewahr werden kann, deshalb, weil die Psychose sie eben verbarrikadiert und meinen Blicken entzieht – ebenso lange kann ich selbstverständlich auch nicht therapeutisch an sie heran, und ein Appell muss scheitern. Daraus ergibt sich, dass ein logotherapeutisches Vorgehen nur in klinisch leichten bis mittelschweren Fällen von Psychose in Betracht kommt.[7]

Die Logotherapie bei Psychosen (eine Logotherapie *der* Psychosen gibt es nämlich nicht) ist wesentlich Therapie am Gesundgebliebenen, eigentlich Behandlung der Einstellung des Gesundgebliebenen im Kranken gegenüber dem Krankgewordenen am Menschen; denn das Gesundgebliebene ist nicht erkrankungsfähig, und das Krankgewordene ist im Sinne einer Psychotherapie (nicht bloß der Logotherapie!) nicht behandlungsfähig (vielmehr nur einer Somatatherapie zugänglich).

Nun zeigt sich, dass das Schicksal, Psychose genannt, immer schon gestaltet ist; denn immer schon war die Person am Werk; immer schon war sie mit im Spiel; immer schon hat sie das Krankheitsgeschehen mitgestaltet; denn es widerfährt und geschieht einem Menschen: Ein Tier müsste sich fallen lassen in die krankhafte Affektivität – ein Tier müsste sich treiben lassen von der krankhaften Impulsivität; der Mensch allein kann – und soll – sich auseinandersetzen mit alledem. Und siehe da: Er hat sich immer schon auseinandergesetzt – ohne dass sich der betreffende Mensch auch nur im Geringsten etwa bewusste Rechenschaft darüber ablegen würde, was da vor sich geht. Mit einem Wort: Die Auseinandersetzung zwischen dem Menschlichen im Kranken und dem

Krankhaften am Menschen erfolgt nicht reflexiv; sie geschieht vielmehr implizit – die Auseinandersetzung ist eine durchaus stillschweigende.

Nur dass solche implizite Pathoplastik nicht verwechselt werden dürfte mit der gängigen Behauptung, der Wahn stelle die psychische Reaktion auf einen somatischen Prozess dar; denn unsererseits ist nicht die Rede von psychischen Reaktionen, sondern von geistigen Akten, und zwar solchen personaler Haltung und Einstellung zur Psychose.*

Das Personale an der Psychose aufzuzeigen und aufscheinen zu lassen ist das Anliegen der Existenzanalyse. Sie versucht, den Fall transparent zu machen auf den Menschen hin, das Krankheitsbild transzendieren zu lassen auf ein Menschenbild zu. Das Krankheitsbild ist nämlich ein bloßes Zerr- und Schattenbild des eigentlichen Menschen – dessen bloße Projektion in die klinische Ebene hinein, und zwar aus einer Dimension des Menschseins heraus, die wesentlich jenseits von Neurose und Psychose gelegen ist, und in diesen metaklinischen Raum hinein geht die Existenzanalyse auch den Phänomenen und Symptomen neurotischen und psychotischen Krankseins nach.

In diesem Raume nun entdeckt sie eine unversehrte und unversehrbare Menschlichkeit.

* Dass ein paranoid Erkrankter – wie in einem uns bekannten konkreten Falle – nicht aus seinem Eifersuchtswahn heraus sich hinreißen lässt zu einem Mord, sondern hingeht und seine plötzlich erkrankte Frau zu verwöhnen und zu verzärteln beginnt – dies ist eine geistige Umstellung, durchaus zurechenbar der in dieser Hinsicht durchaus zurechnungsfähigen – geistigen Person. In dieser Leistung: dass sozusagen aus dem Wahn keine Konsequenzen gezogen werden – bekundet sich nicht zuletzt die Trotzmacht des Geistes; im vorliegenden Falle bekundet sie sich einzig und allein darin und selbstverständlich nicht etwa in einer Einsicht in den Wahn als einen Wahn oder in die Eifersucht als eine Krankheit, in einer sogenannten Krankheitseinsicht.

Und wäre dem nicht so, dann stünde es nicht dafür, Psychiater zu sein; denn nicht für einen verdorbenen »psychischen Mechanismus«, nicht für einen ruinierten seelischen »Apparat« und nicht für eine zerbrochene Maschine stünde es dafür, Psychiater zu sein; sondern nur für das Menschliche im Kranken, das hinter alledem, und für das Geistige im Menschen, das über alledem steht.

Die Existenzanalyse dehnt ihre Analyse auf die Ganzheit des Menschen aus, die nicht nur eine psychophysisch-organismische, sondern auch eine geistig-personale ist. Und sie wäre insofern die eigentliche Tiefenpsychologie, als sie nicht nur bis ins triebhaft Unbewusste, sondern auch bis ins geistig Unbewusste hinabsteigt. Es wäre denn, dass wir das Geistige im Menschen, im Gegensatz zum Psychophysikum am Menschen, als die Höhendimension auffassen. Dann gäben wir zu, dass die Existenzanalyse das Gegenteil der sogenannten, sich so nennenden Tiefenpsychologie ist. Nur vergisst die Tiefenpsychologie dann, dass das Gegenteil von Tiefenpsychologie gar nicht eine Oberflächenpsychologie ist, sondern eine *Höhenpsychologie*; nur dass wir nicht so »hoch«mütig sind, dass wir diesen Ausdruck gebrauchen, mag er auch noch so sehr auf eine Psychologie gemünzt sein, deren ärztlich-praktische Anwendung über dem Somatischen und Psychischen am Menschen das Geistige im Menschen nicht vergisst, sondern Psychotherapie vom Geistigen her sein will und in diesem Sinne um die geistige Dimension, die »Höhen«-Dimension des Menschseins, weiß: Denn die Tiefenpsychologie in Ehren, aber »nur die Höhe des Menschen ist der Mensch« (Paracelsus).

Der heutige Mensch aber ist geistesüberdrüssig, und dieser *Geistesüberdruss* ist das Wesen des zeitgenössischen Nihilismus. Dem Geistesüberdruss hätte eine kollektive Psychotherapie entgegenzutreten. Zwar hat Freud einmal gesagt, dass die Menschheit gewusst habe, dass sie Geist hat, und er habe ihr zeigen müssen, dass sie Triebe hat. Aber heute scheint es doch wieder eher darauf anzukommen, dass man dem Menschen *Mut zum Geist* macht, dass man ihn daran erinnert, dass er Geist hat, dass er ein geistiges Wesen ist. Und die Psychotherapie, zumal angesichts der kollektiven Neurose, muss sich selbst daran erinnern!

2. Freiheit

Unser Selbstverständnis sagt uns: Wir sind frei. Dieses Selbstverständnis, die Selbstverständlichkeit dieses Urtatbestandes unserer Freiheit, kann jedoch sehr wohl abgeblendet werden. Abblenden muss beispielsweise die Psychologie in ihrer naturwissenschaftlichen Ausprägung: Sie kennt keine Freiheit, darf sie nicht kennen – ebenso wenig wie etwa die Physiologie so etwas wie Willensfreiheit anerkennen dürfte oder auch nur sehen könnte. Die Psychophysiologie hört diesseits der Freiheit des Willens auf – genauso, wie die Theologie jenseits der Willensfreiheit anfängt, dort nämlich, wo der menschlichen Freiheit eine göttliche Vorsehung übergeordnet ist. Der Naturwissenschaftler kann als solcher immer nur Determinist sein. Aber wer ist schon »nur« Naturwissenschaftler? Auch der Naturwissenschaftler ist, über alle wissenschaftlichen Einstellungen hinaus, ein Mensch – ein voller und ganzer Mensch. Aber auch der Gegenstand, dem er sich wissenschaftlich nähert: Auch der Mensch ist mehr, als die Naturwissenschaft an ihm zu sehen vermag. Die Naturwissenschaft sieht nur den psychophysischen Organismus, aber nicht die geistige Person. Daher vermag sie auch nicht jener geistigen Autonomie des Menschen ansichtig zu werden, die ihm trotz psychophysischer Dependenz eignet. Von der »Autonomie trotz Dependenz« (N. Hartmann) sieht die Naturwissenschaft, auch die naturwissenschaftliche Psychologie, nur das Moment der Dependenz: anstelle der *Autonomie der geistigen Existenz* sieht sie die *Automatie eines seelischen Apparats*. Sie sieht nur die Notwendigkeiten.

Aber der Mensch als solcher ist immer schon jenseits der Notwendigkeiten – wenn auch diesseits der Möglichkeiten. Der Mensch ist wesentlich ein Wesen, das die Notwendigkeiten transzendiert. Er »ist« zwar nur in Bezug auf die Notwendigkeiten, aber in einem freien Bezug auf sie.

Notwendigkeit und Freiheit stehen nun keineswegs auf einer Ebene. In jener Schicht, in der sich die Dependenz des Menschen findet, wird sich niemals seine Autonomie feststellen lassen. Sofern wir das Problem der Willensfreiheit angehen, dürfen wir es daher niemals auf eine Kontamination der Seinsschichten ankommen lassen. Wo es aber keine Kontamination der Seinsschichten gibt, dort gibt es auch keinen Kompromiss der Sichtweisen. So ist denn auch kein Kompromiss denkbar zwischen Determinismus und Indeterminismus. Notwendigkeit und Freiheit stehen nicht auf einer Ebene, vielmehr überhöht und überbaut die Freiheit alle Notwendigkeit. Die Kausalketten bleiben demnach durchaus und durchwegs geschlossen. Nur dass sie in einer höheren Dimension zugleich offen sind, offen für eine höhere »Kausalität« (siehe oben: S. 237 f.). Immer ist das Sein, trotz aller Kausalität im engeren Wortsinn, ja gerade in seiner Kausalität, ein offenes Gefäß, bereitgestellt für die Aufnahme von Sinnhaftem. Ins bedingende Sein greift ein bewirkender Sinn ein.

Was nun die Freiheit anlangt, so ist sie eine Freiheit gegenüber dreierlei, und zwar

1. gegenüber den Trieben,
2. gegenüber dem Erbe,
3. gegenüber der Umwelt.

Ad 1. Der Mensch hat Triebe – aber die Triebe haben nicht ihn. Er macht etwas aus den Trieben – aber die Triebe machen ihn nicht aus. Wir verneinen also nicht die Triebe an sich; aber ich kann doch nicht etwas bejahen, ohne dass mir zuvor die Freiheit gegeben wäre, es auch zu verneinen.

Das Bejahen von Trieben steht also zur Freiheit nicht nur nicht im Widerspruch, sondern hat die Freiheit zum Nein-Sagen sogar zur Voraussetzung. Freiheit ist eben wesentlich Freiheit gegenüber etwas: »Freiheit von« etwas – und »Freiheit zu« etwas (denn auch sofern ich mich nicht von Trieben, sondern von Werten bestimmen lasse, ist es so, dass ich die Freiheit habe, auch zu den ethischen Forderungen Nein zu sagen: Ich lasse mich eben nur bestimmen).

Die psychologische Wirklichkeit ergibt nun, dass »Triebe an sich« beim Menschen niemals zum Vorschein kommen. Immer sind die Triebe schon bejaht oder verneint; immer sind sie irgendwie – so oder so – schon gestaltet. Alle Triebhaftigkeit ist beim Menschen immer bereits von einer geistigen Stellungnahme überformt – sodass dieses Geprägtsein vom Geistigen her der menschlichen Triebhaftigkeit immer schon geradezu als geistiges Apriori anhaftet. Die Triebe sind immer schon von der Person her gesteuert, durchtönt und durchklungen: Triebe sind immer schon personiert.[8]

Denn von seiner Geistigkeit her sind die Triebe des Menschen – im Gegensatz zu denen des Tieres – immer schon durchherrscht und durchwaltet, in diese Geistigkeit ist die Triebhaftigkeit des Menschen immer schon eingebettet, so zwar, dass nicht nur dann, wenn Triebe gehemmt, sondern auch dort, wo sie enthemmt werden, der Geist immer schon am Werk gewesen ist, immer schon dareingeredet hat – oder aber dareingeschwiegen.

Der Mensch ist ein Wesen, das zu den Trieben immer auch Nein sagen kann und keineswegs zu ihnen immer Ja und Amen sagen muss. Sofern er Triebe bejaht, geschieht dies immer erst auf dem Wege einer Identifizierung mit ihnen. All dies ist es ja, was ihn aus der Tierreihe ausnimmt. Während sich der Mensch mit den Trieben jeweils erst identifizieren muss (sofern er sie überhaupt bejaht), ist das Tier mit seinen Trieben identisch. Der Mensch hat Triebe – das Tier »ist« seine Triebe. Was der Mensch demgegenüber »ist«, ist seine Freiheit – insofern nämlich, als sie ihm a priori und unverlierbar eignet: etwas, das ich bloß »habe«, könnte ich ja auch verlieren.

Beim Menschen gibt es keine Triebe ohne Freiheit und keine Freiheit ohne Triebe. Vielmehr hat, wie sich uns bereits gezeigt hat, alle Triebhaftigkeit immer auch schon gleichsam eine Zone der Freiheit passiert, bevor sie jemals manifest wird, und auf der andern Seite bedarf menschliche Freiheit der Triebhaftigkeit sozusagen als des Bodens, auf dem sie stehen muss – freilich zugleich auch eines Bodens, über den sie sich erheben, von dem sie sich abschnellen kann. Immerhin: Triebe und Freiheit stehen zueinander in einem korrelativen Verhältnis.

Dieses korrelative Verhältnis aber ist ein wesentlich anderes als etwa das zwischen Psyche und Physis. Im Gegensatz zum obligaten psychophysischen Parallelismus gibt es ja etwas, was wir bezeichnen als den fakultativen *noo-psychischen Antagonismus*.

Ad 2. Was nun das Erbe anlangt, so hat gerade die ernste Vererbungsforschung gezeigt, wie sehr der Mensch auch seiner Anlage gegenüber letzten Endes Freiheit besitzt. Im Besonderen konnte die Zwillingsforschung zeigen, welch verschiedenes Leben aufgrund einer identischen Anlage aufgebaut werden kann. Ich erinnere bloß an jenes eineiige Zwillingspaar von Lange, dessen einer Partner ein raffinierter Krimineller war, während sein Zwillingsbruder ein – ebenso raffinierter – Kriminalist wurde. Die angeborene Charaktereigenschaft »Raffinement« war bei beiden identisch, aber an sich wertneutral, das heißt, weder ein Laster noch eine Tugend. Und wir sehen, wie recht Goethe hatte, wenn er einmal sagte, es gebe keine Tugend, aus der nicht ein Fehler werden könnte, und keinen Fehler, aus dem man nicht eine Tugend machen könnte. Wir selbst sind im Besitze des Briefes einer im Ausland lebenden Psychologin, die uns schrieb, sie stimme in ihren Charaktereigenschaften bis ins Detail mit ihrer Zwillingsschwester überein: Sie lieben dieselben Kleider, dieselben Komponisten und dieselben – Männer. Nur ein einziger Unterschied besteht zwischen beiden: Die eine Schwester ist lebenstüchtig und die andere neurotisch.*

Ad 3. Was nun schließlich die Umwelt anlangt, so zeigt sich wiederum, dass auch sie nicht den Menschen ausmacht, dass vielmehr alles darauf ankommt, was der Mensch aus ihr macht, wie er sich zu ihr einstellt. Robert J. Lifton schreibt im *American Journal of Psychiatry* von den amerikanischen Soldaten, die sich in nordkoreanischer Kriegsgefangenschaft befunden hatten: »Es gab genug Beispiele unter ihnen sowohl von extrem altruistischem Verhalten als auch der primitivsten Formen des Kampfes ums Überleben.«[9]

Der Mensch ist also *nichts weniger als ein Produkt von Vererbung*

* Kalimann fand unter 2500 Zwillingspaaren elf (acht zweieiige und drei eineiige), in welchen sich der eine Partner vor durchschnittlich 17 Jahren suizidiert hatte. In keinem Fall begingen beide Partner Selbstmord. Daraus und anhand der diesbezüglichen Literatur schließt der Verfasser, dass Suizid beider Zwillingspartner selbst bei denjenigen nicht vorkommt, die im gleichen Milieu aufgewachsen sind und ähnliche Charaktere und Psychosen aufweisen.

und Umgebung. Tertium datur: die Entscheidung – *letztlich entscheidet der Mensch über sich selbst!*

Versuchen wir nun die wichtigsten der überhaupt möglichen Dimensionen des Menschseins zu umreißen. Eine dieser Dimensionen wäre das, was man als die *vitale Anlage* bezeichnen könnte; mit ihr befasst sich sowohl die Biologie als auch die Psychologie. Zum andern wäre zu nennen die jeweilige *soziale Lage* eines Menschen; sie ist das Thema seiner soziologischen Betrachtung. Beide, die vitale Anlage sowohl als auch die soziale Lage, machen die *naturale Stellung* des Menschen aus. Diese Stellung ist allemal feststellbar, fixierbar, durch die drei Wissenschaften der Biologie, Psychologie und Soziologie. Nur dass wir nicht übersehen dürfen, dass eigentliches Menschsein dort überhaupt erst beginnt, wo alle Feststeilbarkeit und Fixierbarkeit, wo jede eindeutige und endgültige Bestimmbarkeit aufhört; was dort anfängt, was dann erst hinzukommt, zur naturalen Stellung eines Menschen noch hinzutritt, das ist seine *personale Einstellung*, seine persönliche Stellungnahme zu alledem, zu jeglicher Anlage und jedweder Situation. Diese Einstellung kann nun eo ipso nicht mehr Sujet einer der angegebenen Wissenschaften sein; sie entzieht sich jedem derartigen Zugriff. Sie geschieht vielmehr in einer Dimension für sich. Zudem ist sie, ist diese Einstellung eine wesentlich freie; sie ist letztlich Entscheidung. Und wenn wir dieses Koordinatensystem um die letzte mögliche Dimension erweitern, so gälte sie dem, was aufgrund der Freiheit personaler Einstellung allezeit möglich ist: der existentiellen Umstellung.

Für sich betrachtet, bestehen alle Aussagen über den Menschen, in jeder einzelnen seiner Dimensionen, durchaus zu Recht. Nur muss man sich der bedingten Gültigkeit, nämlich des dimensionalen Charakters solcher Aussagen, immer bewusst bleiben.

Die vitale Bedingtheit des Menschen haben der Biologismus und der Psychologismus im Auge – seine soziale Bedingtheit der Soziologismus. Nun: Der Soziologismus sieht eben *nur* diese soziale Bedingtheit, sieht alles Menschliche eingekreist und eingesponnen von dieser Bedingtheit – dermaßen, dass hinter ihr das eigentlich Menschliche schießlich vollends seinen Blicken entschwindet.

Sozial bedingt ist unter anderem auch die Erkenntnis, das Erfassen von etwas: Aber sozial bedingt sind, wie sich bei eingehender Betrachtung alsbald herausstellt, lediglich der Erfassende und das Erfassen. Was sich jedoch aller sozialen Bedingtheit entzieht, ist das jeweils Erfasste bzw. zu Erfassende. Der Soziologismus jedoch ist dazu angetan, ja, er hat es darauf abgesehen, hinter der immer wieder hervorgekehrten Fülle von Bedingtheiten des Subjekts der Erkenntnis deren Objekt verschwinden zu lassen!

Damit ist also auch die Objektivität des Objekts preisgegeben – der Soziologismus wird ein Subjektivismus.

Der Fehler, den der Soziologismus bei alledem begeht, besteht in der Verwechslung von Gegenstand und Inhalt: Der Inhalt einer Erkenntnis ist bewusstseinsimmanent und der Bedingtheit des Subjekts unterstellt; der Gegenstand einer Erkenntnis hingegen ist bewusstseinstranszendent und der Bedingtheit des Subjekts keineswegs unterworfen.

Wir wissen auch, aus welchem Grunde alles Erfassen in höchstem Maße subjektiv bedingt ist: Jeder Inhalt stellt von vornherein einen Sektor aus dem Gegenstandsbereich dar. Von den Sinnesorganen beispielsweise wissen wir, dass ihnen eine Filterfunktion eignet: Ein Sinnesorgan ist jeweils abgestimmt auf die Frequenz je einer spezifischen Sinnesenergie. Aber auch der Gesamtorganismus entnimmt der Welt einen Ausschnitt, und dieser Ausschnitt macht seine (artspezifische) Umwelt aus. Jede Umwelt stellt somit je einen Aspekt der Welt vor und jeder Aspekt je eine Auswahl aus dem Spektrum der Welt.[10]

Worauf es uns nun ankommt, ist der Aufweis, dass alle Bedingtheit, alle Subjektivität und Relativität im Erkennen sich nur darauf erstreckt, was beim Erkennen ausgewählt wird, keineswegs jedoch auf das, woraus die Auswahl getroffen wird. Mit anderen Worten: *Alles Erkennen ist selektiv, aber nicht produktiv*; niemals produziert es die Welt – nicht einmal eine Umwelt –, sondern immer selegiert es sie bloß.*

Selbstverständlich: Von der Welt haben wir jeweils nur einen Ausschnitt, und zwar einen subjektiven Ausschnitt; aber bei diesem subjektiven Ausschnitt handelt es sich um den subjektiven Ausschnitt aus einer objektiven Welt!

Alles Menschliche ist bedingt. Eigentlich Menschliches ist es aber nur, sofern und soweit es sich über seine eigene Bedingtheit auch erhebt – indem es sie übersteigt, indem es also »transzendiert«. So ist der Mensch überhaupt nur Mensch, sofern und soweit er – als geistiges Wesen – über sein leibliches und seelisches Sein *hinaus* ist.

Zu dem, worin ich existiere, worüber hinaus ich aber auch gleichzeitig existiere, gehören nun alle äußeren Umstände ebenso wie alle inneren Zustände meines Daseins,** gehört demnach insbesondere auch jede psychische Zuständlichkeit: auch aus ihr kann ich mich grundsätzlich heraushalten, und zwar vermöge jenes

* Was immer wir vernehmen – wir vernehmen unser eigenes Echo, aber das sogenannte Radar zeigt, welche Fülle von Weltstrukturen sich uns erschließt, sofern ein Echo nur richtig gedeutet und richtig verstanden wird.

** Der Verzicht auf Personalität und Existentialität zugunsten von Faktizität – die *ἐποχή* des existentiellen Aktes! – gehört ja zum Wesen der Neurose (siehe unten). Die äußeren Umstände und die inneren Zustände gewinnen »den Charakter eines Sündenbocks, auf den man die Schuld am verpfuschten Dasein schiebt« (V. E. Frankl, in: *Sozialärztliche Rundschau* 3 [1933], S. 43.

noopsychischen Antagonismus, den wir dem psychophysischen Parallelismus heuristisch gegenübergestellt haben, bzw. kraft jener Trotzmacht des Geistes, die den Menschen instand setzt, leiblich-seelischen Zuständen und gesellschaftlichen Umständen zum Trotz in seiner Menschlichkeit sich zu behaupten. Dass diese Trotzmacht nicht immer nötig ist, gehört auf ein anderes Blatt; auf Seite 231 sagen wir ausdrücklich, zum Glück müsse der Mensch von dieser Trotzmacht keineswegs immer Gebrauch machen; denn mindestens ebenso oft wie trotz seiner Triebe, trotz seines Erbes und trotz seiner Umwelt behaupte sich der Mensch auch kraft seiner Triebe, dank seines Erbes und dank seiner Umwelt.

Was wir jedoch betonen, das ist die Tatsache, dass der Mensch als geistiges Wesen sich der Welt – der Umwelt wie Innenwelt – nicht nur gegenübergestellt findet, sondern ihr gegenüber auch Stellung nimmt, dass er sich zur Welt immer irgendwie »einstellen«, irgendwie »verhalten« kann und dass dieses Sich-Verhalten eben ein freies ist. Sowohl zur naturalen und sozialen Umwelt, zum äußeren Milieu, als auch zur vitalen psychophysischen Innenwelt, zum inneren Milieu, nimmt der Mensch in jedem Augenblick seines Daseins Stellung. Und dasjenige, das allem Gesellschaftlichen, Leiblichen und auch noch Seelischen am Menschen gegenüberzutreten vermag, nennen wir eben das Geistige in ihm. Das Geistige ist bereits ex definitione eben nur das Freie im Menschen. »Person« nennen wir von vornherein überhaupt nur das, was sich – zu welchem Sachverhalt auch immer – frei verhalten kann. Die geistige Person ist dasjenige im Menschen, was allemal und jederzeit opponieren kann!

Zur Fähigkeit des Menschen, über den Dingen zu stehen, gehört nun auch die Möglichkeit, über sich selber zu stehen. Einfacher gesagt – so gesagt, wie wir es mitunter unseren Patienten gegenüber auszudrücken pflegen: Ich muss mir nicht alles von mir selber gefallen lassen. Ich kann abrücken von dem, was sich in mir befindet, nicht nur vom normal Psychischen, sondern bis zu einem gewissen Grade – innerhalb verschiebbarer Grenzen – auch vom psychisch Abnormen in mir. So bin ich denn auch nicht glattwegs an Dinge wie etwa den biologischen Typus, den ich repräsentiere, oder den psychologischen Charakter gebunden. Denn einen Typus oder einen Charakter »habe« ich ja bloß – was ich hingegen »bin«, ist Person. Und dieses mein Personsein bedeutet Freiheit – Freiheit zum Persönlichkeit-»Werden«. Sie ist Freiheit von der eigenen Faktizität und Freiheit zur eigenen Existentialität. Sie ist Freiheit vom So-Sein und Freiheit zum Anders-Werden.

Dies ist besonders bedeutsam im Zusammenhang mit dem neurotischen Fatalismus: Wann immer der Neurotiker von seiner Person spricht, von seinem personalen So-Sein, neigt er dazu, es zu hypostasieren und dann so zu tun, als ob dieses So-Sein ein Nicht-anders-Können beinhaltete. In Wirklichkeit gilt jedoch: Dasein erschöpft sich nicht in irgendeinem So-Sein. Existenz »ist in« je ihrer Faktizität, aber sie geht in der eigenen Faktizität nicht auf. Sie ex-sistiert eben, und das will heißen: dass sie über ihre eigene Faktizität immer auch schon hinaus ist.

Dies macht ja schließlich auch das eigenartig dialektische Gepräge des Menschseins aus: diese beiden einander fordernden Momente »Existenz – Faktizität« und das Auf-einander-angewiesen-Sein dieser beiden Momente! Immer sind beide ineinander verschränkt und darum voneinander nur gewaltsam ablösbar.

Angesichts dieser dialektischen Einheit und Ganzheit, zu der psychophysische Faktizität und geistige Existenz im menschlichen Dasein zusammengeschweißt sind, zeigt sich, dass die scharfe Trennung zwischen Geistigem und dem Psychophysikum letztlich nur eine heuristische sein kann! Sie muss schon darum eine bloß heuristische Sonderung sein, weil das Geistige keine Substanz im herkömmlichen Sinne ist. Es stellt vielmehr eine ontologische Entität dar, und von einer ontologischen Entität dürfte niemals so gesprochen werden wie von einer ontischen Realität. Das ist es, warum wir von »dem Geistigen« immer nur in ebendieser pseudosubstantivischen, ein Adjektiv substantivierenden Ausdrucksweise sprechen und das Substantiv »der Geist« vermeiden: Mit einem echten Substantiv lässt sich nur eine Substanz bezeichnen.

Und doch ist es so: dass die scharfe Grenzziehung zwischen dem Geistigen und dem Psychophysikum notwendig ist; einfach darum, weil das Geistige selber wesentlich ein Sich-Abgrenzendes, ein Sich-Abhebendes ist – sich abhebend als Existenz von der Faktizität und als Person vom Charakter etwa so, wie sich eine Figur abhebt vom Hintergrund.

Es ist nun klar, dass wir je nach dem Gesichtspunkt, von dem aus wir das Menschsein anvisieren, bald mehr das Einheitlich-Ganzheitliche in den Blick bekommen werden und bald mehr die Aufgliederung in das Geistige und dessen Gegenüber: das Psychophysikum. Uns will nun scheinen, als ob die daseinsanalytische Forschungsrichtung mehr die Einheit betonen würde – während unsere eigene existenzanalytische Betrachtungsweise mehr eine Mannigfaltigkeit unterstreicht. Es ist nun gewiss, dass in (daseins- bzw. existenz-)analytischer Absicht die Einheit menschlichen Daseins ebenso sehr aufgewiesen werden muss wie in (psycho- bzw. logo-)therapeutischer Absicht die Mannigfaltigkeit!

Denn es ist ein anderes, eine Krankheit verstehen zu wollen, und abermals ein anderes, den Kranken behandeln zu wollen: Zu diesem letzteren Zwecke muss der Kranke irgendwie innerlich abrücken können von der Krankheit – um nicht zu sagen: abrücken von seiner »Ver-rücktheit«. Sehe ich aber von vornherein die

Krankheit als etwas an, was das gesamte Menschsein einheitlich durchwaltet und gestaltet, also gleichsam diffus infiltriert, dann kann ich den Kranken »selbst«, die hinter und über aller (auch seelischer) Krankheit stehende (geistige) Person, nimmermehr fassen und greifen – und vor allem habe ich dann nur mehr Krankheit vor mir, aber darüber hinaus nichts, was ich noch auszuspielen vermöchte gegen die Krankheit, auszuspielen gegen die Schicksalsmacht eines So-(melancholisch, manisch, schizophren usw.)-und-nicht-anders-in-der-Welt-sein-Müssens.

Könnte ich dann noch jemals jene fruchtbare Distanz schaffen helfen, die den Kranken als geistige Person kraft des fakultativen noo-psychischen Antagonismus der psychophysischen Erkrankung gegenüber Stellung nehmen lässt, und zwar eine therapeutisch höchst bedeutsame Stellung! Denn jene innere Dehiszenz des Menschen, jene Distanz des Geistigen gegenüber dem Psychophysikum, diese Distanz, die den noo-psychischen Antagonismus fundiert – diese Distanz erscheint uns in therapeutischer Hinsicht ungemein fruchtbar. Am noo-psychischen Antagonismus muss letzten Endes alle Psychotherapie ansetzen.

Immer wieder hören wir, wie sich unsere Patienten auf ihren Charakter berufen; aber der Charakter, auf den ich mich berufe, wird im gleichen Augenblick zu einem Sündenbock: Im Augenblick, da ich von ihm rede, rede ich mich auf ihn auch schon aus. Die Charakteranlage ist daher auf keinen Fall das jeweils Entscheidende; letztlich entscheidend ist vielmehr immer die Stellungnahme der Person. »In letzter Instanz« entscheidet somit die (geistige) Person über den (seelischen) Charakter, und in diesem Sinne lässt sich sagen:

»Sich« entscheidet der Mensch: Alle Entscheidung ist Selbstentscheidung, und Selbstentscheidung allemal Selbstgestaltung. Während ich das Schicksal gestalte, gestaltet die Person, die ich bin, den Charakter, den ich habe – gestaltet »sich« die Persönlichkeit, die ich werde.

Was heißt all dies aber anderes als: *Ich handle nicht nur gemäß dem, was ich bin, sondern ich werde auch gemäß dem, wie ich handle.**

Aus dem Immer-wieder-Gutes-Tun wird schließlich das Gut-Sein.

Wir wissen: Eine Handlung ist letztlich das Überführen einer Möglichkeit in die Wirklichkeit, einer Potentia in den Actus. Was im Besonderen die sittliche Handlung anbetrifft, lässt es aber der sittlich Handelnde bei der Einmaligkeit einer sittlichen Handlung nicht bewenden: Er tut ein Weiteres, indem er den Actus in einen Habitus überführt. Was sittliche Handlung war, ist nun sittliche Haltung.

Es ließe sich dann sagen: *Die Entscheidung von heute ist der Trieb von morgen.*

3. Verantwortlichkeit

Die Existenzanalyse spricht den Menschen frei – aber solcher »Freispruch« ist gekennzeichnet durch zweierlei: durch eine Einschränkung und durch eine Erweiterung; denn

1. spricht die Existenzanalyse den Menschen *nur bedingt* frei, und zwar insofern, als ja der Mensch nicht alles tun kann, was er tun will: Menschliche Freiheit ist also nicht mit Allmacht identisch. Und

* Die These »agere sequitur esse« ist eine halbe Wahrheit; die zweite Hälfte der Wahrheit würde lauten: esse sequitur agere.

2. spricht die Existenzanalyse den Menschen nicht frei, ohne ihn zu gleicher Zeit *auch verantwortlich* zu sprechen. Und das heißt, dass menschliche Freiheit nicht nur nicht mit Allmacht, sondern auch nicht mit Willkür identisch ist.

Ad 1. Die Existenzanalyse spricht den Menschen frei; dieser Freispruch jedoch ist ein bedingter. Der Mensch selbst ist bedingt. »Nur bedingt ist der Mensch ein unbedingter.«[11] Menschliches Freisein ist nämlich kein Faktum, vielmehr ein bloßes Fakultativum. Wann immer jedoch der Mensch sich treiben lässt, *lässt* er sich eben treiben, und das heißt, dass er als Freier abdiziert – damit er als Unfreier exkulpiert wird; womit auch schon etwas gekennzeichnet ist, das ja das Wesen der Neurose ausmacht: die Abdiktion des Ich zugunsten eines Es – der Verzicht auf Personalität und Existentialität zugunsten von Faktizität – die *ἐπχή* des existentiellen Aktes! Früher haben wir den Neurotiker nachgerade definiert als denjenigen, der sein Dasein – als ein Immer-auch-anders-werden-Können, das es ist – uminterpretiert in ein Nun-einmal-so-und-nicht-anders-sein-Müssen. Und wenn es nicht nur »unfreiwilligen Humor«, sondern auch so etwas wie unfreiwillige Weisheit geben sollte, dann ist sie gewiss in der Äußerung einer meiner Patientinnen zu finden, die einmal meinte: »Ich bin willensfrei, wenn ich will, und wenn ich nicht will, bin ich nicht willensfrei.«

Selbstverständlich ist der Neurotiker nicht frei in dem Sinne, dass er für seine Neurose verantwortlich wäre; aber sehr wohl ist er für die *Einstellung* zu seiner Neurose verantwortlich, und insofern eignet auch ihm ein Freiheitsgrad.

Ad 2. Die Existenzanalyse spricht den Menschen frei; aber sie spricht ihn nicht nur frei, sondern auch verantwortlich. Und darin unterscheidet sich die Existenzanalyse wesentlich von aller Existenzphilosophie, vor allem aber vom französischen Existentialismus; denn Verantwortlichkeit impliziert ja bereits ein »Wofür einer verantwortlich ist«, und nach der Lehre der Existenzanalyse ist dasjenige, wofür der Mensch verantwortlich ist, die Erfüllung von Sinn und die Verwirklichung von Werten. So sieht denn die Existenzanalyse den Menschen für ein sinnorientiertes und wertstrebiges Wesen an – im Gegensatz zur gängigen psychoanalytisch-psychodynamischen Auffassung vom Menschen als einem in erster Linie triebdeterminierten und luststrebigen Wesen.

Nicht weniger fern als ein Bild des Menschen als eines zwar freien, aber nicht verantwortlichen Wesens liegt unserer anthropologischen Konzeption vom Menschen als einem entscheidenden die analytisch-dynamische »Theorie« (das heißt »Schau«) vom Menschen als einem bloß getriebenen – und darüber hinaus auch noch befriedigenden Wesen. Getrieben wird er dann vom Es und vom Über-Ich; aber es lässt sich auch sagen, dass er als einer dasteht, der die Triebansprüche des Es beziehungsweise des Über-Ich eben zu befriedigen bemüht ist. Wenn hierbei anstelle von Über-Ich Gewissen gesetzt wird, ändert dies nichts am grundsätzlichen Tatbestand; denn erstens sind neuerdings auch psychoanalytisch orientierte Forscher dahintergekommen, dass das Über-Ich mit dem Gewissen keineswegs identisch ist (Frederick Weiss, Gregory Zilboorg). Zum anderen ist der Mensch normaler-, primärerweise gar nicht darauf aus, irgendwelche Ansprüche seines Gewissens zu befriedigen, überhaupt seines Gewissens wegen oder gar, um Ruhe zu haben vom Stachel eines »gewissensbissigen« Über-Ich, so oder so zu sein und zu handeln; vielmehr ist es so, dass im Normalfall – und nicht etwa nur im Idealfall – der Mensch, sofern er sittlich eingestellt ist, es einer Person, einem Menschen zuliebe oder aber um einer »guten« Sache willen ist, aber eben nicht um des »guten« Gewissens willen.*

Immer wieder wird der Logotherapie vorgehalten und vorgeworfen, sie behaupte und betone ja dasselbe wie die Individualpsychologie, nämlich die Verantwortlichkeit des Menschen; dies heißt aber zweierlei verwechseln: 1. die Verantwortlichkeit des neurotischen Patienten für sein Symptom (im Sinne des Arrangements nach Alfred Adler); 2. das Verantwortlichsein des Menschen als solchen, also nicht des Kranken, und nicht für sein Symptom, sondern für sein Dasein im Ganzen. Freilich impliziert Letzteres auch die Verantwortlichkeit des kranken Menschen, aber gerade nicht für seine Krankheit, allerdings umso mehr für seine Einstellung zu ihr. In diesem Sinne ist die Existenzanalyse eine Therapie »im Gesunden«.

Als ein Freier ist der Mensch ein frei entscheidendes Wesen – womit wir wieder einmal von der gemeiniglichen existentialistischen Konzeption des Menschen als eines *bloß* Freien abrücken; denn im Freisein ist noch kein Wozu der Freiheit enthalten – während im Entscheiden sehr wohl auch schon das Wofür und Wogegen der Entscheidung mitgegeben erscheint: eben eine objektive Welt des Sinnes und der Werte, und zwar diese Welt als eine geordnete Welt, das heißt so recht als ein Kosmos.**

* Ein gutes Gewissen zu haben kann niemals der Grund meines Gutseins sein, vielmehr jeweils nur die Folge. Gewiss ist ein gutes Gewissen, wie das Sprichwort sagt, das beste Ruhekissen; trotzdem müssen wir uns davor hüten, aus der Moral ein Schlafmittel zu machen und aus dem Ethos einen Tranquilizer. *Peace of mind* (Geistesfriede, Seelenruhe) ist nicht ein Zweck, sondern die Wirkung unseres ethischen Verhaltens.

** Zumindest ist der Sinn insofern objektiv, als es ja darum geht, ihn zu »finden«, und keineswegs etwa, ihn zu »geben« (siehe unten: S. 339f.). Ebenso kann es nur an der

a) Das Wofür menschlichen Verantwortlichseins

α) Lust und Wert

Der erste wunde Punkt einer einseitig und ausschließlich psychodynamisch und psychogenetisch orientierten Anthropologie ist die Stipulierung einer Luststrebigkeit anstelle der Wertstrebigkeit, wie sie dem Menschen tatsächlich eignet – mit einem Wort: der Befund eines Lustprinzips; aber eigentlich widerspricht das Lustprinzip sich selbst – es hebt sich selbst auf.

Wer Lust zum Prinzip erhebt, zum Gegenstand forcierter Intention oder gar auch noch zum Objekt einer forcierten Reflexion, der von uns so benannten Hyperreflexion macht, der lässt sie nicht das werden, was sie bleiben muss: ein Effekt. Eben diese Verkehrung von Lust qua Effekt in Lust qua Intentionsobjekt führt aber auch schon zu einer Verfehlung der Lust selbst: das Lustprinzip scheitert an sich selbst. Je mehr es dem Menschen um Lust geht, desto mehr vergeht sie ihm auch schon – umgekehrt: je mehr der Mensch bemüht ist, der Unlust, dem Leiden auszuweichen, nur umso mehr stürzt er sich in ein zusätzliches Leiden hinein, und sein Eskapismus rächt sich an ihm.

Was ist Bedingung und Voraussetzung der von der Psychoanalyse als Luststrebigkeit missverstandenen und missdeuteten Wertstrebigkeit? Lust ist der Rückstand nach einem psychologistischen Zugriff; Lust ist das, was übrigbleibt, sobald ein Akt seiner Intentionalität beraubt wurde.

Es liegt im Wesen des analytischen Psychologismus, dass er die psychische Aktivität ihres Gegenstands, ihres Objekts beraubt und

Objektivität des Sinnes gelegen sein, dass er jeweils entdeckt werden muss und nicht erfunden werden kann.

solcherart subjektiviert. Dazu kommt aber auch noch, dass auf der anderen Seite das Subjekt dieser Aktivität, die geistige Person, objektiviert wird; sie wird zur bloßen Sache gemacht. So sündigt der analytische Psychologismus auf doppelte Weise wider das Geistige im Menschen: wider das subjektive Geistige, die geistige Person, und wider das objektiv Geistige, die objektiven Werte. Mit einem Wort: Er macht sich nicht nur einer Depersonalisation, sondern auch einer Derealisation schuldig, so zwar, dass es zu gleicher Zeit mit der Verfälschung eigentlichen *Menschseins* zu einer Verkennung des primordialen *Welthabens* des Menschen kommt – zu gleicher Zeit mit der Subjektivierung des Objekts kommt es zu einer Immanentisierung des Insgesamts der Objekte, der Welt. Mit einem Wort: Es kommt zu jener Binnenhaftigkeit des Seelischen, von der Ph. Lersch anklagend spricht.

Anhand eines konkreten Falls soll dieser Weltverlust infolge einer Immanentisierung der Gegenstandswelt, der sich im Gefolge psychoanalytischer Behandlung so gern etabliert, erläutert werden: Ein amerikanischer Diplomat, der nicht weniger als fünf Jahre lang in New York in psychoanalytischer Behandlung war, wandte sich an uns. Er war von dem einen Wunsch beseelt, seine diplomatische Karriere aufzugeben bzw. in eine industrielle Branche hinüberzuwechseln. Der ihn behandelnde Analytiker jedoch hatte ihn die ganze Zeit über, wenn auch vergebens, dazu zu bewegen versucht, sich endlich einmal auszusöhnen mit – seinem Vater: Der Chef sei nämlich »nichts als« eine Vater-Imago, und das ganze Ressentiment und all der Groll gegenüber dem Amt stamme eben vom unversöhnlichen Kampf des Patienten gegen dessen Vater-Imago. Die Frage, ob der Chef nicht wirklich verdient hätte, vom Patienten abgelehnt zu werden, und ob es nicht wirklich zu empfehlen wäre, dass der Patient seine diplomatische Karriere aufgibt bzw. seinen

Beruf wechselt, war kein einziges Mal aufgetaucht, die langen Jahre hindurch, in denen die Spiegelfechterei des Analytikers Arm in Arm mit dem Patienten gegen die Imagines gedauert hatte. Als ob es jedermanns Sache wäre, Amtsschimmelreiter zu sein, und als ob es nichts gäbe, das würdig wäre, getan und geleistet zu werden, auch wenn es nicht imaginären Personen zuliebe – oder zum Trotz –, sondern realer Sachen wegen getan und geleistet wird … Aber vor lauter Imagines war keine Realität mehr zu sehen; längst war sie den Blicken des Teams »Analytiker – Patient« entschwunden: Es gab weder den wirklichen Chef noch das wirkliche Amt noch die Welt jenseits aller Imagines – eine Welt, der unser Patient verpflichtet war, eine Welt, deren Aufgabe und Forderungen einer Lösung harrten: Die Analyse hatte den Patienten in eine weltlose Art und Weise der Selbstdeutung und des Selbstverstehens gelotst – ich möchte zu sagen wagen: in ein monadologistisches Menschenbild; denn zur analytischen Sprache gekommen war nur noch der unversöhnliche Trotz des Patienten gegenüber dessen Vater-Imago; aber es war nicht schwer zu erheben, dass der diplomatische Dienst und die Laufbahn des Patienten, wenn ich so sagen darf, seinen Willen zum Sinn frustriert hatten.

Hand in Hand mit der Subjektivierung des Objekts und der Immanentisierung der objektiven Welt geht, was im Besonderen die Welt des Sinnes und der Werte anlangt, eine Relativierung der Werte; denn die Welt wird nicht nur, im Laufe der die Depersonalisation konkomitierenden Derealisation, entwirklicht, sondern auch entwertet: Die Derealisation besteht im Besonderen in einer Devalorisation. Die Welt verliert ihr Wertrelief; denn die Werte fallen einer Nivellierung zum Opfer.

Eine psychodynamisch und psychogenetisch eingestellte und ausgerichtete Betrachtungsweise des Wertproblems führt nie und nimmer zu dessen Lösung, vielmehr bloß zu einer Subjektivierung und Relativierung der Werte selbst. Wobei wir unter psychodynamisch eine Betrachtungsweise verstehen, die alles und jedes aufs Triebgeschehen reduziert, und unter psychogenetisch eine, die alles und jedes von der Triebgeschichte deduziert; subjektiviert werden die Werte insofern, als sie nicht mehr unabhängig vom Subjekt zu sein, und relativiert insofern, als sie nicht mehr unbedingt zu gelten vermöchten.

Für die psychologistische Betrachtungsweise sieht es so aus, als wäre der Gegenstand eines intentionalen Akts – indem dieser Gegenstand, etwa ein Wert, dem monadologistischen Menschenbild entschwindet – nichts als ein Mittel zum Zweck bloßer Bedürfnisbefriedigung – während es in Wirklichkeit doch eher umgekehrt ist, so nämlich, dass die Bedürfnisse dazu da sind, das Subjekt auszurichten und hinzuordnen auf einen Gegenstandsbereich, auf einen Bereich von Objekten. Wäre dem nicht so, dann wäre ja jeder menschliche Akt letztlich und eigentlich ein Akt der Befriedigung eigener Bedürfnisse, der Befriedigung des Subjekts selbst, das heißt, jeder Akt liefe hinaus auf einen Akt der »Selbstbefriedigung«. Dem ist aber nicht so. Wie verführerisch ist doch die gängige Rede von Selbsterfüllung und Selbstverwirklichung des Menschen! Als ob der Mensch nur dazu da wäre, seine eigenen Bedürfnisse oder auch nur sich selbst zu befriedigen; sofern es überhaupt im menschlichen Dasein auf Selbsterfüllung und Selbstverwirklichung ankommt, lassen sie sich nur per effectum erreichen, aber nicht per intentionem. Nur in dem Maße, in dem wir uns ausliefern, in dem wir uns hingeben, in dem wir uns preisgeben an die Welt und an die Aufgaben und Forderungen, die von ihr her einstrahlen in unser Leben, nur in dem Maße, in dem es uns um die Welt da draußen und die Gegenstände geht, nicht aber um uns selbst oder um unsere eigenen Bedürfnisse, nur in dem Maße, in dem wir Aufgaben und Forderungen erfüllen, Sinn erfüllen und Werte verwirklichen, erfüllen und verwirklichen wir auch uns selbst.

Will ich werden, was ich kann, so muss ich tun, was ich soll. Wenn ich ich selbst werden will, dann muss ich konkrete und persönliche Aufgaben und Forderungen erfüllen. Will der Mensch zu seinem Selbst, will er zu sich kommen, so führt der Weg über die Welt.

Mit anderen Worten: Existenz, die nicht den Logos, sondern sich intendiert, verfehlt sich; aber sie verfehlt sich nicht weniger, wenn sie nicht – den Logos intendierend – sich transzendiert – mit einem Wort: Intentionalität gehört zum Wesen menschlichen Daseins und Transzendentalität zum Wesen von so etwas wie Sinn und Werten.

Selbsterfüllung, Verwirklichung eigener Möglichkeiten ist kein denkbarer Selbstzweck, und erst einem Menschen, der den wirklichen Sinn seines Lebens verfehlte, schwebt Erfüllung seiner selbst nicht als eine Wirkung, sondern als ein Zweck vor; aber das Zurückkommen auf sich selbst, die Reflexion, ist nicht nur ein abkünftiger, sondern auch ein defizienter Modus der Intention: Nur ein Bumerang, der sein Ziel verfehlte, kehrt dorthin zurück, woher er geworfen worden war; denn seine ursprüngliche Bestimmung ist es, die Beute zu treffen – und keineswegs: zum Jäger, der ihn geschleudert hatte, zurückzukehren.

Halten wir fest: Erst wenn die primäre gegenständliche Orientierung verfehlt wird und gescheitert ist, kommt es zu jener zuständlichen Interessiertheit, wie sie das neurotische Dasein so sehr auszeichnet. Die psychologistische Betrachtungsweise jedoch tut so, als ob es sich bei der Seele des Menschen um ein geschlossenes System handeln würde und als ob es dem Menschen selbst um die (Wieder-)Herstellung intrapsychischer Zustände zu tun wäre, etwa durch Versöhnung und Befriedigung der Ansprüche der Triebe, des Es und des Über-Ich. Solcherart aber schlittert die *Anthropologie* in eine *Monadologie* hinein; denn dem wahren Menschen geht es nicht um irgendwelche Zustände in seiner Seele, sondern um die Gegenstände in der Welt: Primär ist er auf sie hingeordnet und ausgerichtet, und es ist erst der neurotische Mensch, der nicht mehr, wie der normale, gegenständlich orientiert, vielmehr zuständlich interessiert ist.

Was alledem letztlich und eigentlich zugrunde liegt, das ist die Auffassung oder, besser gesagt, die Fehldeutung der menschlichen Psyche als eines Etwas, das wesentlich von einem *Ausgleichs- und Gleichgewichtsprinzip* beherrscht wird, mit einem Wort, die Stipulierung des Homöostaseprinzips als eines Regulativs. »Die von Freud angenommenen Hauptrichtungen der Motivation sind homöostatisch gedacht, das heißt, Freud erklärt alle Handlung als der Herstellung gestörten Gleichgewichts dienend. Jedoch Freuds auf die Physik seiner Zeit gestützte Annahme, dass Entspannung die einzige primäre Grundtendenz des Lebewesens ist, trifft einfach nicht zu. Wachstum und Reproduktion sind Vorgänge, die sich der Erklärung durch das homöostatische Prinzip allein widersetzen.«[12] Also nicht einmal innerhalb der biologischen Dimension kommt dem Prinzip der Homöostase Geltung zu – geschweige denn in der psychologisch-noologischen: »Der Schaffende« beispielsweise »setzt sein Produkt und Werk in eine positiv aufgefasste Realität, während im Gleichgewichtsstreben des sich Anpassenden die Realität negativ aufgefasst wird.«[13] Zum Prinzip der Homöostase nimmt auch Gordon W. Allport polemische und kritische Stellung: »Motivation is regarded as a state of tenseness that leads us to seek equilibrium, rest, adjustment, satisfaction, or homeostasis. From this point of view personality is nothing more than our habitual modes of reducing tension. This formulation, of course, is wholly consistent with empiricism's initial presupposition that man is by nature a passive being, capable only of receiving impressions from, and responding to, external goals. This formula, while applicable to opportunistic adjustments, falls short of representing the nature of propriate striving. The characteristic feature of such striving is its resistance to equilibrium: tension is maintained rather than reduced.«[14]

β) Trieb und Sinn

Der zweite wunde Punkt einer einseitig und ausschließlich psychodynamisch und psychogenetisch orientierten Anthropologie – neben der Stipulierung einer Luststrebigkeit an Stelle der Wertstrebigkeit, wie sie dem Menschen tatsächlich eignet – ist die Verkennung menschlicher Sinnorientiertheit als scheinbarer Triebdeterminiertheit. Für die Existenzanalyse steht vor dem Wollen ein bewusst gewordenes Sollen – für die Psychodynamik steht hinter dem bewussten Wollen ein unbewusstes Müssen. Für die Existenzanalyse steht der Mensch im Angesicht von Werten – für die Psychodynamik stehen hinter seinem Rücken die Triebe, das Es; für die Psychodynamik ist alle Energie Triebenergie, treibende Kraft, für sie ist alle »vis« – vis a tergo.

In Wirklichkeit ist der Mensch aber nicht ein von Triebhaftem Getriebener, sondern er wird von Werthaftem – gezogen. Nur eine Vergewaltigung der Sprache lässt es zu, dass im Zusammenhang mit Werten von einem Getrieben-Sein oder einem Gedrängt-Werden gesprochen wird. Die Werte ziehen mich an, aber sie treiben mich nicht an. Für die Verwirklichung von Werten entscheide ich mich in Freiheit und Verantwortlichkeit, zur Verwirklichung von Werten entschließe ich mich, der Welt der Werte erschließe ich mich; aber bei alledem kann nicht von Triebhaftigkeit die Rede sein. Gewiss hat nicht nur das Seelische, sondern auch das Geistige seine Dynamik; die Dynamik des Geistigen wird aber nicht von Triebhaftigkeit, sondern von Wertstrebigkeit fundiert. In diese geistige Wertstrebigkeit geht die seelische Triebhaftigkeit, gehen die Triebe ein als »speisende« Energie.

Versuchen wir, mithilfe eines Gleichnisses klarzumachen, welchen Fehler die Psychodynamik angesichts der das geistige Leben speisenden, aber eben auch *nur* speisenden Triebenergie begeht: Was sieht ein Kanalräumer als solcher, als Kanalräumer, von der Stadt? Er sieht nichts als Rohre für Gas und Wasser sowie Kabel für elektrischen Strom. Das ist alles, was er von der Stadt sieht, solange er sich in der Welt seiner Kanäle befindet. Kennte er nicht die Universitäten, die Kirchen und Tempel, die Theater und Museen der Stadt – er wüsste nichts von ihrem kulturellen Leben. Aber all dies lernt er nur in seiner Freizeit kennen – sobald er sich in die Stadt selbst begibt: solange er sich in den Kanälen befindet, solange er sich im Unterbau der Stadt aufhält – ebenso lang bewegt er sich nur in der Welt der ihr kulturelles Leben speisenden Energien. Aber das kulturelle Leben besteht nicht aus Gas, Strom und Wasser.

So auch der Psychodynamiker. Auch er sieht nur den Unterbau, nur den seelischen Unterbau des geistigen Lebens.* Er sieht nur die Affektdynamik (Luststrebigkeit!) und die Triebenergetik (Triebhaftigkeit!). Aber das geistige Leben besteht nicht aus Lust

* Es war Freud selbst, der die Psychoanalyse solcherart verstand: »Ich habe mich immer nur im Parterre und Souterrain des Gebäudes aufgehalten«, schrieb er an Ludwig Binswanger.

und Trieb. Beide sind nicht das Eigentliche – nicht das, worauf es eigentlich ankommt.

Dieses Eigentliche wird aber auch vom Psychodynamiker stillschweigend vorausgesetzt. Denn sofern eine psychodynamische Behandlung jemals wirklich wirksam ist, ist sie es auf dem Umweg über eine existentielle Umstellung,* aufgrund einer existentiellen Wendung. Denn niemals ist der Psychodynamiker nur Psychodynamiker – immer ist er zugleich auch Mensch.

Oben hieß es, in psychodynamischer Optik stehe hinter dem bewussten Wollen ein unbewusstes Müssen. In diesem Aspekt sind die Ziele, die das Ich sich setzt, nur Mittel zu Zwecken, die das Es durchsetzt – hinter dem Rücken des Ich durchsetzt: über dessen Kopf hinweg! In solcher Schau müssen alle menschlichen Motive uneigentlich aussehen; ja, der Mensch als Ganzer wird hier *veruneigentlicht*. Sämtliche kulturellen Strebungen, seien sie theoretischer oder praktischer, ästhetischer, ethischer oder religiöser Natur, mit einem Wort, alles geistige Streben, scheint dann bloß Sublimierung zu sein.

Wenn es dies ist und nichts anderes, dann ist das Geistige im Menschen aber auch weiter nichts als eine Lebenslüge, eine Selbsttäuschung.** Für die Psychodynamik steht immer etwas dahinter,

* Dass eine existentielle Umstellung – wie etwa die Existenzanalyse sie direkt und methodenbewusst anpeilt – als solche, das heißt als existentielle, mindestens ebenso sehr wie eine sogenannte Übertragung die Grenzen bloß intellektueller, rationaler Vorgänge sprengt, indem sie doch im Emotionalen Wurzel schlägt, also ein totales, vollmenschliches Geschehen in Gang bringt, ist selbstverständlich.

** Vgl. Arnold Gehlen: »Niemand erwirbt das Selbstgefühl der Tat, das notwendig ist, falls er Verantwortung übernehmen soll, wenn er unter der Suggestion steht: die eigene innerlich erwogene Motivbildung sei eine Selbsttäuschung, die einen bloß zweckmäßigen, sachlichen Prozess verdecke, der ›eigentlich‹ vorgehe: ein Prozess des Lustgewinns oder irgendein anderer bloß für das Ego zweckmäßiger Mechanismus. Man kann sich hinter allem und jedem; daher rührt es, dass die Psychodynamik immer darauf aus ist, zu entlarven – sie ist wesentlich »entlarvende« Psychotherapie.

Das Entlarven des Unechten muss Mittel zum Zweck bleiben, um das Echte durch dessen Aussparung nur umso besser sichtbar zu machen. Wenn es Selbstzweck wird und vor nichts, auch vor dem Echten nicht haltmacht, dann ist es gar nicht Selbstzweck, sondern längst schon wieder ein Mittel zum Zweck, nämlich im Dienste einer Entwertungstendenz aufseiten des Psychologen selbst und damit Ausdruck einer zynischen, also nihilistischen Haltung.

b) Das Wovor menschlichen Verantwortlichseins

Vorhin war davon die Rede, dass das Verantwortlichsein, das die Existenzanalyse ebenso sehr ins Zentrum des Blickfelds ihrer Forschung rückt, insofern über das bloße Freisein hinausgeht, als die Verantwortlichkeit das jeweilige »Wofür einer verantwortlich ist« immer schon in sich einbeschließt. Wie sich zeigt, impliziert Verantwortlichkeit (wieder im Gegensatz zu bloßer Freiheit) aber auch noch mehr als dies, nämlich das »Wovor einer verantwortlich ist«. Zunächst stehen wir jedoch vor der Frage, ob menschliche Verantwortlichkeit ein Wovor überhaupt impliziert. Nun, solange ich nicht das Wovor menschlichen Verantwortlichseins einbezogen habe in die Betrachtung, dürfte ich von Rechts wegen nur davon sprechen, dass jemand zurechnungsfähig ist bzw. dass ihm etwas

mit solchen Ansichten nicht selbst identifizieren und dann noch in seinen Entscheidungen ernst nehmen … Denn man kann sich unmöglich, wenn man sich als Person konstituieren soll, selber als Opfer einer Selbsttäuschung verstehen, in dem ›eigentlich‹ etwas ganz anderes vorgeht, wofür diese Selbsttäuschung zweckmäßig ist.« (Arnold Gehlen: *Die Seele im technischen Zeitalter. Sozialpsychologische Probleme in der industriellen Gesellschaft*. Hamburg 1957, S. 101 f. [Frankfurt a. M. 2007]) zurechenbar ist, nicht aber, dass er verantwortlich ist; denn verantwortlich ist jemand nicht nur für, sondern immer auch schon vor etwas.

α) Etwas, wovor jemand verantwortlich ist

Dieses Etwas ist das Gewissen. Aus der noologischen heraus in die psychologische Dimension hineinprojiziert, bildet sich das Gewissen als Über-Ich ab; das Über-Ich jedoch wäre »nichts als« die introjizierte Vater-Imago und Gott »nichts als« das projizierte Über-Ich. Welch eine Münchhauseniade: Das Ich zieht sich am Schopf des Über-Ich aus dem Sumpf des Es heraus. Solcherart wird von der Psychodynamik einerseits die Existentialität in Faktizität verfälscht und anderseits die Transzendentalität – das Angelegt- und Ausgerichtetsein des Menschen auf Transzendenz hin – verleugnet.

Die Verantwortlichkeit gehört zu den irreduziblen und indeduziblen Phänomenen des Menschseins; gleich der Geistigkeit und Freiheit ist sie ein Urphänomen und kein Epiphänomen. Demgegenüber versucht die Psychodynamik, die Urphänomene auf Triebe zu reduzieren, und die Psychogenetik, sie von Trieben zu deduzieren – als ob sich nicht nur das Ich vom Es herleiten, sondern auch das Über-Ich auf das Ich zurückführen ließe; solcherart würde zuerst der Wille von den Trieben, das Wollen vom Müssen und sodann das Sollen vom Wollen abgeleitet – ungeachtet dessen, dass das Gewissen auf ein über den Menschen Hinausgehendes verweist.

Das Sollen ist dem Wollen ontologisch vorgelagert. Denn genauso, wie ich nur antworten kann, sofern ich gefragt bin, wie also jede Antwort ihr Worauf erheischt und wie dieses Worauf früher sein muss als die Antwort selbst, genauso ist das Wovor aller Verantwortung vorgängig der Verantwortung selbst.[15]

Niemals kann Triebhaftes von sich aus anderes Triebhaftes dazu zwingen, dass es sich wandle und sich andere Triebobjekte und -ziele setze. Dies schließt aber nicht aus, dass in alle Wertstrebigkeit immer auch Triebhaftigkeit eingebaut ist – insofern nämlich als, wie gesagt, die Triebe in die Wertstrebigkeit als speisende Energie eingehen; und mag es, rein biologisch gesehen, auch noch so sehr Triebenergie sein, die zum Zwecke der Eindämmung der Triebhaftigkeit eingesetzt wird – das, was sie einsetzt, kann nicht selber wieder von der Triebhaftigkeit hergeleitet werden.[16]

Die wenn auch noch so stillschweigend, so doch immer schon von der Psychodynamik vorausgesetzte, die Triebe steuernde Instanz ist etwas Ursprüngliches. A. Portmann steht nicht an, strikt zu behaupten: »In unserem Entwicklungsgang lässt sich nirgends ein Stadium finden, in dem spät erst jene Merkmale hervorträten, die wir als ›geistig‹ abheben.«[17] So sehr eignet auch schon biologisch und sogar anatomisch dem Menschen das Konstituens der Geistigkeit – der für alles Menschsein konstitutiven *Freiheit und Geistigkeit*; denn, um zum zweiten Mal A. Portmann zu zitieren: »Der Mensch ist das besondere Wesen mit steter Entscheidungsfreiheit trotz allen vitalen Bindungen. In dieser Freiheit ist die Möglichkeit des Unmenschen genauso enthalten wie die des Heiligen.«[18]

Der Mensch muss nicht nur vom Es – er kann auch vom Über-Ich getrieben werden, ohne deshalb weniger ein Getriebener zu sein: auch dann ist er kein Entscheidender, geschweige denn ein sittlich Entscheidender. Wer sich nämlich sittlich entscheidet, tut es nicht, um sein gewissensbissiges »Über-Ich« zu beschwichtigen.

Einen Moraltrieb im gleichen Wortsinn wie einen Sexualtrieb gibt es nicht; denn von meinem moralischen Gewissen werde ich nicht getrieben, sondern vor ihm habe ich mich zu entscheiden.

Letzten Endes muss es allerdings fraglich erscheinen, ob der Mensch wirklich vor etwas verantwortlich sein kann – ob nicht Verantwortung nur denkbar ist vor jemandem.

β) Jemand, vor dem der Mensch verantwortlich ist

Zur Erklärung menschlichen Frei-Seins genügt die Existentialität – zur Erklärung menschlichen Verantwortlich-Seins jedoch muss ich zurückgreifen auf die Transzendentalität des GewissenHabens.

Die Instanz, vor der wir verantwortlich sind, ist das Gewissen. Wenn die Zwiesprache mit meinem Gewissen echtes Zwie-Gespräch ist, also mehr als bloßes Selbstgespräch, erhebt sich die Frage, ob dieses Gewissen auch die letzte und nicht etwa nur die vorletzte Instanz ist. Tatsächlich erweist sich dieses Wovor bei näherer und eingehender phänomenologischer Analyse als aufhellbar, und aus dem Etwas wird ein Jemand, eine Instanz durchaus personaler Struktur, ja mehr als dies: ein *Personalissimum*; und wir sollen die Letzten sein, die sich scheuen, diese Instanz, dieses Personalissimum, so zu nennen, wie die Menschheit es nun einmal genannt hat: Gott.

Aber wir sprechen da von einem Personalissimum derart, als ob der Gebrauch des Neutrums in diesem Zusammenhang verstattet wäre. Eben damit würde aber diese personale Instanz vergegenständlicht und versachlicht. Aber eigentlich kann man nicht von Gott sprechen, sondern nur zu ihm, nicht von ihm wie von einer Sache, von einem Etwas, von einem Es – ja: kaum von einem Er; sondern nur zu ihm als zu einem Partner, zu einem Jemand, zu einem Du.*

* Das Gebet ist allein imstande, Gott in seiner Du-Haftigkeit – das göttliche Du als Du augenblicklich aufleuchten zu lassen: Es ist der einzige Akt menschlichen Geistes,

Hinter dem Über-Ich des Menschen steht das Du Gottes; das Gewissen wäre das Du-Wort der Transzendenz.[19]

Ebenso wie es ein metaphysisches Bedürfnis des Menschen gibt, ebenso eignet dem Menschen auch ein *symbolisches Bedürfnis*. Wie tief verankert und verwurzelt dieses eingeborene symbolische Bedürfnis ist, erweist sich im alltäglichen Leben des durchschnittlichen Menschen. Täglich und stündlich vollzieht er symbolische Gesten. Er vollzieht sie, wenn er jemanden grüßt, und er vollzieht sie, wenn er jemandem etwas wünscht. Von einem rationalistischen, utilitaristischen Standpunkt aus sind all diese symbolischen Gesten durchwegs sinnlos, weil nutzlos und zwecklos. In Wirklichkeit sind sie nichts weniger als sinnlos: Sie sind bloß nutzlos und zwecklos – oder, besser gesagt: *bloß* nutzlos zu einem Zweck.[20]

Denken wir an das Wort von Pascal: »Le cœur a ses raisons que la raison ne connaît pas« – das Herz hat seine Gründe, die der Verstand und die Vernunft nicht kennen, Gründe, von denen der Rationalismus und Utilitarismus nichts weiß.[21]

Die Leistung des Symbols ließe sich vergleichen mit der Leistung der Perspektive. So wie die Perspektive in der zweiten Dimension die dritte einfängt, in der Ebene den Raum ahnen lässt, so macht das Symbol, das symbolische Gleichnis, das Unfassbare irgendwie fasslich. Nur dass wir uns dessen bewusst bleiben müssen, dass das, was soeben gesagt wurde, dass die Analogie zwischen Perspektive und Gleichnis ihrerseits nicht mehr als ein Gleichnis ist. Darum hat Jaspers recht und hat er das letzte Wort zu dieser

der Gott als Du präsent zu machen vermag. (V. E. Frankl: *Homo patiens*. Wien 1950, S. 108.

Sache gesprochen, wenn er sagt: Das Gleichnis-Sein ist selber nur ein Gleichnis.[22]

Durch den immanenten Inhalt des Symbols hindurch lässt sich der transzendente Gegenstand immer wieder aufs Neue intendieren. Voraussetzung ist nur, dass dieser immanente Inhalt durchlässig bleibt, durchscheinen lässt den transzendenten Gegenstand. Um auf ihn hin transparent zu bleiben, ist es notwendig, dass das Symbol niemals wörtlich und buchstäblich genommen wird. Nur wenn es vom intentionalen Akt her durchglüht ist, leuchtet in ihm das Transzendente auf. Das Symbol muss in je einem neuen Akt erst erobert werden.

Das Absolute wird nicht »mit« dem Symbol erfasst, sondern »im« Symbol. Ein Beispiel möge dies erläutern: Den Himmel können wir nicht sehen – auch wenn wir ihn mit dem stärksten Scheinwerfer ableuchten. Sehen wir dann etwas, etwa eine Wolke, so beweist dies nur, dass es eben nicht der Himmel ist, den wir da sehen. Und doch sind gerade die – sichtbaren – Wolken das Symbol des – unsichtbaren – Himmels.[23]

Macht die Intention beim sichtbaren Symbol halt, so verfehlt sie auch schon die unsichtbare Transzendenz. So muss sich denn das Symbol in der Schwebe halten: immer ist es *weniger als das Ding*, das symbolisiert wird, und zugleich *mehr als bloßes Bild*. Wenn jemals und irgendwo Klages' Behauptung von der »Wirklichkeit der Bilder« zu Recht besteht, dann gilt sie vom Symbol – aber auch nur deshalb, weil das – wirkliche – Symbol das Symbol ist von etwas Überwirklichem. Wäre es bloß ein Bild, so könnte ihm nicht derselbe Wirklichkeitsgrad zukommen wie dem Ding selbst.

Für die Existenzanalyse ist Gott jedenfalls keine bloße Vater-Imago – eher umgekehrt: der Vater ist eine Imago, will heißen, das erste konkrete Bild, das sich das Kind von Gott macht.

Für uns ist nicht der Vater das Urbild aller Göttlichkeit, vielmehr ist genau das Gegenteil richtig: Gott ist das Urbild aller Vaterhaftigkeit. Nur ontogenetisch, biologisch, biographisch ist der Vater das Erste – ontologisch jedoch ist Gott das Erste. Psychologisch ist also die Beziehung Kind – Vater der Beziehung Mensch – Gott zwar vorgängig, ontologisch ist sie aber nicht vorbildlich, sondern abbildlich.

Was macht es aus, dass Gott unsichtbar, ein unsichtbarer Zeuge und Zuschauer ist? Der Schauspieler, der auf der Bühne steht, sieht ebenso wenig, vor wem er da spielt: Er ist durch das Licht von Soffitten und Rampen geblendet, und der Zuschauerraum liegt im Dunkel. Dennoch weiß der Schauspieler darum, dass dort drunten im verdunkelten Raum Zuschauer sitzen – dass er *vor jemandem* agiert. Nicht anders verhält es sich mit dem Menschen: Auf der Bühne des Lebens agierend, aber durch die vordergründige Alltäglichkeit geblendet, ahnt er trotzdem und immer schon – aus der Weisheit seines Herzens heraus – die Zeugenschaft des großen, wenn auch unsichtbaren Zuschauers, vor dem er verantwortlich ist für die ihm abverlangte Erfüllung eines konkreten und persönlichen Lebenssinns.

Dass die Moralität des Menschen ihm selbst unbewusst sein kann, ist seit Freud bekannt, der einmal gesagt hat, der Mensch sei vielfach nicht nur viel unmoralischer, als er denke, sondern auch viel moralischer, als er glaube; die Existenzanalyse geht nun nur einen Schritt darüber hinaus, wenn sie die Ansicht vertritt, dass der Mensch vielfach auch viel religiöser ist, als er ahnt. Nur dass wir solche unbewusste Religiosität nicht in eine Reihe stellen dürfen mit verdrängter Sexualität oder, wie ein Schüler von C. G. Jung es einmal getan hat, von einem Religionstrieb ebenso sprechen wie von einem Aggressionstrieb.

Vorhin war die Rede davon, dass der Mensch nicht selten auch viel religiöser sei, als er ahnt. Solche Gläubigkeit ist unseres Erachtens unbewusst recht oft im Sinne von verdrängter Religiosität; mit ebensolchem Recht könnte man sie aber auch bezeichnen als verschämte Religiosität. Denn der im Naturalismus, im naturalistischen Welt- und Menschenbild groß gewordene Intellektuelle von heute neigt dazu, sich seiner religiösen Gefühle zu schämen.

Nur bedarf solche entweder verdrängte oder bewusste, aber verschämte Religiosität keines Rekurses auf irgendwelche Archetypen; denn die Ähnlichkeit von Inhalten (wir meinen: der Gottesvorstellungen) ist nicht zurückzuführen auf die Gleichheit irgendwelcher Formen (gemeint ist: der Archetypen), sondern auf die Selbigkeit des Gegenstands (das heißt: des einen Gottes). Schließlich wird auch niemandem einfallen, angesichts einander ähnlicher Photographien zu behaupten, es müsse sich um je eine Kopie des gleichen Negativs handeln: Auch die Negative waren einander ja nur deshalb ähnlich oder gar gleich, weil es sich um Aufnahmen ein und desselben Gegenstands gehandelt hatte.

II. Existenzanalyse als Therapie kollektiver Neurosen

Wir haben die Neurose sensu strictiori als eine psychogene Erkrankung definiert.[24] Neben dieser Neurose im engeren Sinne des Wortes kennen wir Neurosen im weiteren Wortsinn, beispielsweise somatogene, noogene und soziogene (Pseudo-)Neurosen. Bei alledem haben wir es mit Neurosen im klinischen Sinne zu tun. Aber es gibt auch Neurosen in einem metaklinischen und Neurosen in einem paraklinischen Sinne. Zu Letzteren nun gehören die kollektiven Neurosen. Sie sind Quasi-Neurosen, Neurosen im übertragenen Sinne. Das heißt, die klinischen Neurosen haben nicht dermaßen zugenommen, dass sie kollektiv geworden sind. Sofern wir jedoch im paraklinischen Sinne von kollektiven Neurosen zu sprechen berechtigt sind,* zeichnet sich unserer Erfahrung nach die kollektive Neurose der Gegenwart durch vier Symptome aus:

1. Provisorische Daseinshaltung. Der Mensch von heute lebt anscheinend überhaupt nur noch im Hinblick, in ständigem Hinschielen auf die künftige Atombombe.
2. Fatalistische Lebenseinstellung. Sagt sich der provisorisch Eingestellte, es sei nicht nötig, zu handeln und sein Schicksal in die Hand zu nehmen, so sagt sich der fatalistisch Eingestellte: Es ist dies gar nicht möglich.
3. Kollektivistisches Denken. Verabsäumt es der Mensch im Sinne dieser beiden Daseinshaltungen, die Situation zu ergreifen, so zeigt sich bei den zwei weiteren Symptomen einer *Pathologie des Zeitgeistes*, dass er es kaum mehr vermag, die Person zu erfassen, will heißen sich selbst und den anderen qua Person.
4. Fanatismus. Ignoriert der kollektivistisch Eingestellte seine eigene Persönlichkeit, so der Fanatiker die des anderen, des anders Denkenden.

Es hat den Anschein, als wären die beiden ersten Symptome eher in der westlichen und die beiden letzten eher in der östlichen Welt zu finden.

Nun wissen wir, dass nicht nur ein seelischer, sondern auch

* Selbstverständlich heißt das noch lange nicht, dass wir auch von einem neurotischen Kollektiv zu sprechen berechtigt wären.

ein sittlich-geistiger, beispielsweise ein Gewissenskonflikt, zu einer Neurose führen kann. Wir bezeichnen sie als noogene Neurose. Es ist nun begreiflich, dass ein Mensch ebenso lange, wie er eines Gewissenskonflikts überhaupt fähig ist, gegenüber dem Fanatismus, ja gegenüber der kollektiven Neurose, gefeit sein wird. Umgekehrt wird jemand, der an einer kollektiven Neurose leidet, also beispielsweise ein politisch Fanatisierter, in dem Maße, in dem er wieder fähig wird, seine Gewissensstimme zu hören, ja unter ihr zu leiden – im gleichen Maße wird er auch instand gesetzt, seine kollektive Neurose zu überwinden.

Mit einem Wort: Während eine *Koexistenz von kollektiver Neurose und klinischer Gesundheit* möglich ist, ist das Verhältnis von kollektiver Neurose und noogener Neurose umgekehrt proportional.

Alle vier Symptome der kollektiven Neurose: die provisorische Daseinshaltung und die fatalistische Lebenseinstellung, das kollektivistische Denken und der Fanatismus – lassen sich zurückführen auf Flucht vor der Verantwortung und Scheu vor der Freiheit. Freiheit und Verantwortlichkeit aber machen die Geistigkeit des Menschen aus. Der heutige Mensch aber ist geistesüberdrüssig, und dieser Geistesüberdruss ist das Wesen des zeitgenössischen Nihilismus.

Heute kommt der psychohygienischen Gefährdung des Menschen durch den *gelebten Nihilismus* eine besondere Aktualität zu.

Die Psychoanalyse hat uns kennen gelehrt den Willen zur Lust, als welchen wir das Lustprinzip auffassen können, und die Individualpsychologie hat uns vertraut gemacht mit dem Willen zur Macht in Form des Geltungsstrebens; aber noch viel tiefer verwurzelt ist im Menschen, was wir als den *Willen zum Sinn* bezeichnen: sein Ringen um möglichste Sinnerfüllung seines Daseins.

Die Individualpsychologie ist ausgegangen vom Minderwertigkeitsgefühl. Nun, der Mensch von heute leidet nicht so sehr am Gefühl, dass er weniger Wert hat als irgendwer anderer, sondern vielmehr unter dem Gefühl, dass sein Sein keinen Sinn hat.

Nicht weniger als durch das Minderwertigkeitsgefühl kann der Mensch seelisch krank werden auch durch das Sinnlosigkeitsgefühl – durch die Frustration seines Sinnanspruchs ans Dasein, seines Bestrebens und Ringens darum, möglichst viel Sinn zu investieren in sein Dasein und möglichst viel Werte zu realisieren in seinem Leben. Nun, dieses Sinnlosigkeitsgefühl läuft heute dem Minderwertigkeitsgefühl den Rang ab, was die Ätiologie neurotischer Erkrankungen anlangt. Wir halten dafür, dass die Unerfülltheit des Anspruchs des Menschen auf möglichste Sinnerfüllung seines Daseins nicht weniger pathogen sein kann als die von psychoanalytischen Autoren diesbezüglich so sehr inkriminierte sexuelle Frustration, das heißt das Unbefriedigtsein des Sexualtriebs. Wobei wir immer wieder zu sehen Gelegenheit haben, dass auch in Fällen, in denen die sexuelle Frustration im Vordergrund steht, im Hintergrund eine existentielle Frustration steht: der vergebliche Anspruch des Menschen auf ein möglichst sinnerfülltes Dasein, das sein Leben überhaupt erst so recht lebenswürdig zu machen vermöchte. *Erst in ein existentielles Vakuum hinein wuchert die sexuelle Libido.*

Heute spielt die existentielle Frustration eine wichtigere Rolle denn je. Bedenken wir doch bloß, wie sehr der Mensch von heute nicht nur an einem fortschreitenden *Instinktverlust*, sondern auch an einem *Traditionsverlust* leidet: darin mag sehr wohl eine der Ursachen existentieller Frustration gelegen sein. Ihre Wirkung jedoch sehen wir in der inneren Leere und Inhaltslosigkeit, im Gefühl des verlorenen Daseinssinns und Lebensinhalts, das sich dann auftut.

Das existentielle Vakuum

Das existentielle Vakuum kann sowohl manifest werden als auch latent bleiben. Wir leben in einer Zeit zunehmender Automation, und diese bringt auch eine Zunahme anfallender Freizeit mit sich. Aber es gibt nicht nur eine Freizeit von etwas, sondern auch eine Freizeit zu etwas; der existentiell frustrierte Mensch jedoch kennt nichts, womit er sie ausfüllen, nichts, womit er sein existentielles Vakuum auffüllen könnte. Schopenhauer hat gemeint, die Menschheit pendle zwischen Not und Langeweile.* Nun, heute gibt uns, auch uns Neurologen, die Langeweile mehr zu schaffen als die Not – auch mehr als beispielsweise die Sexualnot Die Langeweile ist zu einer seelischen Krankheitsursache erster Ordnung geworden.

Nun, die Langeweile kann, wie ja schon die Sprache lehrt, eine »tödliche« sein; tatsächlich wird von manchen Autoren behauptet, dass Selbstmorde letzten Endes auf jene innere Leere zurückzuführen seien, wie sie einer abgründigen Langeweile entspricht.

Aber nicht nur der Feierabend, sondern auch der Lebensabend stellt den Menschen vor die Frage, wie er seine Zeit ausfüllen soll: Auch die Überalterung der Bevölkerung konfrontiert den oft jäh aus seiner beruflichen Arbeit herausgerissenen Menschen mit seinem existentiellen Vakuum. Schließlich ist es, neben dem Alter, die Jugend, bei der wir vielfach sehen können, wie sehr der Wille zum Sinn frustriert wird; denn die Jugendverwahrlosung ist wohl nur zum Teil auf die leibliche Akzeleration zurückzuführen: die

* Die Existenz des Phänomens Langeweile widerlegt die Behauptung, dass die totale Homöostase, die vollendete Befriedigung von Bedürfnissen, Erfüllung bedeuten würde und nicht vielmehr das Gegenteil von Erfüllung, nämlich Leere und Vakuum.

gleichzeitige geistige Frustration ist, wie immer mehr anerkannt wird, ebenso ausschlaggebend.

Fragen wir uns zwischendurch nach den klinischen Hauptformen, in denen die existentielle Frustration uns gegenübertritt, so wäre unter anderem zu nennen die sogenannte Sonntagsneurose, das heißt die Depression, die aufbricht, sobald die wochentägliche Betriebsamkeit sistiert und dem Menschen mangels des Wissens um einen konkreten Sinn seines persönlichen Daseins die vermeintliche Sinnlosigkeit seines Lebens so recht zu Bewusstsein kommt. Anderseits ist zu bedenken, dass diese existentielle Frustration oft kaum ausgehalten werden kann, sondern nach einer Kompensation, nach einer Betäubung drängt.

Das existentielle Vakuum muss nicht manifest werden: es kann auch latent bleiben – larviert, maskiert, und wir kennen diverse Masken, hinter denen sich das existentielle Vakuum verbirgt; denken wir bloß an die Krankheit der Manager, die sich aus ihrer Arbeitswut heraus in die Betriebsamkeit hineinstürzen, wobei der Wille zur Macht, um nicht zu sagen, seine primitivste und banalste Ausprägung: der »Wille zum Geld« – den Willen zum Sinn verdrängt!

Aber so wie die Manager selbst zu viel zu tun und darum zuwenig Zeit haben, als dass sie auch nur zum Aufatmen oder gar zu sich selbst kämen, so haben ihre Frauen vielfach zu wenig zu tun und darum zu viel Zeit und wissen mit dieser vielen Zeit nichts und am allerwenigsten etwas mit sich selbst anzufangen, und diese ihre innere Leere betäuben sie durch Trunksucht (Cocktail Parties), Tratschsucht (Social Parties) und Spielsucht (Bridge Parties) … All diese Menschen sind auf der Flucht vor sich selbst, indem sie sich einer Form der Freizeitgestaltung hingeben, die wir als zentrifugal bezeichnen möchten und gegenüberstellen einer solchen, die den Menschen nicht nur Gelegenheiten zur Zerstreuung, sondern auch solche zur inneren Sammlung zu geben versucht.

Wir halten das beschleunigte Tempo des Lebens von heute für einen, wenn auch vergeblichen, Selbstheilungsversuch der existentiellen Frustration: Je weniger der Mensch um ein Ziel seines Lebens weiß, desto mehr beschleunigt er auf seinem Lebensweg das Tempo. Aber diese existentielle Frustration – mag sie auch noch so sehr im Sinne der oben besprochenen Selbstmordtheorie lebensgefährlich sein: Sie stellt eigentlich keine Krankheit dar.

Im Gegenteil, wir müssen uns hüten vor einem *Pathologismus*. Denn am Sinn seines Lebens oder überhaupt des Lebens zu zweifeln, dieser Sinnzweifel – der letztlich aller Verzweiflung zugrunde liegt – ist noch lange keine Krankheit. Uns ist ein Fall bekannt, in dem der periodisch endogen depressive Patient an der vermeintlichen Sinnlosigkeit seiner Existenz zweifelte und verzweifelt war, aber bemerkenswerterweise nicht zur Zeit seiner depressiven Phasen, also seiner Krankheit, als vielmehr gerade in den jeweiligen Intervallen, also zur Zeit, zu der er seelisch gesund war. Das Zweifeln am bzw. das Ringen um einen Daseinssinn, die Sorge um möglichste Sinnerfüllung menschlichen Daseins ist eben nichts Krankhaftes, sondern etwas schlechthin Menschliches, ja das Allermenschlichste, das man sich vorstellen kann, und es hieße dem Pathologismus verfallen, wollte man dieses Allermenschlichste zu einem nur allzu Menschlichen denaturieren und degradieren, nämlich zu einer Schwäche, zu einer Krankheit, zu einer Neurose, zu einem Komplex. Im Gegenteil: So wenig handelt es sich beim Willen zum Sinn – aber auch noch bei dessen Frustration – um eine Krankheit, dass wir ihn sogar gegen seelische Krankheit mobilisieren können: wir müssen an ihn appellieren – im Rahmen dessen, was sich als appellative Psychotherapie kennzeichnen ließe; aber an diesen Sinnwillen appelliert sie nicht nur: dort, wo er unbewusst ist, müssen wir ihn zuerst einmal anregen, indem wir ihm konkrete und persönliche Gelegenheiten und Möglichkeiten der Sinnerfüllung anbieten. Dort, wo er gar verdrängt ist, muss die Logotherapie ihn zunächst überhaupt erst evozieren. Auf der Gegenstandsseite jedoch wird eine solche Logotherapie immer wieder auch versuchen müssen, in Fällen von noogener Neurose, sofern ihnen eine Frustration eben dieses Sinnwillens, also die existentielle Frustration, zugrunde liegt, konkrete Möglichkeiten personaler Sinnerfüllung zu ekphorieren – Möglichkeiten, deren Verwirklichung in personaler Exklusivität dem Patienten abverlangt und aufgetragen ist, Werte, deren Verwirklichung den frustriert gewesenen Sinnwillen zu erfüllen und so den Sinnanspruch des Menschen an sein Dasein zu befriedigen vermöchte. An dieser Stelle mündet jede Logotherapie in eine Existenzanalyse – ebenso wie eigentlich jede Existenzanalyse in einer Logotherapie gipfelt. Wenn Darwin nur den Kampf ums Dasein gesehen hat und Kropotkin darüber hinaus die gegenseitige Hilfe, so sieht die Existenzanalyse das Ringen um einen Sinn des Daseins und versteht sich selbst als Beistand in der Sinnfindung.

Nicht selten zeigt sich, dass der Arzt, mit dieser Aufgabe konfrontiert, desertiert. Sei es, dass er ins Somatische, sei es, dass er ins Psychische ausweicht. Ersteres geschieht, wann immer er versucht, den Patienten mit einem Tranquilizer buchstäblich abzuspeisen und das metaphysische Bedürfnis des Patienten in einem ataraktischen Cocktail zu ertränken. Während der Somatologismus das Geistige ignoriert, wird das Noetische vom Psychologismus ins bloß Psychische projiziert. In Wirklichkeit gibt es Wahrheit trotz Krankheit, und zwar nicht nur trotz neurotischer, sondern auch trotz psychotischer. $2 \times 2 = 4$, auch wenn ein Paranoiker es sagt.

Dabei sind Probleme und Konflikte an sich noch lange nichts Krankhaftes. Wie es *Wahrheit trotz Krankheit* gibt, so gibt es *Leiden trotz Gesundheit*. Ersteres vergisst der Psychologismus, Letzteres übersieht der Pathologismus.

Wir haben gehört, dass nicht nur der Sinnwille das menschlichste Phänomen darstellt, das es überhaupt geben mag, sondern auch seine Frustration noch immer nichts Krankhaftes vorstellt. Man muss nicht krank sein, wenn man sein eigenes Dasein für sinnlos hält, ja, man muss deswegen nicht einmal krank werden. Die existentielle Frustration ist somit weder etwas Krankhaftes, noch ist sie in jedem Falle etwas Krankmachendes; mit anderen Worten, sie ist an sich nichts Pathologisches, ja nicht einmal etwas unbedingt Pathogenes; denn sofern sie pathogen ist, ist sie nur fakultativ pathogen. Wann immer sie aber faktisch pathogen (pathogen = Krankheit erzeugend) wird, also tatsächlich zu neurotischer Erkrankung führt, bezeichnen wir solche Neurosen als noogene (noogen = geistig entstanden) Neurosen.

Dürfen wir die existentielle Frustration nur fakultativ, aber nicht obligat pathogen bezeichnen, so dürfen wir sie noch weniger als pathologisch hinstellen.

Die nicht pathogen gewordene, die, wenn ich so sagen darf, bland gebliebene existentielle Frustration bedarf jedoch nicht weniger als die noogene Neurose der Existenzanalyse. Nur dass dann die Existenzanalyse keine Neurosentherapie und so denn auch kein Reservat des Arztes ist. Sondern sie geht ebenso sehr den Philosophen und den Theologen, den Pädagogen und den Psychologen an; denn sie müssen sich ebenso wie der Arzt des Zweifels am Daseinssinn annehmen. So zeigt sich denn: Ist die Logotherapie sowohl spezifische als auch unspezifische Therapie und ist ärztliche Seelsorge immerhin noch ärztlich, so geht die

Existenzanalyse über diese Anzeigen insofern hinaus, als ihr Anliegen eigentlich nicht nur ein ärztliches ist. In diesem Sinne ist es unseres Erachtens legitim, wenn die »Asociacion Argentina de Logoterapia Existencial« eine eigene Sektion für Nicht-Ärzte beherbergt. Nach wie vor bleibt die Psychotherapie im Sinne einer Therapie von Neurosen exklusive Angelegenheit des Arztes; aber die Psychohygiene, die Prophylaxe neurotischer Erkrankungen einschließlich noogener Neurosen, braucht darum noch lange nicht dem Arzt vorbehalten zu werden. Nun ist damit, dass die Frustration des Willens zum Sinn, die existentielle Frustration an sich und als solche, als blande, keine Krankheit ist, noch lange nicht gesagt, dass sie nicht dennoch lebensgefährlich werden kann; kann sie doch zum Selbstmord führen, zu einem eben nicht neurotischen Suizid. Daraus ergibt sich, dass die Existenzanalyse, mag sie in solchen Fällen noch so wenig im eigentlichen Wortsinn eine ärztliche Krankheitsbehandlung vorstellen, nichtsdestoweniger eine lebensrettende Maßnahme zu bedeuten vermag. Dies zeigt sich, wann immer – im Ernstfall sogenannte Grenzsituationen (Kriegsgefangenschaft, Konzentrationslager oder dergleichen) – an den Willen zum Leben, zum Weiterleben, zum Überleben ebendieser Situationen, appelliert werden soll: Es gelingt, wie die Erfahrung zeigt, nur dann, wenn dieser Appell auch an den Willen zum Sinn adressiert werden kann, mit anderen Worten, wenn das Überleben-Wollen ein Überleben-Sollen repräsentiert und als solches auch erfasst und erfahren wird – mit einem Wort: wenn das Weiterleben einen Sinn hat.

Diesbezüglich liegen Erfahrungen vor, die bestätigen, wie richtig und wichtig ist, was Friedrich Nietzsche gesagt hat: »Nur wer ein Warum zu leben hat, erträgt fast jedes Wie.« In diesen Worten sehen wir eine Losung für die Psychotherapie.

In diesem Sinne muss die Existenzanalyse, will sie den Menschen in Grenzsituationen seines Daseins, die sich nicht erträglicher machen lassen, leidensfähiger werden lassen, auf den Willen zum Sinn rekurrieren. In solchen Fällen ist die Existenzanalyse Sinnfahndung.

Dabei ist der Sinn, nach dem sie fahndet, ein konkreter, und diese seine Konkretheit bezieht sich sowohl auf die Einzigartigkeit jeder Person als auch auf die Einmaligkeit jeder Situation. Der jeweilige Sinn ist einer ad personam *et ad situationem*. Es wird jeweils gefahndet nach dem Sinn, dessen Erfüllung jedem einzelnen abverlangt und vorbehalten ist; denn nur einem solchen konkreten und persönlichen Sinn kommt therapeutische Relevanz zu.

III. Logotherapie als ärztliche Seelsorge

Ärztliche Seelsorge ist keineswegs etwa fachärztliche Seelsorge: Ihrer bedarf der Chirurg mindestens ebenso sehr wie der Neurologe und Psychiater – der Chirurg, der es mit inoperablen Fällen zu tun hat oder aber mit solchen, in denen er Amputationen vornehmen muss. Ein chirurgischer Primarius, der auf jede ärztliche Seelsorge verzichten wollte, dürfte sich nur nicht wundern, wenn er einen Patienten nicht vor der Operation auf dem Operationstisch vorfindet, sondern nach dem Suizid auf dem Obduktionstisch. Ebenso wird mit der Problematik ärztlicher Seelsorge konfrontiert der Orthopäde, der es nicht mit operativ Verstümmelten, sondern mit originär Verkrüppelten, mit Körperbehinderten, und der Ophthalmologe, der es mit Sinnesbehinderten, ferner der Dermatologe, der es mit Entstellten, der Gynäkologe, der es mit unfruchtbaren Frauen zu tun hat, der Internist, der unheilbar Kranke, und der Geriater, der sieche Menschen zu behandeln hat. Mit einem Wort: Nicht nur Fachärzte – alle Ärzte haben ärztliche Seelsorge zu leisten, wann immer sie einen Patienten vor sich haben, der einem schicksalhaft notwendigen Leiden gegenübergestellt ist.

Der Homo patiens fordert den Medicus humanus, der leidende Mensch den menschlichen Arzt, der nicht nur als Arzt behandelt, sondern auch als Mensch handelt. Der nicht auch menschliche, sondern nur wissenschaftliche Arzt könnte mithilfe der Wissenschaft ein Bein amputieren; aber mithilfe der Wissenschaft allein ließe sich nicht verhüten, dass sich der Amputierte oder zu Amputierende nach beziehungsweise vor der Amputation suizidiert.

Nicht zufällig hat der weise Stifter des Allgemeinen Krankenhauses in Wien, Kaiser Joseph der Zweite, über dem Tor eine Tafel anbringen lassen mit der Inschrift: *Saluti et solatio aegrorum* – gewidmet nicht nur der Heilung, sondern auch der Tröstung der Kranken. Dass auch Letztere in den Aufgabenbereich des Arztes fällt, geht nicht zuletzt hervor aus der Empfehlung der »American Medical Association«: »Der Arzt muss auch die Seele trösten. Das ist keinesfalls allein Aufgabe des Psychiaters. Es ist ganz einfach die Aufgabe jedes praktizierenden Arztes.« So bleibt denn der Arzt auch noch in Ausübung ärztlicher Seelsorge Arzt; aber seine Beziehung zum Patienten wird zur Begegnung von Mensch zu Mensch. Aus dem nur wissenschaftlichen Arzt wird so der auch menschliche Arzt. Ärztliche Seelsorge ist nichts anderes als der Versuch einer Technik dieser Menschlichkeit des Arztes. Und vielleicht ist es die Technik der Menschlichkeit, die uns zu bewahren vermöchte vor der Unmenschlichkeit der Technik, wie sie sich auch im Bereich einer technisierten Medizin geltend macht.

Die Notwendigkeit und Möglichkeit ärztlicher Seelsorge soll nun an einem chirurgischen Fall exemplifiziert werden: Eine Krankenschwester meiner Station wird operiert, und der Tumor erweist sich bei der Probelaparotomie als inoperabel. In ihrer Verzweiflung lässt mich die Krankenschwester zu sich bitten. Im Gespräch ergibt sich, dass sie nicht einmal so sehr wegen ihrer Krankheit verzweifelt ist als vielmehr wegen ihrer Arbeitsunfähigkeit: Sie liebt ihren Beruf über alles, kann ihn aber jetzt nicht mehr ausüben. Was hätte ich dieser Verzweiflung gegenüber sagen sollen? Die Situation dieser Krankenschwester war ja wirklich aussichtslos. (Eine Woche später starb sie.) Dennoch habe ich versucht, ihr klarzumachen: dass sie acht oder weiß Gott wie viele Stunden im Tag arbeitet, ist noch keine Kunst – das kann ihr bald jemand nachmachen; aber so arbeitswillig sein wie sie und dabei so arbeitsunfähig – und trotzdem nicht verzweifeln –, das wäre eine Leistung, sagte ich ihr, die ihr nicht so bald jemand nachmachen kann. Und, so fragte ich sie weiter, begehen Sie nicht eigentlich ein Unrecht an all den Tausenden von Kranken, denen Sie als Krankenschwester doch Ihr Leben geweiht haben: Begehen Sie kein Unrecht an ihnen, wenn Sie jetzt so tun, als ob das Leben eines Kranken oder Siechen, also eines arbeitsunfähigen Menschen, sinnlos wäre? Sobald Sie in Ihrer Situation verzweifeln, sagte ich ihr, tun Sie ja so, als ob der Sinn eines Menschenlebens damit stünde und fiele, dass der Mensch soundso viele Stunden arbeiten kann; damit aber sprechen Sie allen Kranken und Siechen jedes Lebensrecht und alle Daseinsberechtigung ab. In Wirklichkeit haben Sie gerade jetzt eine einmalige Chance: Während Sie bisher all den Menschen gegenüber, die Ihnen anvertraut waren, nichts anderes leisten konnten als dienstlichen Beistand, haben Sie nunmehr die Chance, mehr zu sein: menschliches Vorbild.

Diese wenigen Worte der Andeutung müssen genügen, um zu zeigen, dass sich selbst noch in solchen Fällen durchaus verständlicher, ja scheinbar berechtigter Verzweiflung die Depression aus den Angeln heben lässt: Man muss nur wissen, dass letztlich alle Verzweiflung eines ist: Vergötzung – Verabsolutierung eines einzigen Wertes (im obigen Falle: Vergötzung des Wertes der Arbeitsfähigkeit). Wir möchten die Behauptung wagen, dass jemand, der verzweifelt ist, eben damit auch schon verrät, dass er etwas vergötzt hat. Dass er damit verrät, dass er irgendetwas, das nur bedingt wertvoll ist, nur relativen Wert hat, zum absoluten Wert verabsolutiert. So sehen wir denn, dass jede Vergötzung sich durch die Verzweiflung nicht nur verrät, sondern auch rächt.[25] Mit alledem ist selbstverständlich noch lange nicht gesagt, jede Verabsolutierung eines relativen Wertes führe zu einer Neurose, oder jede Neurose sei auf die Verabsolutierung eines relativen Wertes zurückzuführen. Nicht jede Verzweiflung ist pathogen, und nicht jede Neurose ist noogen.

Ärztlicher Seelsorge geht es darum, angesichts eines schicksalhaft notwendigen Leidens den Menschen leidensfähig zu machen. Ihr geht es nicht um die Wiederherstellung der Arbeitsfähigkeit und der Genussfähigkeit (welche beiden Fähigkeiten im betreffenden Falle unabwendbar und unabänderlich verloren gegangen sind), sondern um die Erstellung der *Leidensfähigkeit.*

An dieser Stelle möchten wir, zur näheren Erläuterung der Notwendigkeit, die Leidensfähigkeit der Kranken wiederherzustellen, den Fall eines Morphinisten kurz erwähnen: Der Patient war seit seiner Kindheit deprimiert. Sein Widerstand gegen alle Entziehungskuren liegt nun zutiefst darin begründet, dass ihn eine gewisse Wehleidigkeit – eben seine Leidensunfähigkeit – von der Gesundung abhält: »Ich würde dann eigentlich gar nicht gesund werden, sondern müsste in eine Depression hinaus; diese Depression jedoch kann ich einfach nicht ertragen. Und wenn es nicht die Depression ist, dann ist es irgendein Konflikt, dem ich gegenübergestellt sein würde.« Wie so viele solcher Kranker, so krankt also auch er an einer Überbetonung, am Zuwichtignehmen des Lust-Unlust-Vorzeichens allen Erlebens. Was dieser vordergründigen Stellung der Faktizität solcher Zuständlichkeiten wie Lust bzw. Unlust zuletzt zugrunde liegt, ist aber nichts anderes als eine Abkehr von der Existentialität des Daseins: Flucht vor der Unlust im Leben ist allemal Furcht vor der Unerfülltheit des Daseins. Anlässlich des Vorhalts dieser geistigen Hintergründigkeit der seelischen Symptome ruft unser Kranker denn auch tatsächlich aus: »Das ist die Wurzel! Das ist richtig – das höre ich aber zum ersten Mal.« Auch dieser Patient gibt zu: »Immer brauche ich Sensationen; denn mein ganzes Leben war ein Suchen, nach irgendetwas, das ich nicht gehabt habe – ich will aufgehen in etwas, will mich erfüllen in etwas, das mir die Achtung vor mir selbst zurückgibt. Nur darum ging es mir, wenn ich schwer gearbeitet habe – und gerne! Jeden Abend konnte ich mir dann nämlich sagen: Ich habe meine Pflicht ge-

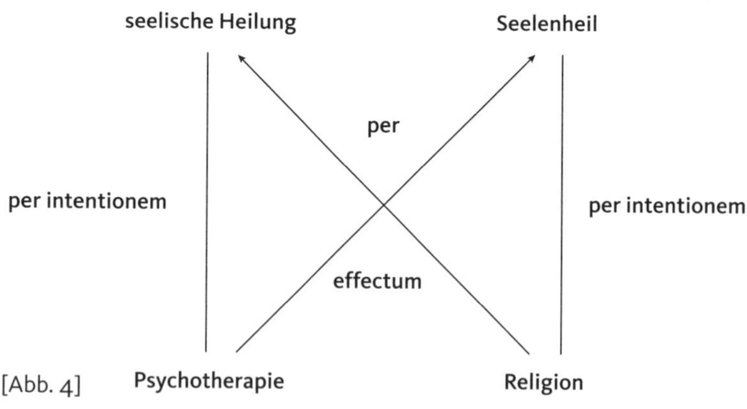

[Abb. 4]

tan. So hatte ich etwa an der Front die beste Zeit; jetzt hingegen, wo alles ruhig ist, nach dem Krieg – ist eine Leere da.« Bis in die allfällige religiöse Verwurzelung der »Inquietas cordis« ließ sich in diesem Falle allerdings nicht hineinleuchten; der Patient gab nur zu, »tief religiös erzogen, aber nicht bigott« zu sein: »Ich glaube an etwas über mir, vor dem ich Achtung haben muss«, meint er bloß. Bemerkenswert in diesem Falle erscheint uns nun auch, dass er »auch in der Arbeit nur eine Betäubung« sucht: »Bisher hat sich noch jeder Vorgesetzte darüber gewundert, dass ich so viel leisten kann.« Unser Kranker ist also nur deshalb so arbeitssüchtig, weil er eben unlustflüchtig ist. So sehen wir denn, wie verfehlt es wäre, wollte man die Zielsetzung der Psychotherapie auf die Wiedergewinnung der Arbeits- und Genussfähigkeit einschränken: Entweder würden wir auf diesem Wege unter Umständen einer neurotischen Arbeitssucht nur noch in die Hände arbeiten oder aber dem Lusthunger bzw. der Unlustflucht. Demgegenüber galt es etwa im angeführten konkreten Falle, die Bereitschaft zu fördern, die mit dem Leben nun einmal notwendig verbundene Unlust auf sich zu nehmen bzw. sie in Kauf zu nehmen um eines Daseinssinnes willen, im Vergleich zu dem sie unwesentlich wird.

Die Leidensfähigkeit aber ist letztlich nichts anders als die Fähigkeit, das zu verwirklichen, was wir als *Einstellungswerte* bezeichnen. Nicht nur das (der Arbeitsfähigkeit entsprechende) Schaffen kann nämlich dem Dasein Sinn geben – wir sprechen dann von der Verwirklichung *schöpferischer Werte*, und nicht nur das (der Genussfähigkeit entsprechende) Erleben, Begegnen und Lieben kann das Leben sinnvoll machen – wir sprechen dann von *Erlebniswerten* –, sondern auch das Leiden; ja, hierbei handelt es sich nicht bloß um irgendeine Möglichkeit, sondern um die Möglichkeit, den höchsten Wert zu verwirklichen, um die Gelegenheit, den tiefsten Sinn zu erfüllen. *Felix dolor* …

Selbstverständlich kommt die Verwirklichung von Einstellungswerten,* also die Sinngebung des Lebens durch ein Leiden, nur dort infrage und erst dann, wo das Leiden, wie gesagt, schicksalhaft ist (wir sprachen aus diesem Grunde ausdrücklich vom Leiden echten Schicksals!).

Hier zeigt sich so recht, dass ärztliche Seelsorge erst dort nötig wird, wo Psychotherapie im engeren Wortsinn unmöglich geworden ist. Was da nottut, ist ja: Den Kranken innerlich zu ermächtigen, dass er das Notwendige, das weder somatisch noch psychisch einer Behandlung Zugängliche, hinnehmen lerne als echtes Schicksal, hinnehmen somit als etwas, dem gegenüber alles nur mehr darauf ankommen kann, wie man es auf sich nimmt, wie man es trägt, wie man sein Leiden leidet.

Ist die Logotherapie nicht in allen Indikationsbereichen ein legitimer Ersatz der Psychotherapie, vielmehr nur deren Ergänzung, so am allerwenigsten ärztliche Seelsorge ein Ersatz priesterlicher Seelsorge.

Welches Verhältnis besteht nun zwischen ärztlicher und priesterlicher Seelsorge? Gehen wir aus von ihren Zielsetzungen: Das Ziel ärztlicher Seelsorge, überhaupt das Ziel der Psychotherapie, ist seelische Heilung. Demgegenüber ist das Ziel priesterlicher Seelsorge, überhaupt das Ziel der Religion, das Seelenheil. Nun hat die Religion zwar kein psychotherapeutisches Motiv, aber einen psychohygienischen Effekt. Ist es doch

* Ein Minimum an Einstellungswerten wird vom Leidenden – vom Leid bloß Tragenden – ipso facto verwirklicht. Im bloßen Dass des Leidens liegt zwar nicht auch schon Sinn, aber eben – Würde.

so, dass sie dem Menschen eine unvergleichliche Geborgenheit und geistige Verankerung ermöglicht und solcherart ungemein zur Erhaltung seines seelischen Gleichgewichtes beiträgt. Auf der anderen Seite sehen wir, wie die Psychotherapie – ohne es zu wollen, ja, ohne es auch nur wollen zu dürfen – in vereinzelten Fällen den Patienten zurückfinden lässt zu verschütteten Quellen ursprünglicher Gläubigkeit: nicht per intentionem, sondern per effectum.

Wie sich zeigt, ist die Wiederherstellung der *Glaubensfähigkeit* des Patienten nicht, über die drei Aufgaben der Wiederherstellung seiner Arbeits-, Genuss- und Leidensfähigkeit hinaus, eine vierte Aufgabe des Arztes, sondern nur die mögliche Auswirkung der Psychotherapie. Die Psychotherapie steht im Dienst der Religion ebenso wenig, wie die Religion ein Mittel zum Zweck der Psychotherapie ist.

Wer die Psychotherapie zur Ancilla der Theologie zu machen versucht, wer die Psychotherapie vermagden will – der raubt ihr mit der Forschungsfreiheit nicht nur die Würde einer selbstständigen Wissenschaft, sondern in einem damit nimmt er ihr auch den möglichen Nutzwert, den sie für die Religion haben kann. Denn einen solchen Nutzwert kann die Psychotherapie immer nur per effectum haben, niemals aber per intentionem. Soll sie – sei es in ihren empirischen Forschungsresultaten, sei es in ihren psychotherapeutischen Behandlungseffekten – der Religion jemals dienen können, so wird sie das nur dann können, wenn sie sich nicht auf einer gebundenen Marschroute bewegt, nicht in ihren Absichten schon von vornherein festgelegt hat; denn an der Wissenschaft sind von Wert für die Theologie immer nur die unbeeinflussten Ergebnisse einer unabhängigen Forschung.

Und sofern die Psychotherapie jemals den Nachweis erbringen wird, dass die Seele wirklich das ist, wofür wir sie halten: *Anima naturaliter religiosa* – wird sich dieser Nachweis nur erbringen lassen von einer Psychotherapie als *Scientia naturaliter irreligiosa*: gerade von einer Wissenschaft, die nicht »von Natur aus« religiös gebunden ist, von sich aus vielmehr nichts als Wissenschaft ist und bleiben will.

Je weniger die Psychotherapie sich dazu hergibt, der Theologie die Dienste einer Ancilla zu leisten, umso größer werden die Dienste ausfallen, die sie ihr tatsächlich leisten wird.*

Denn man muss nicht Magd sein, um dienen zu können.

Mit Recht hat J. H. Schultz einmal gemeint: »Ebenso wenig wie eine christliche oder buddhistische Zwangsneurose kann es eine irgendwie konfessionell bestimmte wissenschaftliche Psychotherapie geben.«

Heute kommen die Leute zum Psychiater mit Anliegen, mit denen sie früher zum Priester gegangen wären und auch heute noch zum Priester gehören würden. Umso weniger darf der Arzt, der solcherart in die Zwangslage versetzt wird, so etwas wie ärztliche Seelsorge zu leisten, dem Patienten mit Ratschlägen kommen, die er vom Priester zu hören bekommen hätte. Der Patient würde nur vor den Kopf gestoßen, wollte der Arzt mit der theologischen Tür ins psychologische Haus fallen. Ärztliche Seelsorge bewegt sich diesseits aller expliziten Religiosität.

Nicht wir Ärzte tragen Philosophie oder gar Theologie in die

* »Wir haben vor allem zu bedenken, dass immer und überall die Psychotherapie als Wissenschaft ihre Selbstständigkeit zu bewahren hat … die Psychotherapie« darf nicht »missbraucht werden, als ›eine ancilla theologiae‹, die sie aus ihrem Wesen selbst heraus nicht sein kann.« (Professor Dr. Adiel de Meyer O. F. M.: »Lebensproblematik in Psychotherapie und Seelsorge«, in: *Gesprekken over psychotherapie in het licht van godsdienst en moraal.* Nijmegen 1955, S. 32)

Medizin hinein; sondern es sind unsere Patienten, die ihre philosophische Problematik an uns herantragen; denn »die Patienten sind es, die uns vor die Aufgabe stellen, in der Psychotherapie selbst die Aufgabe der Seelsorge zu übernehmen« (Gustav Bally), und es ist »unser Zeitalter« gewesen, das »den Arzt in die Rolle gedrängt hat, in wachsendem Umfange Aufgaben zu erfüllen, die früher Sache des Priesters und Philosophen waren« (Karl Jaspers). Auch Alphons Maeder »ist diese Schwenkung durch die Situation selbst aufgedrängt worden«, und »nur zu oft ist die Psychotherapie darauf angewiesen, in Seelsorge auszumünden« (W. Schulte).

Die von V. E. von Gebsattel so benannte »Abwanderung der abendländischen Menschheit vom Seelsorger zum Nervenarzt« ist ein Tatbestand, dem sich der Seelsorger nicht verschließen, und eine Anforderung, der sich der Nervenarzt nicht versagen darf; denn es ist eine Zwangslage, die ihm abverlangt, ärztliche Seelsorge zu leisten.

Einer solchen Forderung kann sich der religiöse Arzt am allerwenigsten entziehen. Gerade er enthält sich einer pharisäischen Schadenfreude, wenn der Patient nicht zum Priester findet. Es wäre pharisäisch, würde er, angesichts des Leidens eines Ungläubigen, schadenfroh sein und sich denken: Wäre er doch gläubig, dann fände er Zuflucht beim Priester. Wenn ein Nichtschwimmer in Ertrinkungsgefahr ist, so sagen wir uns ja ebenfalls nicht: Hätte er doch schwimmen gelernt. Sondern wir leisten Hilfe – auch wenn wir nicht Schwimmlehrer sind. Ärztliche Seelsorge ist keine Hybris. Der Arzt, der ärztliche Seelsorge leistet, usurpiert nichts. Wo der Arzt nicht ärztlich behandelt, sondern seelsorglich handelt, befindet er sich in einer Zwangslage. Lassen die Patienten sich an den Priester nicht überweisen, was sie »fast immer ablehnen« (G. R. Heyer), so soll sie der Arzt nicht abweisen;

denn »– er mag das wollen oder nicht – in der Lebensnot außerhalb des Krankseins zu raten ist dem Arzt vielfach heute an Stelle des Seelsorgers auferlegt«, und »man kann nicht ändern, dass die Menschen in Lebensnot heute zum größeren Teil nicht den Seelsorger, sondern den lebenserfahrenen Berater im Arzt suchen« (H. J. Weitbrecht). Wir leben eben in einem säkularisierten Säkulum und dürfen uns nicht wundern, wenn auch die Seelsorge säkularisiert ist. Allein, wir gehen wohl nicht fehl, wenn wir vermuten, dass hinter diesem psychotherapeutischen Bedürfnis das alte und ewige metaphysische Bedürfnis steht, das heißt das Bedürfnis des Menschen, sich Rechenschaft abzulegen über den Sinn des Daseins.

Metaklinische Pathodizee

Nachdem uns jenseits des Willens zur Lust und des Willens zur Macht auch der Wille zum Sinn begegnet war, stießen wir – über den Sinn des Schaffens und den Sinn des Lebens hinaus – auf den Sinn des Leidens.

So hätten sich drei Möglichkeiten ergeben, dem Dasein Sinn zu geben: indem man schöpferische Werte verwirklicht – indem man Erlebniswerte verwirklicht – und indem man Einstellungswerte verwirklicht. Die Erfüllung und Verwirklichung solcher Sinn- und Wertmöglichkeiten ist es, was einem abverlangt und aufgetragen ist.

Nun wenden wir uns der Frage zu, welcher Sinn im Besonderen dem Leiden zukommt. In meinem »Versuch einer Pathodizee«[26] habe ich es unternommen, die Antwort auf den Schrei der Frage »*wozu* leiden?« (Nietzsche) dahingehend zu beantworten, dass ich erklärte: Wie einer das ihm auferlegte Leiden auf sich nimmt – darin, in diesem Wie des Leidens, liegt die Antwort auf das Wozu des Leidens. Worauf es ankommt, ist die Haltung, in der sich einer der Krankheit stellt, die Einstellung, in der er sich mit der Krankheit auseinandersetzt. Mit einem Wort: Worauf es ankommt, ist die rechte Haltung, ist das rechte, aufrechte Leiden echten Schicksals. Aufs Tragen kommt es an – darauf, wie man das Schicksal trägt, sobald man es nicht mehr in die Hand nehmen, vielmehr nur noch auf sich nehmen kann. Mit anderen Worten: Wo keine Handlung mehr möglich ist – die das Schicksal zu gestalten vermöchte –, dort ist es nötig, in der rechten Haltung dem Schicksal zu begegnen.

Wie ist es nun um den Fall bestellt, in dem das Leiden nicht schicksalhaft notwendig und in diesem Sinne unabwendbar gewesen ist, aber nunmehr unabänderlich ist – mit einem Wort: Wo mag im Falle selbstverschuldeten Leidens der Sinn liegen? Nun, das Leiden, das durch eine schlechte Handlung gesetzt wurde, lässt sich immer noch durch eine rechte Handlung wiedergutmachen, und solche Wiedergutmachung nennt man bekanntlich Sühne. Wie ist es aber dann bestellt, wenn etwas nicht wiedergutzumachen ist, zumindest nicht im Sinne von Sühne, also nicht durch eine rechte Handlung? Dann kommt es nur umso mehr auf die rechte Haltung an, auf die richtige Einstellung, jetzt aber nicht gegenüber dem Leid an sich und als solchem, vielmehr gegenüber der Schuld, und die rechte Haltung gegenüber der eigenen Schuld ist die Reue. Sie ist eine Haltung und Einstellung einem selbst gegenüber bzw. dem früheren, schuldigen Ich gegenüber. Wie sehr die Reue, wenn schon nicht wiedergutmachen, so doch wenigstens auf moralischer Ebene rückgängig machen kann, was geschehen ist und verschuldet wurde, hat uns Max Scheler in seinem diesbezüglichen Aufsatz gezeigt. Und dass es hierzu niemals zu spät ist, bis zum letzten Atemzug nicht, zeigt sich ungemein eindringlich in der Novelle von Tolstoi, *Der Tod des Iwan Iljitsch*, jenes Mannes, der gerade in der Reue über sein verpfuschtes Leben sich selbst überwindet, über sich selbst hinauswächst und zu innerer Größe heranreift. Das heißt: dass es bis zum letzten Atemzug kein endgültiges Versäumnis gibt. Sodass auch von der Lebensgeschichte jedes Einzelnen gilt, was G. Gentile gesagt hat: »In der Geschichte ist nie etwas schon getan, sondern alles noch zu tun.«

Nunmehr wird uns klar, mit welchem Recht Goethe sagen konnte: »Es gibt keine Lage, die man nicht veredeln könnte entweder durch Leisten oder Dulden.« Nur dass wir es ergänzen müssen: Das Dulden, zumindest im Sinne des rechten, aufrechten Leidens echten Schicksals, ist selber und seinerseits eine Leistung – ja, mehr als dies: nicht nur eine, sondern die höchste Leistung, die dem Menschen verstattet ist. Und sei es auch nur, dass diese Leistung darin bestünde, dass ein Mensch Verzicht »leistet« – den ihm schicksalhaft abverlangten Verzicht.

Versuchen wir, die Frage zu beantworten, warum der Sinn, den das Leiden dem Menschen offeriert, der höchstmögliche ist. Nun, die Einstellungswerte erweisen sich insofern als ausgezeichnet gegenüber den schöpferischen und Erlebniswerten, als der Sinn des Leidens dem Sinn der Arbeit und dem Sinn der Liebe dimensional überlegen ist. Wollen wir davon ausgehen, dass sich der Homo sapiens aufgliedern lässt in den Homo faber, der schaffend seinen Daseinssinn erfüllt, in den Homo amans, der erlebend, begegnend und liebend sein Leben mit Sinn anreichert, und in den Homo patiens: Zur Leidensfähigkeit aufgerufen, ringt er noch dem Leiden einen Sinn ab. Der Homo faber ist nun so recht das, was man einen Erfolgsmenschen nennt; er kennt nur zwei

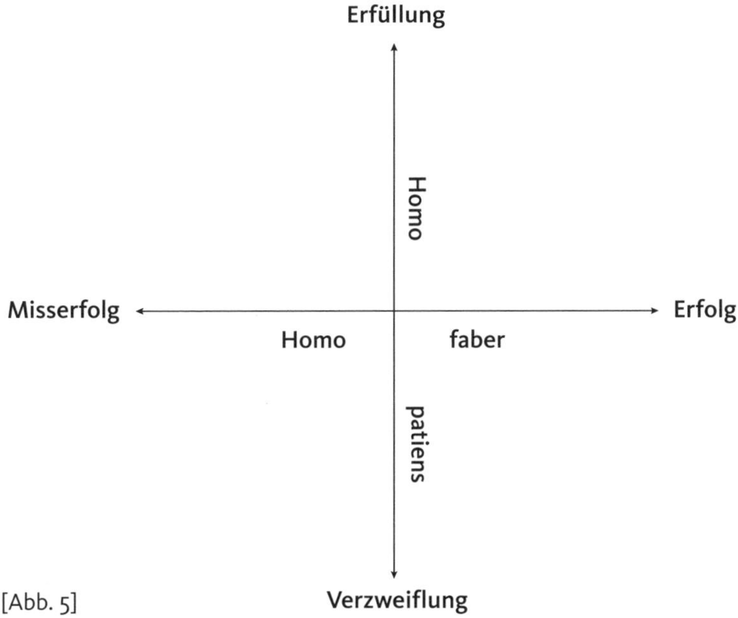

[Abb. 5]

Kategorien, und nur in ihnen denkt er: Erfolg und Misserfolg. Zwischen diesen beiden Extremen bewegt sich sein Leben in der Linie einer Erfolgsethik. Anders der Homo patiens: Seine Kategorien heißen längst nicht mehr Erfolg und Misserfolg, vielmehr Erfüllung und Verzweiflung. Mit diesem Kategorienpaar jedoch stellt er sich senkrecht zur Linie aller Erfolgsethik; denn Erfüllung und Verzweiflung gehören einer anderen Dimension an. Aus dieser dimensionalen Verschiedenheit aber ergibt sich ihre dimensionale Überlegenheit; denn der Homo patiens kann sich noch im äußersten Misserfolg, im Scheitern erfüllen.*

* Die Hierarchie, die zwischen den drei Wertkategorien herrscht und der zufolge die Einstellungswerte höher stehen als die schöpferischen Werte und die Erlebniswerte, konnte anhand eines Materials von 1340 Versuchspersonen faktorenanalytisch bestätigt werden (Elisabeth S. Lukas). Es hat sich nämlich herausgestellt, dass (faktoren-

So hätte sich denn gezeigt, dass Erfüllung mit Misserfolg kompatibel ist, nicht anders wie Erfolg mit Verzweiflung. Doch ist dies nur von der dimensionalen Differenz der zwei Kategorienpaare her zu verstehen. Freilich: Würden wir den Triumph des Homo patiens, seine Sinn- und Selbsterfüllung im Leiden, in die Linie der Erfolgsethik hineinprojizieren, so müsste er sich aufgrund der dimensionalen Differenz punktuell abbilden, das heißt wie ein Nichts aussehen, als eine Absurdität imponieren. Mit anderen Worten: In den Augen des Homo faber muss der Triumph des Homo patiens Torheit und Ärgernis sein.

Bei alledem ist klar, dass der Möglichkeit, durch eine rechte Handlung das Schicksal in die Hand zu nehmen, der Vorrang gebührt gegenüber der Notwendigkeit, in der rechten Haltung Leid und Schuld auf sich zu nehmen. Kurz: Wenn auch die Sinnmöglichkeit, die das Leiden birgt, dem Wertrang nach überlegen ist der Sinnmöglichkeit des Schaffens, also wenn auch noch so sehr dem Leidenssinn der *Primat* zukommt – dem Schaffenssinn eignet die *Priorität*; denn nicht schicksalhaft notwendiges, sondern unnötiges Leiden auf sich nehmen wäre keine Leistung, vielmehr Mutwille.

Wie spiegeln sich die Verhältnisse nun im ärztlich-praktischen Raum, in clinicis? Nun, das Gesagte würde bedeuten, dass erst unheilbare Krankheit eine Sinnmöglichkeit birgt – so paradox es auch klingen mag. Wer an einem operablen Karzinom leidet und sich trotzdem nicht operieren lässt, der leidet nicht sinnvoll;*

analytisch) die Achse, auf der die Einstellungswerte liegen, orthogonal gegenüber der Achse ist, auf der die anderen Wertkategorien liegen. Es handelt sich also um eine andere Dimension. (V. E. Frankl: *Die Sinnfrage in der Psychotherapie.* München 1985, S. 65 [München 2002])

* Wie sehr das Leiden sinnvoll sein kann, darum weiß der Mensch instinktiv, und dieses sein instinktives Wissen verrät sich in Fällen von sogenannter Melancholia anaesthe-

vielmehr würde es sich um mutwilliges Leiden handeln. Dem Betreffenden, dem Betroffenen gebräche es an Mut, nämlich zur Operation – während es dem blindwütig mit dem Schicksal eines inoperablen Karzinoms Hadernden an Demut gebräche.

Wie sieht es nun aus, wenn jemand uns darlebt, wie das Schicksal ihm abverlangt, zuerst sich zurückzuziehen von der Möglichkeit, schöpferisch Werte zu verwirklichen, sodann von der Möglichkeit, durch Erleben, Begegnen und Lieben Sinn zu erfüllen, sodass ihm nur die Möglichkeit bleibt, sich auch diesem Schicksal zu stellen, sich richtig einzustellen? Dies soll anhand eines konkreten Beispiels exemplifiziert werden, auf das ich immer wieder zurückkommen muss – so lehrreich finde ich es:

An einem konkreten Falle soll gezeigt werden, wie sich die Wendung gestaltet, die der betreffende Patient zu vollziehen hat: die Wendung von der im Vordergrund des alltäglichen Bewusstseins des durchschnittlichen Daseins stehenden Möglichkeit, durch das Schaffen seinem Leben Sinn zu geben, zu der Notwendigkeit, durch das Leiden, das Hinnehmen leidvollen Schicksals die Sinngebung des Daseins zu leisten:

Ein Patient, der an einem Rückenmarkstumor leidet, kann seinen Beruf nicht weiter ausüben; von Beruf war er Reklamezeichner. Die schöpferischen Wertmöglichkeiten fallen also fort; im Spital liest er fleißig, fleißiger als er jemals früher zu lesen Gelegenheit hatte; er verwirklicht also Erlebniswerte, das heißt, er gibt seinem Leben nunmehr dadurch Sinn, dass er kulturelle Wer-

tica, in denen der Kranke gerade darunter leidet, dass er leidensunfähig ist, und zwar auch wenn er Schmerzen hat. Nun, ein Gegenstück zu solcher Apathie (und eben nicht Analgesie) ist das Mitleid: ein *Leiden ohne Schmerzen* – und bemerkenswerterweise wird solches Leiden ohne Schmerzen als sinnvoll empfunden – im Gegensatz zu den *Schmerzen ohne Leiden*, wie der Leidensunfähige sie hat.

te in sich aufnimmt. Aber schließlich schreiten seine Lähmungen so weit fort, dass er mit seinen Händen nicht mehr ein Buch zu halten imstande ist und auch nicht mehr die Kopfhörer verträgt; also auch Erlebniswerte sind für ihn nicht mehr verwirklichbar, und er weiß selbst, dass sein Ende herannaht. Aber wie stellt er sich zu diesem Schicksal ein? Ich hatte damals als junger Arzt zufällig Nachtdienst, und bei der Nachmittagsvisite bittet er mich, dass ich mich nur ja nicht seinetwegen in meiner Nachtruhe stören lassen möge: Dem gilt seine einzige Sorge – meiner Nachtruhe. Und damit, dass sich dieser Mensch in seinen letzten Lebensstunden so gar nicht mehr um sich selbst, sondern nur um andere kümmert, z. B. um mich als diensthabenden Arzt: Mit diesem stillen Heldentum hat dieser Mensch eine Leistung vollbracht, aus seinem Leiden eine Leistung gemacht – und zwar eine Leistung, die wohl höher zu veranschlagen ist als jede Reklamezeichnung, die er früher, zur Zeit, als er noch arbeitsfähig war, zustande gebracht hatte: jetzt hatte er Reklame gemacht dafür, was der Mensch selbst noch in solcher Lage vermag.

An einem weiteren Fall soll nun gezeigt werden, wie nicht nur der Verzicht auf die Arbeit und auf die in ihr gründende Sinnmöglichkeit, sondern auch der Verzicht auf die Liebe den Menschen zwingen kann, die Gelegenheit zur Sinnerfüllung wahrzunehmen, die im Leiden unter eben dieser schicksalhaften Verarmung an Sinnmöglichkeiten liegt:

An uns wendet sich ein alter praktischer Arzt; vor einem Jahr ist ihm seine über alles geliebte Frau gestorben, und über diesen Verlust kann er sich nicht hinwegsetzen. Wir fragen den schwerst deprimierten Patienten, ob er sich überlegt hat, was geschehen wäre, wenn er selbst früher als seine Frau gestorben wäre. »Nicht auszudenken«, antwortet er, »meine Frau wäre verzweifelt gewesen.« Nun brauchten wir ihn nur darauf aufmerksam zu machen: »Sehen Sie, dies ist Ihrer Frau erspart geblieben, und Sie haben es ihr erspart, freilich um den Preis, dass nunmehr Sie ihr nachtrauern müssen.« Im gleichen Augenblick hatte sein Leiden einen Sinn bekommen: den Sinn eines Opfers.

Hierbei handelt es sich selbstverständlich nicht um Psychotherapie, überhaupt nicht um Therapie – am Tatbestand, als einem schicksalhaften, konnte ja nichts geändert werden; aber die Einstellung hatte sich gewandelt! Das Schicksal hatte ihm abverlangt, sich von der Möglichkeit, durch Lieben Sinn zu erfüllen, zurückzuziehen; aber die Möglichkeit war ihm geblieben, sich auch diesem Schicksal zu stellen, sich richtig einzustellen.

Sinnvolles Leiden weist allemal über sich selbst hinaus. Sinnvolles Leiden verweist auf ein »Um dessentwillen« wir leiden. Mit einem Wort, sinnvolles Leiden *kat' exochen* ist das Opfer.

Aber das Leiden hat nicht nur ethische Dignität – es hat auch metaphysische Relevanz. Das Leiden macht den Menschen hellsichtig und die Welt durchsichtig. Das Sein wird transparent hinein in eine metaphysische Dimensionalität.

Das Sein wird durchsichtig: Der Mensch durchschaut es, es eröffnen sich ihm, dem Leidenden, Durchblicke auf den Grund. Vor den Abgrund gestellt, sieht der Mensch in die Tiefe, und wessen er auf dem Grunde des Abgrunds gewahr wird, das ist die tragische Struktur des Daseins. Was sich ihm erschließt, das ist: dass menschliches Sein zutiefst und zuletzt Passion ist – dass es das Wesen des Menschen ist, ein Leidender zu sein: *Homo patiens.*

Wie sah das Menschenbild im biologistischen Rahmen aus? Das höchstentwickelte Säugetier? Das Säugetier, dem der aufrechte Gang zu Kopf gestiegen ist? Sapere aude, lautete sein Imperativ; wage es, vernünftig zu sein! Nun, man *hat* es gewagt. Man hat es gewagt, die Vernunft zu verabsolutieren; die Aufklärung hat die Ratio buchstäblich zur Göttin werden lassen.

Diesem biologischen Menschbild halten wir ein noologisches entgegen. Dem Homo sapiens setzen wir den Homo patiens entgegen. Dem Imperativ »sapere aude« stellen wir einen andern entgegen: pati aude – wage es, zu leiden!

Dieser Wagemut, der *Mut zum Leiden* – dies ist es, worauf es ankommt.*

So erweist sich die Verwirklichung von Einstellungswerten recht eigentlich als die Erfüllung des möglichen Sinns von notwendigem Leiden.**

* Soll das nun heißen, Leiden sei notwendig, um Sinn zu finden? Das wäre ein grobes Missverständnis. Was ich meine, ist keineswegs, dass Leiden notwendig ist, vielmehr will ich sagen, dass Sinn möglich ist trotz Leidens, um nicht zu sagen, durch ein Leiden – vorausgesetzt, dass das Leiden notwendig ist, das heißt, dass die Ursache des Leidens nicht behoben und beseitigt werden kann, sei es, dass es sich um eine biologische, psychologische oder soziologische Ursache handelt; wenn ein Karzinom operabel ist, dann wird der Patient selbstverständlich operiert werden: wenn ein Patient mit einer Neurose in unsere Ordination kommt, dann werden wir natürlich alles daransetzen, ihn von ihr zu befreien – und sollte es die Gesellschaft sein, die krank ist, so werden wir, sobald und solange es möglich ist, zu einer politischen Aktion schreiten. (V. E. Frankl: *Der leidende Mensch. Anthropologische Grundlagen der Psychotherapie.* Bern 1984, S. 59 [Bern 2005])

** *Edith Joelson* von der Purdue University war es, die darauf aufmerksam gemacht hat, wie sehr diese existenzanalytische Theorie zur gängigen Mentalhygiene-Mentalität namentlich der Vereinigten Staaten im Gegensatz steht – und zwar im Sinne eines heilsamen Korrektivs; denn der Eskapismus des typischen Amerikaners gegenüber Not und Tod, Leiden und Sterben treibt ihn in einen Teufelskreis hinein, in dem der Mensch, der im Leiden keine Sinnmöglichkeit, sondern nur eine Unangepasstheit oder ein neurotisches Symptom erblickt, sein schicksalhaft notwendiges Leiden nur noch vermehrt durch sein Unglücklichsein über sein schicksalhaftes Leidenmüssen (»unhappiness about being unhappy«). (»Some Comments on a Viennese School of Psychiatry«, in: *The Journal of Abnormal and Social Psychology*, Vol. 51, No. 3, Nov. 1955)

Der Eskapist weicht aus vor notwendigem Leiden; der Masochist geht aus auf unnötiges Leiden.

Was macht nun das Wesen des Masochismus aus? Er fälscht Unlust in Lust um! Dem Masochisten steht gegenüber der Mensch, der nicht Unlust in Lust umfälscht, sondern Leiden in Leistung umprägt. Gleich weit entfernt von Wehleidigkeit und Masochismus, intendiert er das Leiden, im Gegensatz zum Wehleidigen; aber er intendiert es nicht, wie der Masochist, als Selbstzweck; sondern im Intendieren des Leidens transzendiert er es auch schon, indem er durch das Leiden hindurch das intendiert, um dessentwillen er leidet, mit einem Wort: indem er opfert. Mit dieser Opfer-Sinngebung transponiert er das Leiden aus der Ebene des Faktischen auf die Ebene des Existentiellen.

Nun stünden wir vor der Frage: Ist der Sinn des Leidens auch deutbar? Und wir schlittern nun in die Problematik einer Pathodizee hinein, die wir an Stelle der Theodizee anpeilen, und zwar, weil die Theodizee zum Scheitern verurteilt ist; denn wenn sie argumentiert, das Leiden sei notwendig, um den Menschen zu läutern, oder aber, das Übel sei von Gott zugelassen, um dem Guten nur umso mehr zu einer Kontrastwirksamkeit zu verhelfen usf. usf., dann lässt sich angesichts solcher Argumentation immer noch weiterfragen, immer noch zurückgehen hinter all die genannten Argumente oder Gründe und Motive, so zwar, dass man fragt: Ja, hätte Gott, der Allmächtige, den Menschen nicht auch so schaffen können, dass er, der Mensch, eine Läuterung durchs Leiden gar nicht erst benötigen würde, und hätte er nicht auch eine Welt schaffen können, die der Kontrastwirkung gar nicht erst bedürfte?

Die einzige dem Menschen angemessene Haltung angesichts der Problematik einer Patho- oder gar der Theodizee ist die Einstellung des Hiob: der sich vor dem Geheimnis beugte – und, darüber hinaus, die Haltung des Sokrates, der zwar zu wissen vorgab, aber nur: dass er nichts weiß.

Aber wir tun so, als ob es bloß um Philosophen und Propheten ginge und nicht vielmehr um schlichte und einfache Menschen, etwa jene beiden UNO-Soldaten, die in Korea verwundet und sodann im Lazarett von einem, ich möchte sagen, metaphysisch fürwitzigen Reporter interviewt wurden, wobei sie gefragt wurden, was sie vom Sinn ihrer Verletzung und ihres Leidens hielten; worauf der eine antwortete: »People ask for too much« – und der andere: »God has his idea of what he wants to do with us.« Das nenne ich geantwortet im Hiobisch-Sokratischen Geist. Es gibt nun einmal Fragen, die falsch gestellt sind – und einen Glauben, der jede mögliche Antwort in den Schatten stellt.

Dennoch liegt es nahe, sich zumindest Bilder und Gleichnisse zu machen. Und als solches Gleichnis bietet sich uns das Gleichnis vom Goldenen Schnitt an. Ihm zufolge verhält sich bekanntlich der kleinere Teil zum größeren so wie der größere zum Ganzen. Nun, ist es nicht analog mit dem Verhältnis des Tiers zum Menschen und des Menschen zu Gott? Bekanntlich eignet dem Tier bloße Umwelt, während der Mensch »Welt hat« (Max Scheler); aber die menschliche Welt verhält sich zu einer Überwelt nicht anders als die tierische Umwelt zur menschlichen Welt. Und das heißt so viel wie: Ebenso wenig wie das Tier imstande wäre, aus seiner Umwelt heraus den Menschen und dessen Welt zu verstehen, ebenso wenig ist es möglich, dass der Mensch Einblick hat in die Überwelt, dass er Gott verstünde oder gar dessen Motive nachzuvollziehen vermöchte.

Nehmen wir das Beispiel des Hundes, der, wenn man ihm gegenüber irgendwohin zeigt, nicht eben dorthin blickt, sondern auf den Finger sieht, wo nicht gar nach dem Finger schnappt: Er kann nicht das Zeigen im Sinne eines Zeichens verstehen. Aber ergeht es dem Menschen nicht ähnlich? Kommt es denn nicht vor, dass auch der Mensch einen »Fingerzeig« des Schicksals, das ihm widerfährt, nicht versteht – dass er mit seinem Schicksal hadert? Auch er »schnappt nach dem Finger« …

Den Sinn des »Ganzen« – um beim Goldenen Schnitt zu bleiben – können wir Menschen selbstverständlich nicht erfassen; zumindest können wir ihn nicht denken, sondern nur glauben. Und so verstehen wir denn auch, was Albert Einstein im »Princeton Theological Seminary« gesagt hat: »Bloßes Denken kann uns nicht den *Sinn* der höchsten und fundamentalsten Zwecke enthüllen.« Wir sind da auf Glauben und nicht auf »bloßes Denken« angewiesen; aber: Was ist denn Glauben letztlich und eigentlich anderes denn ein entscheidendes Erkennen – ein Erkennen, das sich selbst in die Waagschale wirft? Der Glaube ist nicht ein Denken, vermindert um die Realität des Gedachten, sondern ein Denken, vermehrt um die Existentialität des Denkenden.

Und wem gilt solche Entscheidung? Was entscheidet solches Erkennen? Ob das »Ganze« des Seins ein Unsinn ist – oder aber einen Übersinn hat:* ob dahinter ein über unser menschlich-endliches Fassungsvermögen hinausgehender Sinn steht. Und zwar ein Sinn, der das scheinbar so sinnlose Leiden mit in sich einbeschlösse. Ein Sinn, der freilich jenseits aller Worte läge – aber was würde dies auch schon besagen? Wo alle Worte zu wenig wären, dort ist jedes Wort zu viel.

So wie die Physiologie, im Sinne unserer dimensionalen Auffassung menschlichen Daseins gesehen, offen ist nach einer

* »Übersinn« hat aber nicht das Geringste zu tun mit »übersinnlich«, sondern heißt so viel wie »übersinnvoll«.

Psychologie und Letztere wiederum nach einer – sit venia verbo – Noologie, als einer Betrachtung menschlichen Daseins qua geistiger Existenz, so soll diese Betrachtungsweise und mit ihr eine Existenzanalyse sich offen halten gegenüber jener Dimension, welche die bisherigen umgreift.

Erst von der Überwelt her erhält menschliches Leiden seine letzte Sinngebung, erhält es jenen über alles menschliche Fassungsvermögen hinausgehenden Übersinn.

Es ist also nicht so, als ob wir Menschen die Sinnlosigkeit des Daseins auf uns zu nehmen hätten – wie es der französische Existentialismus befürwortet; vielmehr ist es nur die Unbeweisbarkeit des Übersinns, der wir uns zu stellen haben.*

Soweit es überhaupt möglich ist, nach dem Sinn zu fragen, muss nach dem Sinn einer konkreten Person und konkreten Situation gefragt werden. Die Frage nach dem Lebenssinn lässt sich nur konkret stellen und nur aktiv beantworten: Holen wir zu einer Rückbesinnung auf die ursprüngliche Struktur des Weiterlebens aus, dann müssen wir der Frage nach dem Sinn des Lebens eine kopernikanische Wendung geben: Das Leben selbst ist es, das dem Menschen Fragen stellt. Er hat nicht zu fragen, er ist vielmehr der vom Leben her Befragte, der dem Leben zu antworten – das Leben zu verantworten hat. Die Antworten aber, die der Mensch gibt, können nur konkrete Antworten auf konkrete »Lebensfragen« sein. In der Verantwortung des Daseins erfolgt ihre

* Zu warnen ist vor dem kurzschlüssigen Verweis auf die Offenbarung, die einem jede Beweisbarkeit erspare; denn dass ich die Offenbarung als solche überhaupt anerkenne, setzt eine Glaubensentscheidung immer schon voraus. Diese Entscheidung ist die Bedingung, die erst erfüllt sein muss, wofern ich überhaupt glauben soll. Es verfängt also nicht im Geringsten, wenn man, einem Ungläubigen gegenüber, darauf verweist, dass es eine Offenbarung gibt; wäre sie für ihn eine solche, so wäre er ja auch schon gläubig.

Beantwortung, in der Existenz selbst »vollzieht« der Mensch das Beantworten ihrer eigenen Fragen.

Der scheinbar paradoxe Primat der Antwort gegenüber der Frage gründet sich auf dem Sich-Erfahren des Menschen als eines je schon Befragten. Aber der religiöse Mensch erlebt das Dasein nicht nur als konkrete Aufgabe, sondern als *persönlichen Auftrag* – der an ihn ergeht von einem persönlichen, ja überpersönlichen Wesen. So sieht er denn die Aufgabe transparent, nämlich auf die Transzendenz hin; er allein kann »trotzdem Ja zum Leben sagen« unter allen Bedingungen und Umständen – trotz alledem: trotz Not und Tod.

Wird die Sinnfrage konkret gestellt, so wird sie »ad hoc« gestellt, das heißt, es wird nach einem bloß relativen Sinn gefragt. Sobald die Sinnfrage jedoch aufs Ganze geht, wird sie sinnlos. Die Frage nach dem absoluten Sinn zu beantworten ist der Mensch außerstande. Denn das Ganze ist eo ipso nicht mehr überschaubar, und darum geht der Sinn des Ganzen über unser Fassungsvermögen notwendig hinaus. Der Sinn des Ganzen ist daher nicht weiter aussagbar, nicht näher angehbar – es sei denn im Sinne eines Grenzbegriffes, so zwar, dass wir sagen: das Ganze hat keinen Sinn –, es hat einen Übersinn.

Das Durchsetzen eines Sinnes, der mir vorschwebt, ist abhängig von meinem Tun und Lassen: je nachdem, was ich tue und lasse, geschieht etwas entweder – oder es geschieht nichts; aber der Übersinn setzt sich durch unabhängig von meinem Tun und Lassen: entweder mit oder ohne mein Dazutun, entweder mit meiner Mitwirkung oder unter Umgehung meiner. Mit einem Wort: Die Geschichte, in der sich der Übersinn erfüllt, geschieht entweder durch meine Unternehmungen hindurch – oder über meine Unterlassungen hinweg.

Aber nicht nur an einen Übersinn müssen wir – denknotwendig – glauben, sondern auch an ein Übersein: ein Sein, in dem das Vergangene geborgen ist, sodass es durch sein Vergangensein geborgen und gerettet ist vor der Vergänglichkeit; denn in der Vergangenheit ist das Vergangene aufbewahrt und aufgehoben – in der Vergangenheit bleibt es vor der Vergänglichkeit bewahrt – in die Vergangenheit wird es von uns hineingerettet. Nunmehr werden die Worte des Laotse verständlich: Eine Aufgabe erfüllt haben heißt: ewig sein. Aber nicht nur von schöpferischen Werten gilt solches, sondern auch von Erlebniswerten, die zu verwirklichen uns vergönnt gewesen sein mag; sagt doch der Dichter: Was du erlebst, kann keine Macht der Welt dir rauben. Schließlich und endlich gilt ein analoger Trost aber auch vom Leiden.

Für gewöhnlich sieht der Mensch nur das Stoppelfeld der Vergänglichkeit; was er übersieht, sind die vollen Scheunen der Vergangenheit. Im Vergangensein ist nämlich nichts unwiederbringlich verloren, vielmehr alles unverlierbar geborgen. Aber nicht nur schaffend füllen wir die Scheunen unserer Vergangenheit, erfüllen und verwirklichen wir Sinn und Werte, sondern auch erlebend und leidend. Leid ist Leistung. Tod heißt Ernte. In Wirklichkeit kann weder Leid noch Schuld noch Tod – kann diese ganze Trias der Tragik nicht dem Leben dessen Sinn nehmen.*

Wären wir unsterblich, dann könnten wir mit Recht jede Handlung ins Unendliche aufschieben, es käme nie darauf an, sie eben jetzt zu tun. So aber, angesichts des Todes als unübersteigbarer Grenze unserer Zukunft und Begrenzung unserer Möglichkeiten,

* Worauf es ankommt, ist: das Leid in Leistung – die Schuld in Wandlung – den Tod in einen Ansporn zu verantwortetem Tun zu transformieren. (V. E. Frankl: *Der leidende Mensch. Anthropologische Grundlagen der Psychotherapie.* Bern 1984, S. 51 [Bern 2005])

stehen wir unter dem Zwang, unsere Lebenszeit auszunützen und die einmaligen Gelegenheiten – deren »endliche« Summe das ganze Leben dann darstellt – nicht ungenützt vorübergehen zu lassen.

Die Endlichkeit, die Zeitlichkeit ist also nicht nur ein Wesensmerkmal des menschlichen Lebens, sondern für dessen Sinn auch konstitutiv. Der Sinn menschlichen Daseins ist in seinem irreversiblen Charakter fundiert. Man könnte überhaupt die existenzanalytische Maxime in folgende Imperativform kleiden: Lebe so, als ob du zum zweiten Mal lebtest und das erste Mal alles genauso falsch gemacht hättest, wie du es zu machen – im Begriffe bist. Gelingt es einem, sich dieser Phantasievorstellung hinzugeben, dann wird ihm im gleichen Augenblick die ganze Größe der Verantwortung bewusst, die der Mensch in jedem Moment seines Lebens hat.

Nichts lässt sich aus der Welt schaffen, was einmal geschehen ist; kommt nicht alles nur umso mehr darauf an, dass es in die Welt geschaffen wird?

Wie ist es nun dann, wenn die Scheunen leerstehen – wie ist es dann, wenn das ganze Leben nichts anderes war als eine große Missernte?

Wir Ärzte sind ja täglich und sprechstündlich konfrontiert mit Menschen, die solche Missernten ihres Daseins hinnehmen müssen: Wir sehen Menschen, die senil werden – und wir sehen Frauen, die steril bleiben. Ohne ein Wissen um die metaklinischen Implikationen unseres ärztlichen Handelns ist diesen Menschen in ihrer Verzweiflung wenig gedient. Wir müssen ihnen zeigen und darum selbst sehen, wie sehr ihre Verzweiflung auf eine Verblendung zurückgeführt werden kann, will heißen auf die Überschätzung eines einzelnen Werts, auf das So-Tun, als ob dieser einzelne der einzige Wert wäre. Sodass er die anderen Werte überstrahlt und uns blind macht für sie. So wird, um nur beim Beispiel der sterilen

Frau zu bleiben, so getan, als ob der Sinn eines Frauenlebens damit stünde und fiele, ob man Mann und Kinder sein eigen nennt. Als ob das Leben einer unverheiratet und kinderlos gebliebenen Frau nicht auch noch anderweitige Sinn- und Wertmöglichkeiten in sich bürge. Als ob überhaupt der Sinn des Lebens damit stünde und fiele, dass man es fortpflanzt. Aber ein an sich sinnloses Leben fortzupflanzen wäre ja das Sinnloseste.

Uns ist ein Mann bekannt, der in ein Konzentrationslager gebracht wurde und hierbei das druckreife Manuskript eines Buches, seines Lebenswerkes, einzuschmuggeln versuchte, um es in eine andere, bessere Zeit hinüberzuretten. Als es so aussah, als ob sein Tod unmittelbar bevorstünde, war er zunächst verzweifelt darob, dass es nicht mehr hätte publiziert werden können. So war ihm abverlangt, auf die Chance einer zweiten Niederschrift Verzicht zu leisten, und das hieß in der konkreten Situation, sich hindurchzuringen bis zur Überzeugung: Was wäre das auch schon für ein Leben, dessen Sinn damit stünde und fiele, dass jemand ein Buch zu veröffentlichen Gelegenheit hat oder nicht. Zwar war ihm weh zumute, aber – wenn auch noch so schmerzlich: Ihm wurde klar, dass der Sinn des Lebens ein solcher ist, dass sich dieser Sinn selbst noch im Scheitern, im Leerstehen der Scheunen erfüllt – und so denn auch noch im Leerstehen von Schreibtischladen, in denen wir unsere Manuskripte abzulegen und aufzubewahren pflegen …

Im Konzentrationslager begegnete ich einmal zwei Menschen, die darüber klagten, dass sie sich nichts mehr vom Leben erwarten; ich aber versuchte ihnen klarzumachen, dass man sich eigentlich nicht fragen dürfte, was erwarte ich mir vom Leben, vielmehr: Wer oder was wartet auf mich – ein Mensch oder ein Werk, eine Person oder eine Sache? Und: Wer erwartet etwas von mir – beispielsweise in einer wirklich aussichtslosen Situation, dass ich aufrecht dem mir abverlangten Martyrium entgegengehe … Denn es gibt nun einmal Situationen, in denen es feststeht, dass man zu einem Werk nicht mehr zurückkehren und einen Menschen nicht mehr wiedersehen wird, sodass tatsächlich nichts und niemand mehr auf einen wartet. Nun, von einer Erfolgsethik aus wäre jeder Heroismus in solcher Situation sinnlos; es muss sinnlos erscheinen, heroisch zu sein, wenn niemand etwas davon hat, ja nicht einmal jemand etwas davon weiß. Der religiöse Mensch ist selbst dann noch vor der Verzweiflung gefeit; denn er weiß darum, dass auch dann noch Gott von ihm etwas erwartet. Einen Sinn hat das Durchhalten trotz aller Aussichtslosigkeit einzig und allein dann, wenn man ahnt, dass ein unsichtbarer Zeuge und Zuschauer da ist.

Erst im Angesicht Gottes, erst im Hinblick darauf, dass er es ist, vor dem der Mensch verantwortlich ist für die ihm abverlangte Erfüllung eines konkreten und persönlichen Lebenssinns, der auch noch den Sinn des Leidens mit in sich einbegreift, wird das menschliche Dasein in eine Dimension hineingerückt, in der es bedingungslos lebenswürdig ist: unter allen Bedingungen und unter allen Umständen.

Und so denn auch unter Bedingungen und Umständen wie Krankheit, sogar unheilbare Krankheit, auch noch unheilbare Geisteskrankheit, und das heißt, das menschliche Dasein ist lebenswürdig sogar dann, wenn es so aussieht, als würde es eher die Bezeichnung »lebensunwertes Leben« verdienen.

Zwar wird der Leser stutzig werden; aber mag der prognostisch infausteste psychotisch Erkrankte noch so sehr allen Nutzwert verloren haben – er behält seine Würde, und er verdient unsere Ehrfurcht.* Und zwar umso mehr, als er eben krank, »geistes«-krank ist;

* »Mag einer noch ungeboren, mag er Kind sein oder, unfähig einer menschlichen Äu-

denn der Wertrang des Homo patiens ist höher als der des Homo faber. Der leidende Mensch steht höher als der tüchtige Mensch. Und trotz aller Untauglichkeit ist sein Leben gerade das genaue Gegenteil von »lebensunwert«: auf geheime und verborgene Weise ist es in höchstem Maße sinnschwanger und lebenswürdig!

Zu uns wird ein etwa 60-jähriger Mann gebracht, der an einem Defekt- und Endzustand nach Dementia praecocissima leidet. Er hört Stimmen, halluziniert also akustisch, ist autistisch, tut den ganzen Tag nichts anderes als Papier zerreißen und führt solcherart ein scheinbar ganz und gar sinnloses Leben. Wollten wir uns an die Einteilung der Lebensaufgaben nach Alfred Adler halten, so erfüllt unser Patient – dieser »Idiot«, wie er genannt wird – keine einzige der Lebensaufgaben: Einer Arbeit geht er nicht nach, von der Gemeinschaft ist er so gut wie ausgeschlossen, und das Geschlechtsleben, von Liebe und Ehe nicht zu sprechen, ist ihm versagt. Und dennoch: Welch eigenartiger, merkwürdiger Charme geht von diesem Menschen aus, vom Kern seiner Menschlichkeit – die von der Psychose unberührt geblieben ist: Vor uns steht ein Grandseigneur! Aus dem Gespräch ergibt sich, dass er mitunter jähzornig aufbraust, aber im letzten Moment sich zu beherrschen imstande ist. Da geschieht es, dass ich ihn von ungefähr frage: »– wem zuliebe beherrschen Sie sich dann doch?« – und er antwortet mir: »*Gott zuliebe* …« Und da fallen mir die Worte von Kierkegaard ein: »Selbst

ßerung, in geistiger Umnachtung leben: Sein menschliches Wesen, seine Persönlichkeit als ontische Gegebenheit bleibt immer in gleicher Weise bestehen. Die Möglichkeit zur inneren sittlichen Entscheidung für das Gute hat mit einer besonderen Höhe der Intelligenz- und Willenskraft an sich nichts zu tun.« (Josef Fulko Groner, in: *Hochland* 48, 1955, S. 42). Worauf all dies hinausläuft, ist »Achtung vor dem Geist, der in jedem Menschen, auch noch im Irren vorhanden ist.« (A. F. Utz, in: *Deutsche Thomasausgabe*, Bd. 18, Kommentar, S. 484) wenn der Wahnsinn mir das Narrenkleid vor die Augen hielte – ich kann meine Seele noch erretten: wenn meine Liebe zu Gott in mir siegt.« Erst wenn man einmal dort steht, von wo aus sich das trostloseste und aussichtsloseste Schicksal tragen lässt – nämlich nur »Gott zuliebe«, wie unser »idiotischer« Patient uns bewiesen hat: Dann erst kann man Ja zum Leben sagen trotz allen Bedingungen und Umständen, auch unter misslichsten und ungünstigsten.

Dargelebt haben es uns Patienten, und vorgelebt haben es uns Propheten. Die Lebensbedingungen palästinensischer Bauern biblischer Zeiten waren ganz andere als die eines Falles von Dementia praecocissima, eines Mannes in Kriegsgefangenschaft oder in einem Konzentrationslager, und die Handicaps, Krisen und Katastrophen dieser Bauern waren ganz andere, als es die Grenzsituationen der ersten Hälfte unseres Säkulums waren. Jenen Menschen ging es nicht um unheilbare Psychosen oder um nicht publikable Manuskripte: ihre leer stehenden Scheunen und Missernten waren solche im wörtlichen Wortsinn – trotzdem hat ein Habakuk – Gott zuliebe – Ja zum Leiden gesagt: »Die Feigen blühen nicht, und kein Ertrag ist an den Weinstöcken, die Olive trägt keine Frucht, die Flur trägt keine Speisen. Kein Schaf befindet sich in den Hürden, und kein Rind ist in den Ställen. Ich aber jauchze in dem Ewigen, juble im Gott meines Heiles.«

IV. Logotherapie als spezifische Therapie noogener Neurosen

Neurosen müssen nicht im psychischen Bereich wurzeln – sie können auch in einem Bereich, der wesentlich über den psychischen hinausliegt: im noetischen Bereich, im Bereich des Geistigen begründet sein. In solchen Fällen, wo letztlich ein geistiges Problem, ein moralischer Konflikt oder eine existentielle Krise der betreffenden Neurose ätiologisch zugrunde liegen, sprechen wir von noogener Neurose.

An diesem Punkte unserer Überlegungen angelangt, sehen wir – neben der Gefahr des Psychologismus – eine weitere Gefahr: die Gefahr eines Noologismus.

Neben der Scylla des Psychologismus lauert auf uns die Charybdis des Noologismus. Während der Psychologist das Geistige aus dem Raum des Menschlichen, der durch die Dimension des Geistigen überhaupt erst konstituiert wird, in die Ebene des bloß Psychischen hineinprojiziert, interpretiert der Noologist das Leibliche einseitig und ausschließlich im Sinne eines Ausdrucks des Geistigen. Während der Psychologismus jede und so denn auch die noogene Neurose als eine psychogene fehldiagnostiziert, hält der Noologismus jede und so denn auch die psychogene Neurose (ebenso wie die somatogene Pseudoneurose) für eine noogene. Und es hieße, in den Fehler des Noologismus verfallen, wollte man behaupten, jede Neurose sei noogen; umgekehrt hieße es, in den Fehler des Pathologismus verfallen, wollte man behaupten, jede existentielle Frustration sei auch schon etwas Neurotisches. Ebenso wenig wie jede Neurose in der existentiellen Frustration wurzelt – ebenso wenig ist jede existentielle Frustration pathogen. Nun wird klar: Wir halten keineswegs dafür, dass es nur noogene Neurosen gibt – dass alle Neurosen noogene sind. Halten wir dies mit dem oben Gesagten zusammen, so ergibt sich: Nicht jede existentielle Frustration wird pathogen – und nicht jede neurotische Erkrankung ist noogen. Aus einer Statistik der Psychotherapieambulanz der Tübinger Universitäts-Nervenklinik ist zu entnehmen, dass etwa 12 Prozent der dortselbst anfallenden Neurosenfälle als noogen aufgefasst werden können (Langen und Volhard); aus einer Statistik der Universitäts-Frauenklinik Würzburg ließe sich ersehen, dass mit 21 Prozent noogener Neurosen zu rechnen ist (Prill), während die Leiterin der Psychotherapieambulanz der Neurologischen Poliklinik Wien in ihrem statistischen Bericht über das Neurosenmaterial 14 Prozent noogener Neurosen – und, darüber hinaus, 7 Prozent blander Fälle existentieller Frustration ausweist (Niebauer). Wir müssen uns also nicht nur vor einem Pathologismus, sondern ebenso wohl auch vor einem Noologismus hüten, und Noologismus wäre es, im Geistigen den einzigen Bereich menschlichen Daseins und demgemäß auch die einzige Ursache neurotischer Erkrankung zu sehen. Das heißt: Nicht jede Neurose ist noogen – nicht jede Neurose ist aus einem Gewissenskonflikt oder einem Wertproblem entstanden.

Weder ist die Neurose immer auf ein Verabsolutieren relativer Werte zurückzuführen, noch führt dieser Wertabsolutismus immer auch schon zu einer Neurose. J. H. van der Veldt von der »Catholic University of America« in Washington bestätigt unsere eigene Auffassung insofern, als er ausdrücklich erklärt, dass nicht jeder Neurose ein Konflikt zugrunde liegt, geschweige denn ein moralischer oder gar religiöser Konflikt.

Es ließe sich anhand von Kasuistik unschwer nachweisen, dass die so viel zitierten und als pathogen so sehr inkriminierten psychischen Traumata, Komplexe, Konflikte und Probleme gar nicht so pathogen sind, wie man gemeiniglich annimmt. Dass sie überhaupt auftauchen, ist mitunter bereits Auswirkung und nicht erst Ursache neurotischer Erkrankung.

Analoges lässt sich auch auf den Bereich (nicht der Pathogenese im Allgemeinen, sondern) der Noogenese (im Besonderen) anwenden: Auch von den noogenen Neurosen gilt nämlich, dass die existentielle Frustration, die ihnen zugrunde liegen mag, so ubiquitär ist, dass sie an sich und als solche nicht pathogen sein kann.

Fragen wir uns nun: Wann wird die existentielle Frustration pathogen? Nun, hierzu bedarf es des Entgegenkommens einer somatopsychischen Affektion – sie muss zur existentiellen Frustration erst hinzutreten. Gewissen Organen kommt, über jedes organisch bedingte »somatische Entgegenkommen« hinaus, außerdem noch eine bestimmte, eine spezifische Bedeutungsqualität zu; wir möchten diese Art von »somatischem Entgegenkommen« daher als symbolisches Entgegenkommen kennzeichnen. So ist etwa bekannt, welche besondere symbolhafte Repräsentanz der Verdauungstrakt für ganz bestimmte seelische Grundhaltungen besitzt: Wir erinnern nur an die von der Psychoanalyse, aber neuerdings auch von jüngeren psychotherapeutischen Richtungen herausgestellten Zusammenhänge zwischen Obstipation einerseits und anderseits Geiz bzw. der inneren Haltung des Nichts-her(aus)geben-Wollens (als anthropologischer Qualifikation, also sozusagen eines bestimmten Modus des gesamten In-der-Welt-Seins). Es ist klar, dass in all jenen Fällen, in denen das neurotische Symptom aufgrund einer bestimmten Finalität gewählt wird, von einer Neurose jenes Organ befallen sein wird, dessen Erkrankung die größte Chance bietet, den neurotischen Zweck zu erfüllen. Was die Neurose, in einer ganz bestimmten Konstellation der Lebensumstände, etwa mit einer Blasenstörung und *nur* mit ihr erreichen kann, wird daher auch dann zu einer neurotischen Erkrankung der Blase führen, wenn nicht gerade auf urologischem Gebiet eine Organminderwertigkeit »somatisch entgegenkommt«.

Es muss sohin, soll eine noogene Neurose entstehen, in die existentielle Frustration eine somatopsychische Affektion erst einklinken. Eigentlich ist es aber auch nicht anders denkbar, und zwar gerade der Logotherapie zufolge; denn gerade ihr zufolge kann es ein Krankheitsgeschehen von allem Anfang an nur im Bereich des psychophysischen Organismus geben, nicht aber in dem der geistigen Person: Die geistige Person kann nicht krank werden.* Wohl aber kann der Mensch krank werden. Wann immer dies jedoch der Fall ist, muss der psychophysische Organismus involviert sein. Es muss, soll von Neurose überhaupt die Rede sein können, eben eine psychophysische Affektion vorliegen. Ja, jede Krankheit ist, von vornherein und bereits als solche, eine psychophysische. In diesem Sinne sprechen wir bewusst bloß von noogenen Neurosen – aber nicht von noetischen Neurosen: Noogene Neurosen sind Krankheiten »aus dem Geist« – sie sind aber nicht Krankheiten »im Geist«: Es gibt keine »Noosen«; etwas Noetisches kann an sich und als solches nicht Pathologisches und so denn auch nichts Neurotisches sein. Die Neurose ist keine noetische, keine geistige Erkrankung, keine Erkrankung des Menschen bloß in seiner Geistigkeit; vielmehr ist sie immer *die Erkrankung eines Menschen in seiner Einheit und Ganzheit.* Ebenso ergibt sich aus all dem Gesagten, dass die Bezeichnung Noogene Neurosen dem Begriff existentielle Neurosen vorzuziehen ist: Existentiell kann eigentlich nur eine Frustration sein – sie jedoch ist ja eben keine Neurose, ja überhaupt nichts Pathologisches.

Es ist klar, dass in Fällen noogener Neurose, die aus dem Geistigen entstehen, auch eine Psychotherapie vom Geistigen her angezeigt ist, und als solche versteht ja sich selbst die Logotherapie.

* Das Geistige ist bereits ex definitione eben nur das Freie im Menschen. »Person« nennen wir von vornherein überhaupt nur das, was sich – zu welchem Sachverhalt auch immer – frei verhalten kann (siehe oben: S. 268 f.).

Im Folgenden soll nun der konkrete Fall einer noogenen Neurose referiert werden.

Es handelt sich um eine junge Frau, die sich unter dem Bilde einer schweren vegetativen Neurose mit einer reaktiven Depression an uns wendet. All dem liegt zugrunde ein Gewissenskonflikt zwischen Ehe und Glauben: Soll sie die eine dem anderen opfern oder umgekehrt? Sie legt größten Wert auf eine religiöse Erziehung ihrer Kinder, während ihr Mann, ausgesprochener Atheist, entschieden dagegen ist. An sich ist der Konflikt menschlich und nicht krankhaft; nur die Konfliktwirkung, die Neurose, ist Krankheit. Aber sie lässt sich nicht behandeln, ohne dass wir auf eine Sinn- und Wertfrage eingehen. Behauptet doch die Patientin selbst, sie könnte das schönste Leben, ihre Ruhe (*emotional balance!*) und ihren Frieden (*peace of mind!*) haben, wenn sie sich ihrem Mann – allgemein ihrer gesellschaftlichen Umwelt – anpassen würde (*social adjustment!*). Aber das Problem lautet: Soll man sich – darf man sich um jeden Preis anpassen, noch dazu diesem Mann, dieser Gesellschaft …? Aber dies könne sie doch nicht, meint sie. Zuerst einmal galt es, durch Dämpfung der affektiven Resonanz des Organismus auf medikamentösem Wege die psychophysischen Wirkungen des sittlich-geistigen Konflikts abzuschirmen, sodann jedoch, auch eine kausale Therapie in die Wege zu leiten, indem wir der Patientin zwar widerrieten, sich in prinzipieller Hinsicht, hinsichtlich ihrer weltanschaulichen Prinzipien, ihrem Mann anzupassen, nur umso mehr aber empfahlen, in taktischer Hinsicht, gerade aus ihrer religiösen Überzeugtheit heraus, jede Provokation ihres Mannes zu vermeiden und ihm den Weg zu einem besseren Verständnis ihrer eigenen Überzeugung zu bereiten und zu ebnen.

Dies: sich der Lebensauffassung ihres Mannes anpassen – könne sie doch nicht, meint sie, denn das hieße ihr »Selbst« opfern.

Nun, hätte die Patientin diese Bemerkung nicht gemacht, so hätte die psychotherapeutische – im konkreten Falle: logotherapeutische – Behandlung der offenbar noogenen, aus einem sittlich-geistigen Konflikt entstandenen und daher vom Geistigen her behandlungsbedürftigen Neurose die Patientin keinesfalls in der einen oder anderen Richtung: sei es Anpassung an ihren Mann, sei es Selbstbehauptung ihrer eigenen Weltanschauung – bestärken dürfen; denn der Arzt wird sich vor jedem Oktroi einer Weltanschauung, seiner Weltanschauung, hüten müssen. Es darf nicht zu einer »Übertragung« der persönlichen Weltanschauung, der eigenen Weltrangordnung, auf den Patienten kommen! Der Logotherapeut wird sich schon deshalb davor hüten, dass der Patient die Verantwortung auf ihn abwälzt, weil Logotherapie wesentlich Erziehung zur Verantwortung ist.[27] Aus dieser Verantwortung heraus muss der Kranke selbstständig vorstoßen zum konkreten Sinn seines persönlichen Daseins. »So wird der konkrete Daseinsraum, in den der Mensch ›geworfen‹ ist, mit Sinn begabt.« (Paul Polak)[28] Die Existenzanalyse hat den Menschen zum Bewusstsein seines Verantwortlichseins zu bringen; aber darüber hinaus darf sie ihm keinerlei konkrete Werte vermitteln, muss sich vielmehr darauf beschränken, den Patienten die auf eine Verwirklichung durch ihn wartenden Werte und den einer Erfüllung durch ihn harrenden Sinn selbsttätig finden zu lassen. Was hingegen auf keinen Fall in Betracht kommt, ist ein Oktroi der Wertrangordnung und Weltanschauung des Therapeuten auf den Patienten – eine weltanschauliche Übertragung. Nun hat die Patientin ausdrücklich zu verstehen gegeben: Auf ihre religiöse Überzeugung beziehungsweise deren Umsetzung in die Tat verzichten hieße, ihr Selbst opfern – und dies gibt uns therapeutisch das Recht, ihr klarzumachen, dass ihre neurotische Erkrankung nichts anderes darstellt als das Resultat der drohenden bzw. bereits stattgehabten geistigen Vergewaltigung ihrer selbst.

Ein weiterer kasuistischer Beleg: Herr Stefan V., 58 Jahre alt, kommt aus dem Ausland, nur seinen Freunden zuliebe, denen er sein Wort verpfändet hat, sich nicht das Leben zu nehmen, ohne nach Wien gekommen zu sein und mit mir gesprochen zu haben. Seine Frau ist vor acht Monaten gestorben, an einem Karzinom. Daraufhin hat er sich das Leben zu nehmen versucht, war wochenlang interniert, und auf meine Frage, warum er den Selbstmord nicht wiederholt habe, antwortet er: »Nur deshalb nicht, weil ich noch etwas zu erledigen hatte.« Und zwar hatte er sich um das Grab seiner Frau zu kümmern. Ich frage: »Und darüber hinaus haben Sie keine Aufgabe zu erfüllen?« Darauf antwortet er: »Alles kommt mir sinnlos, nichtig vor.« – Ich: »Kommt es darauf an, wie es Ihnen vorkommt: ob nichtig oder nicht? Kommt es nicht vielmehr darauf allein an, ob es wichtig ist? Ist es undenkbar, dass Ihr Sinnlosigkeitsgefühl Sie täuscht? Sie haben das Recht, das Gefühl zu haben, dass nichts und niemand Ihnen Ihre Frau ersetzen kann; aber Sie haben die Pflicht, sich die Chance zu geben, einmal anders zu fühlen und die Zeit, zu der Sie es tun werden, überhaupt zu erleben.« – Er: »Ich kann keinen Geschmack mehr am Leben finden.« Ich mache ihn darauf aufmerksam, es von ihm zu verlangen, wäre zu viel verlangt, und die Frage ist, ob er die Verpflichtung hat, trotz allem weiterzuleben. Daraufhin er: »Pflicht …? Das sind Phrasen. Alles ist nutzlos.« Und ich: »Geht so etwas wie Freundschaft und Ehrenwort, geht so etwas wie Grabsteine setzen – für Tote, das heißt für Wesen, die nicht mehr – real existieren – etwa nicht über alle unmittelbare Nützlichkeit und Zweckmäßigkeit hinaus? Wenn Sie sich verpflichtet fühlen, der Toten zuliebe einen Grabstein zu setzen – fühlen Sie sich nicht *mehr* verpflichtet, ihr zuliebe ein Leben zu führen, überhaupt weiterzuleben?« Tatsächlich hatte er das Verpflichtetsein jenseits utilitaristischer Erwägungen unbewusst und unausdrücklich anerkannt. Es hatte nicht genügt, den Patienten beim Wort zu nehmen, wie es seine Freunde getan hatten: Es galt, ihn bei der *Tat* zu nehmen, und solches zu tun gehört zum Wesen der Existenzanalyse. *Faktisch* hatte er sich so verhalten wie einer, der an das Verpflichtetsein, mehr als dies: an einen höheren Sinn des Daseins, *glaubt*: an etwas, das ihm Sinn gibt zu jeder Zeit und so denn auch noch nach dem letzten Atemzug dessen, den er liebt, ja, bis zum letzten Augenblick seines Daseins.*

Die Logotherapie versucht, den Patienten auf einen konkreten und persönlichen Sinn hinzuordnen und auszurichten. Sie ist aber nicht dazu da, dem Dasein des Patienten einen Sinn zu geben – schließlich und endlich wird auch niemand von der Psychoanalyse, die sich doch so sehr mit der Sexualität befasst – erwarten oder gar verlangen, dass sie Ehen vermittelt, oder von der Individualpsychologie – die sich doch so sehr mit der Sozietät beschäftigt –, dass sie Stellen vermittelt; nun, ebenso wenig werden von der Logotherapie Werte vermittelt. Es geht ja nicht darum, dass wir dem Patienten einen Daseinssinn geben – als ob eine mit Werten so explizit umgehende Psychotherapie wie die Logotherapie etwas anderes im Sinne hätte als das eine: sozusagen das Wertgesichts-

* Einen bei der Tat nehmen heißt aus einer Quaestio juris eine Quaestio facti (des Getanen) machen – worin ich das Geheimnis des Transzendentalismus (von Kant über Husserl bis zu Heidegger) sehe: »So können wir beweisen, dass Werte wohl nicht bewiesen werden können, sondern nur – gewollt, aber auch, dass sie zutiefst jeder selbst will.« (V. E. Frankl: »Psychotherapie und Weltanschauung«, in: *Internationale Zeitschrift für Individualpsychologie*, Sept. 1925 [*Frühe Schriften* 1923–1942. Wien 2005, S. 34])

feld des Patienten zu erweitern, sodass er des vollen Spektrums personaler und konkreter Sinn- und Wertmöglichkeiten gewahr wird. Aber die Logotherapie macht dem Patienten nur sein Verantwortlichsein bewusst, um ihn dann sich selbst entscheiden zu lassen, wofür: für die Erfüllung welchen konkreten Sinnes und für die Verwirklichung welcher persönlichen Werte – und wovor: ob überhaupt vor etwas (vor dem Gewissen oder vor der Gesellschaft) und nicht vielmehr vor jemandem (vor Gott) – er sein eigenes Dasein als Verantwortlichsein auslegt und ausdeutet. So oder so: Es geht nicht darum, dass wir dem Patienten einen Daseinssinn geben, sondern einzig und allein darum, *dass wir ihn instand setzen, den Daseinssinn zu finden*.

Der Logotherapeut wird der Letzte sein, der hinsichtlich einer solchen Entscheidung dem Patienten die Verantwortung abnimmt oder auch nur zulässt, dass der Patient seine Verantwortung auf den Psychotherapeuten abwälzt: Die Logotherapie erweist sich als eine Erziehung zur Verantwortung und ist als solche, was die – allen Schulen und Richtungen der Psychotherapie drohende! – Gefahr wertender Grenzüberschreitung anlangt, noch am ehesten gefeit.

V. Logotherapie als unspezifische Therapie

Aus dem Gesagten ergibt sich, dass bei noogenen Neurosen die Logotherapie eine spezifische Therapie darstellt: Die noogenen Neurosen, als Neurosen aus dem Geistigen heraus, haben die Logotherapie als Therapie vom Geistigen her angefordert. Bei den noogenen Neurosen ist die Logotherapie insofern angezeigt, als diese Neurosen den engeren Indikationsbereich der Logotherapie vorstellen. Innerhalb dieser Grenzen ist die Logotherapie tatsächlich ein Ersatz der Psychotherapie. Aber es gibt auch einen weiteren Indikationsbereich der Logotherapie, und ihn repräsentieren die Neurosen im engeren Sinne, also nicht die noogenen, sondern die psychogenen Neurosen.

Wir haben gesehen, dass es gerade in der Psychotherapie gefährlich werden kann, wenn man die Eigenständigkeit und Eigengesetzlichkeit des geistigen Bereiches übersieht; aber eben – so wenig wie wir das Noetische übersehen – ebenso wenig dürfen wir es auch überschätzen. Das Geistige übersehen bzw. es aus seinem eigenen Raum heraus in die Ebene des bloß Seelischen hineinprojizieren hieße, dem Psychologismus verfallen; das Geistige jedoch überschätzen heißt wieder, einem Noologismus huldigen. Dies tun wir keineswegs – im Gegenteil: Wir kehren immer wieder hervor, wie sehr die Neurosen nicht nur im Geistigen, sondern auch in psychophysischen Schichten verwurzelt sind. Ja, wir stehen nicht an zu behaupten, dass die Neurose im engeren Wortsinn zu definieren sei als eine (eben nicht noogene, vielmehr) psychogene Erkrankung.

Psychogen heißt nun: vom Seelischen her verursacht. Demgegenüber kennen wir aber auch Krankheiten, die vom Seelischen her nicht wirklich verursacht sind, sondern bloß ausgelöst; wir bezeichnen solche Krankheiten als psychosomatisch.

Entgegen der Psychosomatischen Medizin jedoch halten wir nicht dafür, dass es sich jeweils um spezifische Komplexe, Konflikte, Probleme und Traumen handelt, die da pathogen werden. Vielmehr konnten Mitarbeiter von mir im Zuge statistischer Erhebungen unschwer nachweisen, dass eine auslesefreie Serie von Fällen unserer neurologischen Station nicht vielleicht ebenso viel, sondern viel mehr Komplexe, Konflikte und Traumen hinter sich gebracht hatten als eine ebenfalls auslesefreie Serie von Fällen der

Psychotherapieambulanz,* und wir haben dies dahingehend zu erklären, dass wir die zusätzliche Problembelastung neurologisch Kranker ins Kalkül ziehen. So oder so: Davon, dass die Komplexe, Konflikte und Traumen pathogen sind, kann einfach schon deshalb nicht die Rede sein, weil sie ubiquitär sind (siehe oben, S. 333 f.). Was gemeiniglich für pathogen gehalten wird, ist in Wirklichkeit pathognomonisch, das heißt, es ist weniger Ursache als vielmehr Zeichen der Krankheit. Wo, im Rahmen anamnestischer Erhebung, Komplexe, Konflikte und Traumen auftauchen, ist es vielfach so, dass sie einem Riff gleichen, das zwar bei Ebbe auftaucht, aber nicht deren Ursache ist. Nicht ist es so, als ob das Riff die Ebbe entstehen ließe; sondern die Ebbe lässt das Riff erscheinen. Analog ekphoriert eine Analyse Komplexe, bei denen wir es bereits mit Symptomen der Neurose, eben mit Krankheitszeichen zu tun haben. Dass es sich bei Konflikten und Traumen um eine Belastung und Beanspruchung, mit einem Wort, um einen Stress im Sinne von Selye handelt, ist nur ein Anlass mehr, vor dem nach wie vor verbreiteten Irrtum zu warnen, aufgrund dessen so getan wird, als wäre nur die Belastung und nicht mehr noch als sie die Entlastung pathogen (V. E. Frankl, M. Pflanz und Thure von Uexküll, W. Schulte) bzw. die Belastung, solange sie dosiert ist, sagen wir das Belastet- und Beanspruchtsein von einer Aufgabe her, »antipathogen« (M. Pflanz und Thure von Uexküll).

Der Logotherapie zufolge werden jedoch nicht nur psychosomatische Krankheiten von den psychogenen Neurosen begrifflich abgetrennt; vielmehr unterscheiden wir auch somatogene

* Vgl. Joost A. Meerloo (New York): »Recently, Rorschach tests conducted in a large hospital proved that the patients on the medical and surgical wards were just as much conflict-ridden as those from the psychiatric department.« *American Journal of Psychotherapy* 12, 1958, S. 42

Pseudoneurosen, das heißt scheinbar neurotische Erkrankungen, die jedoch nicht vom Seelischen, sondern umgekehrt vom Somatischen her verursacht sind; wir nennen sie auch funktionelle Krankheiten, und zwar deshalb, weil es sich um keine Strukturveränderungen handelt, sondern um bloße Funktionsstörungen, und zwar in erster Linie solche vegetativer und endokriner Natur. In dieser Beziehung haben wir im Besonderen drei Gruppen vegetativer und endokriner Funktionsstörungen herausgearbeitet:

1. die basedowoiden Pseudoneurosen (larvierte Hyperthyreosen),
2. die addisonoiden Pseudoneurosen (larvierte Hypokortikosen, wie wir sie auch nennen) und
3. die tetanoiden Pseudoneurosen.

All diese Formen werden nicht selten diagnostisch deshalb verkannt, weil sie oftmals monosymptomatisch verlaufen, so zwar, dass das betreffende Monosymptom ein psychisches ist. So ist, wie wir nachweisen konnten, häufig das einzige Symptom einer larvierten Hyperthyreose die Agoraphobie, während im gleichen Sinne die larvierte Hypokortikose zu einem (von uns als solches bezeichneten) psych-adynamischen Syndrom führen kann, in dessen symptomatologischem Vordergrund die Trias Depersonalisation – Konzentrationsschwäche – Merkfähigkeitsstörung steht. Es versteht sich von selbst, dass die Hyperthyreose auch in bloß larvierten Fällen mit einem erhöhten Grundumsatz einhergeht, die Hypokortikose mit einem erniedrigten arteriellen Blutdruck und die tetanoide Pseudoneurose mit einer Erhöhung des Kalium-Kalzium-Quotienten. Im Sinne einer somatopsychischen Simultantherapie haben wir gelernt bzw. gelehrt, die Fälle auch durch eine zielende Medikation zu behandeln, in deren Rahmen wir basedowoiden Patienten Dihydroergotamin, addisonoiden Desoxykortikosteronazetat und tetanoiden den o-Methoxyphenyl-Glyzerinäther zu verordnen pflegen.

Ein konkreter Fall: Von der behandelnden Ärztin werde ich als Konsiliarius zu einer jungen Patientin berufen, die sich bettlägerig in einem Sanatorium befindet. Fünf Jahre hindurch war sie von einer Laienanalytikerin ohne den geringsten therapeutischen Effekt behandelt worden. Als ihr schließlich die Geduld gerissen war und sie der Psychoanalytikerin vorschlug, die Behandlung zu unterbrechen, erklärte die Psychoanalytikerin der Patientin gegenüber, von einer Unterbrechung könne nicht die Rede sein, da die Behandlung noch nicht begonnen habe, vielmehr die ganze Zeit über am Widerstand der Patientin gescheitert sei … Ich selbst verordnete Desoxykortikosteronazetat-Injektionen, und wenige Monate später erfuhr ich seitens der behandelnden Kollegin, dass die Patientin wieder völlig arbeitsfähig geworden war, ihr Universitätsstudium fortsetzen und ihre Dissertation zustande bringen konnte. Es hatte sich um eine Unterfunktion der Nebennierenrinde unter dem klinischen Bilde eines Depersonalisationssyndroms gehandelt.

Simultan aber hat jeder derartige Fall eben auch von der psychischen Seite her therapeutisch angegangen zu werden; denn es ist nicht so, als ob beispielsweise die Hyperthyreose unmittelbar zu einer Platzangst führen würde; vielmehr ist es so, dass sie nichts anderes als eine bloße Angstbereitschaft mit sich bringt – welcher vegatativen Angstbereitschaft sich dann erst noch eine reaktive Erwartungsangst bemächtigen muss, deren Mechanismus uns Psychotherapeuten ja wohlbekannt ist: Ein an sich harmloses, flüchtiges Symptom erzeugt im Patienten die phobische Befürchtung seiner Wiederkehr, diese Erwartungsangst verstärkt sodann das Symptom, und schließlich bestärkt das solcherart verstärkte Symptom den Patienten nur noch mehr in seiner Phobie. Dann ist der Teufelskreis geschlossen, hat sich der Patient in ihn eingeschlossen, eingesponnen wie in einen Kokon. Von solchen Fällen gilt: Ist der Wunsch der sprichwörtliche Vater des Gedankens, so die Furcht die Mutter des Geschehens, nämlich des Krankheitsgeschehens.

Adolf P.: »… die Erwartungsangst ist an meinem Stottern mitschuldig: Fällt diese Erwartungsangst fort, dann stottere ich nämlich überhaupt nicht. Als ich etwa einmal zwecks objektiven Festhaltens des Stotterns in einen Apparat mit berußten Trommeln eingespannt wurde, legte ich auf diesen Trommeln ein Kurvenbild mit einer geradezu idealen Sprache hin – von Stottern war da gar keine Spur, und die Anwesenden erklärten, ich hätte geradezu ideale Sprechkurven zustande gebracht.«[29]

Die Erwartungsangst ist in vielen Fällen insofern das eigentlich Pathogene, als sie das Symptom überhaupt erst fixiert. Unsere Therapie aber hat dann gleichzeitig am psychischen und somatischen Pol dieses Zirkelgeschehens den Hebel anzusetzen, indem sie sich einerseits gegen die Angstbereitschaft wendet – eben durch die zielende Medikation –, anderseits aber auch gegen die Erwartungsangst – im Sinne dessen, was wir weiter unten als die Methode der paradoxen Intention zu besprechen haben werden. Auf diese Art und Weise wird der neurotische Zirkel in eine therapeutische Zange genommen.

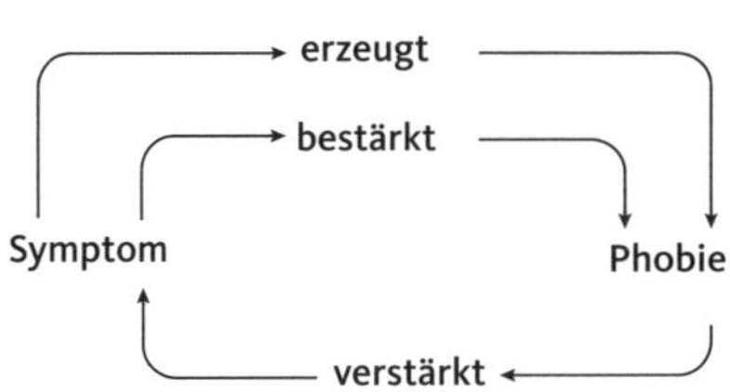

[Abb. 6]

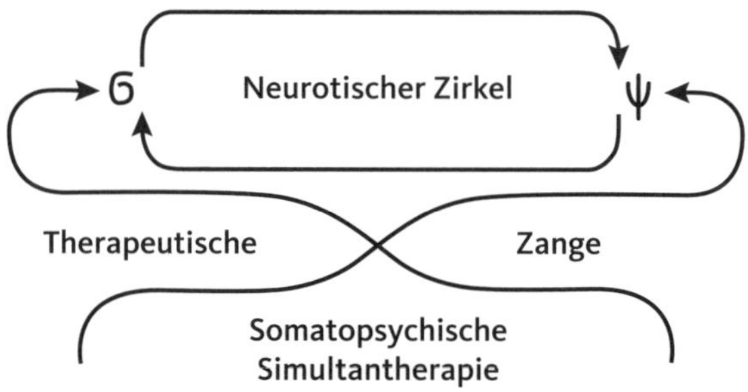

[Abb. 7]

Vorhin hieß es, die Erwartungsangst fixiert das Symptom; was ist es nun, das die Erwartungsangst provoziert? Typischerweise Folgendes:

1. Die so häufige Angst des Patienten vor der Angst selbst; und zwar fürchtet er sich vor allfälligen gesundheitlichen Folgen ängstlicher Erregung, indem er sich davor fürchtet, er könnte kollabieren oder der Herz- oder der Hirnschlag könnte ihn treffen.

Angsterwartung

1. Kollapsphobie
2. Infarktphobie
3. Insultphobie

Aus Angst vor der Angst ergreift er die Flucht vor der Angst, er läuft vor der Angst davon, paradoxerweise, indem er daheimbleibt; denn wir haben es hierbei mit dem agoraphobischen Reaktionsmuster zu tun. In diesem Sinne, das heißt im Sinne verschiedener Reaktionstypen, unterscheiden wir nämlich in der klinischen Logotherapie Reaktionsmuster oder reaktive Neurosen.

2. Wie der Angstneurotiker auf seine Angstanfälle mit der Angst vor der Angst, so reagiert der Anankast auf seine Zwangseinfälle mit einer Angst vor dem Zwang, und erst aus dieser Reaktion geht

die eigentliche, klinisch manifeste Zwangsneurose hervor. Und zwar fürchten sich die betreffenden Patienten vor ihren Zwangseinfällen deshalb, weil sie in ihnen entweder Vorboten oder gar bereits Anzeichen einer Psychose sehen, oder aber sie fürchten sich davor, Zwangsimpulse in die Tat umzusetzen.

Angst vor sich selbst

Angst des Patienten davor,

1. seine Zustände könnten ausarten und
   a) der Vorbote oder gar — 1. Psychotophobie
   b) das Anzeichen einer Geisteskrankheit sein,
1. er selbst könnte etwas anstellen, etwas antun, und zwar
   a) sich selbst … — a) Suizidphobie
   oder aber — 2. Kriminophobie
   b) anderen … — b) Homizidphobie.

Aber im Gegensatz zum angstneurotischen Typus, der sich aus Furcht vor der Angst auf die Flucht vor der Angst begibt, reagiert der zwangsneurotische Typus damit, dass er aus Angst vor dem Zwang den Kampf gegen den Zwang aufnimmt: Während der Angstneurotiker vor der Angst davonläuft, läuft der Zwangsneurotiker gegen den Zwang Sturm – und in vielen Fällen von Zwangsneurose ist erst dieser Mechanismus das eigentlich Pathogene.

3. Im Gegensatz zum angstneurotischen und zum zwangsneurotischen sehen wir dann beim sexualneurotischen Reaktionsmuster, wie ein seiner Sexualität aus irgendeinem Grunde unsicher gewordener Patient auf ebendiese Unsicherheit damit reagiert, dass er überempfindlich wird gegenüber der Forderung sexueller Leistungen, wobei dieser Forderungscharakter a) der Situation, b) dem Partner anhaften und c) vom Patienten ausgehen kann. Letzteres

geschieht, wann immer der Patient entweder die Sexuallust zu forciert intendiert oder aber den Sexualakt zu forciert reflektiert. In ersterem Falle macht er den Akt zum Programm; aber Lust lässt sich nicht intendieren, sondern Lust kann eigentlich nur im Sinne eines Effekts zustande kommen – von selbst, eben ohne intendiert worden zu sein. Im Gegenteil, je mehr es einem um die Lust geht, umso mehr vergeht sie einem auch schon. Das Lustprinzip (siehe oben: S. 100 f.), konsequent durchgehalten, scheitert an sich selbst – einfach deshalb, weil es sich selbst im Wege steht. Je intensiver wir etwas herbeisehnen, umso mehr verfehlen wir es auch schon. Und wenn wir vorhin meinten: Die Furcht verwirklicht auch schon, was sie fürchtet, so ließe sich nunmehr sagen: Der zu intensive Wunsch verunmöglicht auch schon, was er so sehr herbeiwünscht.

Dies macht sich die Logotherapie insofern zunutze, als sie versucht, den Patienten dazu anzuleiten, gerade das, wovor er sich so sehr fürchtet, wenn auch nur für Bruchteile von Sekunden, zu intendieren, also paradoxerweise sich zu wünschen bzw. sich vorzunehmen. Zumindest gelingt es dann, der Erwartungsangst den Wind aus den Segeln zu nehmen.

1. Paradoxe Intention

Im Folgenden möchten wir die paradoxe Intention jedoch nicht auf dem Wege der Induktion, das heißt von der Therapie der Neurosen her, einführen, sondern auf dem Wege der Deduktion, will heißen: von der Theorie der Neurosen her, ableiten.

Zu diesem Zwecke kehren wir zur Angstneurose zurück. Immer wieder lässt sich beobachten, dass sich die Angst des angstneurotischen Patienten zu einer Angst vor der Angst potenziert.

Anders verhält es sich bei der Zwangsneurose: Der Patient hat Angst vor dem Zwang. Während der Angstneurotiker vor der Angst die Flucht ergreift, nimmt der Zwangsneurotiker gegen den Zwang den Kampf auf.

Wieder anders verhält es sich bei der Sexualneurose: Der Kampf um die Lust ist das Charakteristikum des sexualneurotischen Reaktionsmusters. Sowohl bei der angstneurotischen Furcht vor der Angst als auch bei der zwangsneurotischen Furcht vor dem Zwang haben wir es mit der Furcht vor etwas Abnormem zu tun, während die forcierte Intention der männlichen Potenz und des weiblichen Orgasmus, der wir in Fällen von Sexualneurose begegnen, nicht eine Furcht vor etwas Abnormem, sondern den forcierten Wunsch nach etwas Normalem darstellt.

Nun: Wie wäre es, wenn wir den Wunsch mit etwas Abnormem verbänden und so der Neurose einen Strich durch die Rechnung machten? Wie wäre es, wenn wir den phobischen Patienten dazu veranlassten und anleiten würden, dass er versuche, gerade das, wovor er sich fürchtet, zu wünschen (und mag dies auch nur für Augenblicke geschehen)? Denn wenn ich als Potenzgestörter das Koitieren betont »will«, nämlich forciert intendiere, und es eben damit auch schon verunmögliche: Wie wäre es, wenn

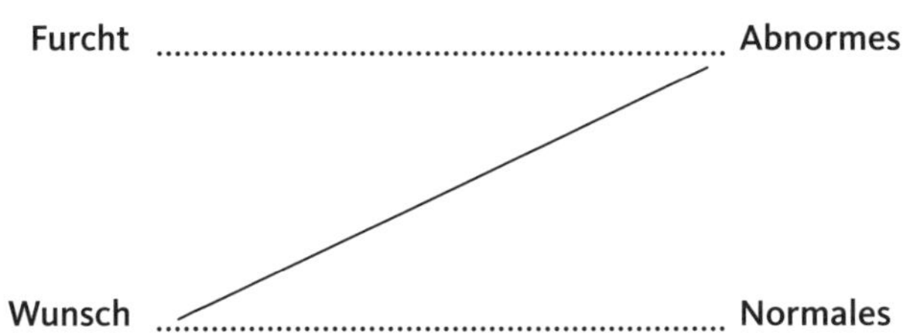

[Abb. 8] Der Strich durch die Rechnung

ich, als Agoraphober, das Kollabieren ebenso »betont« wollte? Gelingt es unseren Patienten, paradoxerweise zu intendieren, wovor sie sich fürchten, so hat diese psychotherapeutische Behandlungsmaßnahme auf den phobischen Patienten einen erstaunlich günstigen Einfluss. Im gleichen Augenblick nämlich, in dem der Patient es lernt, an die Stelle der Angst – wenn auch selbstverständlich nur für Sekunden – die (paradoxe) Absicht treten zu lassen, nimmt er seiner Befürchtung sozusagen den Wind aus den Segeln. Schließlich ist die »dumme« Angst die Klügere und gibt nach.

Ein konkreter Fall möge all dies erläutern: Ein junger Kollege wendet sich an uns; er leidet an einer schweren Hidrophobie. Von Haus aus ist er vegetativ labil. Eines Tages reicht er seinem Vorgesetzten die Hand und beobachtet dabei, dass er in auffallendem Maße in Schweiß gerät. Das nächste Mal, bei analoger Gelegenheit, erwartet er bereits den Schweißausbruch, und die Erwartungsangst treibt ihm auch schon den Angstschweiß in die Poren, womit der Circulus vitiosus in sich geschlossen ist: Die Hyperhidrose provoziert die Hidrophobie, und die Hidrophobie fixiert die Hyperhidrose. Unser hidrophober Kollege wurde nun von uns angewiesen, gegebenenfalls – in ängstlicher Erwartung eines Schweißausbruchs – geradezu sich vorzunehmen, demjenigen, dem er da begegnet, recht viel »vorzuschwitzen«. »Bisher hab ich nur einen Liter zusammengeschwitzt«, so sagte er jeweils zu sich selbst (wie er uns nachträglich gestand); »jetzt aber will ich

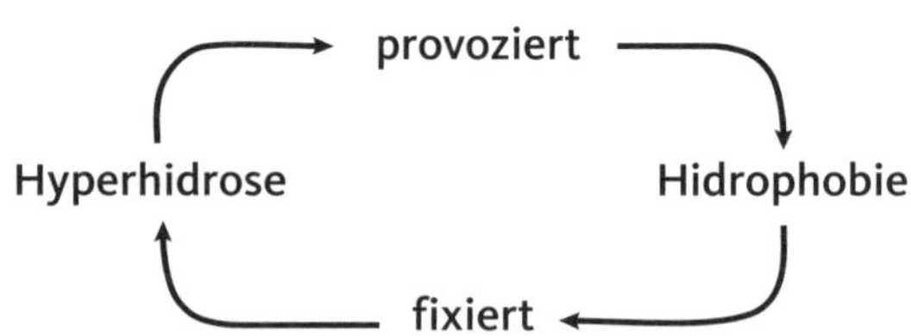

[Abb. 9]

zehn Liter herausschwitzen!« Und das Ergebnis? Nachdem er vier Jahre lang an seiner Phobie gelitten hatte, konnte er sich von ihr auf diesem von uns gewiesenen Wege – nach einer einzigen Sitzung – innerhalb einer Woche vollends und endgültig befreien.

Oder nehmen wir den Fall eines jungen Chirurgen: Jedes Mal wenn sein Klinikchef den Operationssaal betrat, fürchtete er sich davor, beim Operieren zu zittern; später genügte diese Befürchtung, um ihn auch wirklich zittern zu machen; schließlich konnte er diese Tremorphobie bzw. den durch sie ausgelösten Tremor nur dadurch unterdrücken, dass er sich vor jeder Operation betrank. Ein einziges Mal hatte er eine ruhige Hand: Er fuhr mit einem Kollegen in einem rüttelnden und schüttelnden Zug, musste dem Kollegen Feuer geben und hätte zwar alles Recht gehabt zu zittern, zitterte aber gerade deshalb nicht.

Nun, dieser Fall hat eine therapeutische Kettenreaktion ausgelöst. Denn nachdem ich seine Krankengeschichte und meine Behandlungsmethode in einer meiner klinischen Vorlesungen vorgetragen hatte, erhielt ich wenige Wochen später den Brief einer meiner Hörerinnen, einer Medizinstudentin, die mir von folgender Tatsache berichtete: Sie hatte bislang ebenfalls an einer Tremorphobie gelitten, die immer dann aufgetreten war, wenn der Anatomieprofessor den Seziersaal betrat, und tatsächlich hatte die junge Kollegin jeweils zu zittern begonnen. Nachdem sie nun in meiner Vorlesung vom Fall des Chirurgen gehört hatte, habe sie versucht, die gleiche Therapie selbstständig und auf sich selbst anzuwenden; nunmehr habe sie jedes Mal, wenn der Professor kam, um beim Sezieren zuzusehen, sich vorgenommen: »Nun, dem werd ich jetzt einmal was vorzittern – er soll nur sehen, wie gut ich zittern kann!« Woraufhin – wie sie mir schrieb – sowohl die Tremorphobie als auch der Tremor selbst prompt gewichen waren.

An Stelle der Furcht war der Wunsch getreten, der heilsame Wunsch. Selbstverständlich ist solch ein Wunsch nicht ernstlich und endgültig gemeint, aber es kommt ja nur darauf an, dass man einen Augenblick lang ihn hegt; der Patient lacht zumindest innerlich in sich hinein, im gleichen Augenblick, und dieses Lachen, wie aller Humor, lässt den Patienten von seiner Neurose, den neurotischen Symptomen, sich distanzieren. Und nichts vermöchte einen Menschen in solchem Maße instand zu setzen, Distanz zu schaffen zwischen irgendetwas und sich selbst, als eben der Humor. Durch ihn lernt es der Patient am ehesten noch, seine neurotischen Symptome irgendwie zu ironisieren. Zwar mag das phobische Symptom, dem sich die paradoxe Intention zunächst zuwendet, nur den symptomatologischen Vordergrund einer hinter ihm stehenden tieferen, ja bis ins Existentielle hineinreichenden Urangst darstellen; aber auch die paradoxe Intention ist ja das Medium einer tiefer gehenden und existentiell durchgreifenden Umstellung, will heißen: der Wiederherstellung eines *Urvertrauens zum Dasein*.

Nichts lässt den Patienten von sich selbst so sehr distanzieren wie der *Humor*. Der Humor würde verdienen, ein Existential genannt zu werden. Nicht anders als die Sorge (M. Heidegger) und die Liebe (L. Binswanger).

Der Patient soll lernen, der Angst ins Gesicht zu sehen, ja, ihr ins Gesicht zu lachen. Hierzu bedarf es eines Mutes zur Lächerlichkeit. Der Arzt darf sich nicht genieren, dem Patienten vorzusagen, ja vorzuspielen, was sich der Patient sagen soll. Wenn der Patient lächelt, sagen wir ihm: »Auch wenn Sie all dies sich selbst sagen werden, werden Sie lächeln und gewonnenes Spiel haben.«

Ist es nicht so, als ob die therapeutische Technik der paradoxen Intention methodisch in die klinische Praxis umgesetzt hätte eine theoretische Annahme von Gordon W. Allport, die da lautet: »The neurotic who learns to laugh at himself may be on the way to selfmanagement, perhaps to cure.«[30]

Und die paradoxe Intention ist echteste Logotherapie. Der Patient soll die Neurose objektivieren und sich von ihr distanzieren, und zwar sich qua geistige Person von der Neurose qua Affektion des psychophysischen Organismus, das heißt, das Geistige im Menschen soll vom Seelischen an ihm abrücken. Wo immer der fakultative psychonoetische Antagonismus auf diesem Wege zu einem faktischen gemacht, aktualisiert und realisiert wird, geschieht Logotherapie im besten Wortsinn, wie J. M. David nachzuweisen vermochte.*

Im Folgenden soll die Anwendbarkeit paradoxer Intention nun kasuistisch belegt werden:

Marie B.: Die Patientin wurde behandelt und ihre gekürzt wiedergegebene Krankengeschichte verfasst von Dr. Kocourek.[31] Die Mutter der Patientin habe an einem Waschzwang gelitten. Sie selbst stehe seit elf Jahren wegen einer vegetativen Dystonie in Behandlung; trotzdem sei sie zunehmend nervös geworden. Im Vordergrund des Krankheitsbildes steht anfallsweises Herzklopfen; mit ihm einher geht Angst und »ein kollapsartiges Gefühl«. Nach den ersten Herz- und Angstanfällen habe sich die Angst eingestellt, dass es wieder zu alledem kommen könnte, woraufhin die Patientin das Herzklopfen auch schon bekommen habe. Im Besonderen fürchte sie sich davor, auf der Straße zusammenzustürzten oder

* »Sobre la Intención paradojal, un nuevo metodo psicoterapeutico y su aplicacion en las fobias y las neurosis obsesivas«, Vortrag, gehalten im Jahre 1954 auf dem 1. Argentinischen Kongress für Psychologie in Tucuman.

vom Schlag getroffen zu werden. Die Patientin wird nun von Koll. Kocourek angewiesen, sich zu sagen: »Das Herz soll noch mehr klopfen. Ich werde *versuchen*, auf der Gasse zusammenzustürzen.« Die Patientin wird angewiesen, trainingsmäßig alle ihr unangenehmen Situationen aufzusuchen und ihnen nicht auszuweichen. Zwei Wochen nach der Aufnahme berichtet die Patientin: »Ich fühle mich sehr wohl und habe kaum mehr Herzklopfen. Die Angstzustände sind vollkommen geschwunden.« Nachdem die Patientin entlassen worden war, berichtete sie später: »Habe ich ab und zu Herzklopfen, sage ich mir: ›Das Herz soll noch mehr klopfen.‹ Das Herzklopfen hört dann auch wieder auf.«

Ein weiterer Fall: Herr Karl P., 44 Jahre alt, Musiker. Der Patient wurde behandelt und seine Krankengeschichte verfasst von Frau Dr. Niebauer.[32] Seit der Kindheit sei der Patient sehr pedantisch und korrekt. Mit 16 Jahren habe er Scharlach gehabt und sei in einem Infektionsspital gelegen; damals hätten andere Patienten, die mit dem Patienten im Zimmer lagen, sich heimlich Essen besorgen lassen und Geldscheine hinausgeschmuggelt. Seither leide er an der Zwangsvorstellung, dass jede Banknote eine Infektionsquelle sein könnte. Er habe Angst vor Bakterien, Infektionskrankheiten, Haut- und Geschlechtskrankheiten. Er habe ein eigenes Zeremoniell; wenn er von der Arbeit nach Hause komme, putze er die Türklinken x-mal ab und wasche sich die Hände; seine Freunde, die ihn besuchen kommen, wissen dies schon und tun desgleichen, da er sonst ruhelos sei. Er könne in kein Geschäft gehen, wo er Banknoten empfangen müsste. Sein Gehalt bekomme er immer in ganz neuen Banknoten, und zwar nur in lauter 10-Schilling-Noten; er könne dann, wenn er zahle, keine Banknoten herausbekommen. Das Hartgeld, das er bekomme, komme in eine eigene

Tasche und werde zu Hause mehrmals gewaschen bzw. ausgekocht. Ständig trage er ein Fläschchen Wasser und Seife mit sich. Nach einem Besuch werde die ganze Wohnung geputzt. Wenn sein Sohn nach Hause komme, werde er abgebürstet, seine Schulhefte und Aktentasche abgewaschen. Ebenso werde sein Auto gewaschen. Erst dann sei er beruhigt. Er habe mehrere verschiedene Mäntel, die ihn vor Bakterien schützen. Habe er einen solchen Mantel an, sei er »immun« und könne dann sogar schmutzige Banknoten empfangen. Während der Arbeit trage er immer einen solchen weißen Schutzmantel; bei Konzerten müsse er aber im dunklen Anzug auftreten. Dann sei er sehr ängstlich und unsicher. Seitdem er im Film *Das schleichende Gift* gewesen sei, leide er an Angst vor Geschlechtskrankheiten. Es werde täglich 2 bis 4 Uhr früh, bis er ins Bett komme, da er immer noch so viel zu planen, einzuteilen habe und erst dann zur Ruhe komme, während der Arbeit aber immer einschlafe. Als Kind sei er seiner Mutter nie rein genug gewesen und immer wieder zum Waschen gezwungen worden. In der Pubertät habe er von einem Gasthaus gehört, wo jemand durch Bananen angeblich die Lepra bekommen hätte. Seither weiche er Bananen aus, da er glaube, dass diese immer von Aussätzigen gepflückt werden und eine besondere Infektionsquelle seien. 1953 sei er in der Ambulanz ... in Behandlung gewesen, der dortige Psychotherapeut habe aber nach dem fünften Mal die Geduld verloren und ihm gesagt, man könne ihm nicht helfen. Therapeutisch wird dem Patienten im Sinne paradoxer Intention von Frau Dr. Niebauer eingeschärft, nicht vor der Angst davonzulaufen und nicht gegen den Zwang Sturm zu laufen; je mehr er keine Zwangsgedanken habe wolle, umso mehr kämen sie. Vielfache Beispiele werden dem Patienten gebracht und anhand von praktischen Beispielen wie Errötungsangst und Platzangst demonstriert, wie man es machen oder nicht machen solle. Dann erst wird ihm von Frau Dr. Niebauer empfohlen, sich zu *wünschen*, wovor er Angst habe, und sich zu sagen: »Ich gehe jetzt nur darauf aus, möglichst viele Infektionskrankheiten zu erwischen. Ich lasse es jetzt ruhig darauf ankommen, eine Infektion zu bekommen, ja, mir sogar eine zu wünschen.« So solle er sich überallhin Banknoten stecken, sie zu Hause überall liegenlassen, Türklinken gleich mehrfach angreifen und »im Bakteriensud wühlen«. Der Patient wird darauf aufmerksam gemacht, dass ihm dies alles anfangs sehr schwerfallen werde und er durch eine Art Vorhölle durchmüsse, aber nur so darüber hinwegkomme. Von einem Mal zum anderen werde es leichter. Bereits bei der 3. Sitzung erklärt der Patient der behandelnden Ärztin: »Es ist wie ein Wunder. Seit 28 Jahren hatte ich unter Bakterienfurcht gelitten; ich bin ganz verändert. Als ich am Samstag von Ihnen fort bin, habe ich gleich mit Ihrem Vorschlag angefangen. Ich habe mich einfach in meinen Wagen gesetzt, nichts mehr im Wagen abgewischt, zwei Sackerl, die ich immer im Wagen für Schlüssel und Reservegeld habe, gleich weggeworfen und die Geldbörse einfach in den Anzug gesteckt. Die Garage habe ich auch nicht gereinigt und die Türklinke der Garage nicht, wie üblich, mit einem Papier abgewischt. Zu Hause habe ich mir nicht die Hände gewaschen, meinen Sohn bürste ich nicht mehr ab und wasche auch nicht mehr seine Aktentasche, sondern lasse ihn machen, was er will. Außerdem habe ich Frau und Kind eine Banane mitgebracht und selber eine gegessen, wo ich doch früher nicht einmal Geschäfte betreten habe, in denen Bananen verkauft wurden. Meine Familie hat eine große Freude darüber. Und was ich einmal erreicht habe, dabei bleibe ich, daran wird festgehalten. Es ist mir gar nicht so schwergefallen, wie Sie mir vorausgesagt haben, sondern im Gegenteil, ich habe mich ganz frei gefühlt.« Frau Dr. Niebauer macht dem Patienten klar, dass all dies gelungen sei, sei der Beweis, dass es prinzipiell gehe; daher müsse es auch weiter gehen. Auch wenn er einmal nichts erreiche, müsse er es immer wieder versuchen und »umzubahnen« lernen, da viele seiner Zwangshandlungen nur mehr bedingte Reflexe seien. 4. Sitzung: Patient berichtet, dass er das nun einmal Gemachte beibehalten habe, dass er vor Tagen eher noch geglaubt hätte, dass er plötzlich sterben könnte, als dass er je es wieder zustande bringen werde, gewisse Zwangshandlungen zu unterlassen. 6. Sitzung: »Was wir das letzte Mal besprochen haben, habe ich gleich durchgeführt, ich bin in ein und demselben Anzug überall hingegangen, habe auch nicht mehr zweierlei Mäntel, die brauche ich nicht mehr. Sie wissen ja gar nicht, wie viele Dinge ich schon machen kann. Und das Wunderbare daran ist, dass meine Familie nun auch nichts mehr zu machen braucht. Wenn ich mit meinem Anzug, ohne zu bürsten, in die Wohnung gehen kann, dürfen es mein Sohn und meine Frau natürlich auch. Die sind überglücklich! Meine Frau sagt, wenn es so bleibt, wäre alles in Ordnung.« Jedoch noch immer eine gewisse Unsicherheit, Erwartungsangstmechanismus. 7. Sitzung: Eine weitere längere Aussprache ergibt, dass der Patient bereits in der frühesten Kindheit zeitweise Angst vor Krankheiten hatte. Eine Nachbarin, die ihn betreute, wenn er krank war, hatte die Angewohnheit, ihm Hunderte von grausigen Geschichten aus dem Spital zu erzählen. Die Erwachsenen verboten dieser Frau, über Krankheiten zu sprechen. Er als Kind traute sich nicht, sich dagegen zur Wehr zu setzen, obwohl er damals immer fühlte, dass er diese Dinge lieber nicht hören würde, ja, immer Angst bekam. Später jedoch erst (mit 16 Jahren während des Scharlachs) Auftreten von Zwangsmechanismen. 8. Sitzung: Weiterhin wesentlich gebessert. Der Patient nimmt sogar Bekannte in seinem Auto mit, wäscht das Auto nicht mehr, half beim Gehaltauszahlen mit. Macht jedoch manchmal Zwangshandlungen völlig mechanisch, ohne dass ihm dieselben zum Bewusstsein kommen; macht ihn seine Frau auf die eine oder andere Handlung jedoch aufmerksam, gelingt es ihm leicht, dieselbe abzustellen. 9. Sitzung: Weiterhin gebessert. Der Patient ging im Prater in ein sehr »schmieriges Lokal«. Bestellte sich ein Essen, zahlte selber. Alles Dinge, zu denen er früher nie zu bewegen gewesen wäre. Ihm träumte, dass er auf dem Dach eines Hauses spazieren ging. Dann kletterte er die Fassade dieses Hauses hinauf und hinunter, beschmutzte sich vollkommen. Kam schließlich vom Dach herunter, saß vor dem Haus mit Maurern zusammen und bettelte diese um ein Brot an. Verspeiste dieses so sehr schmutzige Brot mit Genuss. »Ich war ganz verwundert, dass ich gar kein unangenehmes Gefühl bei all den Handlungen hatte, fühlte mich so beschmutzt wohl.« Es wurde dem Patienten von Frau Dr. Niebauer erklärt, dass er nun sogar im Traum paradox intendiere. Drei Monate nach Einsetzen der Behandlung – 10. Sitzung: Die Besserung halte an. Er *führe »ein völlig neues Leben«*. Drei Wochen später – 11. Sitzung: Nach wie vor fallen ihm Zwangsvorstellungen ein, aus purer Gewohnheit; jedoch gelinge es ihm, die Zwangsvorstellungen jederzeit abzustellen. Acht Monate später (25.VI.1957): »Ich bin noch nicht hundertprozentig zufrieden: Mich erwischt es schon hie und da noch; aber gegen früher geht es mir *sehr* gut – 80 Prozent sind weg: das mit dem Geld, mit dem Abbürsten – das ist alles weg!«

Ein anderer Fall von Waschzwang: Frau H. leidet an einer schweren Zwangsneurose aufgrund einer anankastischen Psychopathie.[33] Die ersten Zwangssymptome sind in früher Kindheit aufgetreten, und zwar konnte die Patientin »nichts gut genug machen«. Sie leidet unter einem dauernden Schmutzgefühl und rührt nur das Allernotwendigste an. Sie hat Angst davor, beschmutzt zu werden, sich waschen zu müssen und mit dem Waschen nicht aufhören zu können. Alles muss in möglichster Ordnung hingelegt und hergerichtet werden. Solcherart wird sie matt und müde, ist sehr gedrückt und verzagt. Sie hält sich nur zu Hause auf, und Mutter und Schwester leiden eigentlich nicht weniger unter der Krankheit der Patientin als diese selbst. »Es freut mich nichts mehr«, sagt die Patientin. Ihr Leben sei sinnlos und inhaltslos. Sie wird vom behandelnden Abteilungsarzt Dr. Kocourek angewiesen, das Gefühl des Schmutzigseins zu ignorieren – ja, mehr als dies: insofern zu ironisieren, als sie sich *vornimmt*, möglichst schmutzig zu werden. Immer mehr wird sie zur Unordnung erzogen. Als sie aufgenommen wurde, hatte sie, um sich zu waschen und auszukleiden, sechs Stunden benötigt, während sie am 3. Tag der Behandlung früh und abends nur je zehn Minuten lang Toilette machte. Am 5. Tag gelingt es, die Zeit auf fünf Minuten zu reduzieren. Bald ist die Patientin unauffällig, besucht ein Kino, hält sich vier Stunden lang zu Hause auf und wäscht sich hierbei nur ein einziges Mal. Bei der Entlassung fühlt sie sich wohl, und nach der Entlassung geht es ihr besser als jemals. Im Gegensatz zu früher fährt sie zum Beispiel mit der Straßenbahn, ohne Handschuhe anzuziehen.

Selbstverständlich bedarf die anankastische Psychopathie ständiger psychotherapeutischer Betreuung, wo nicht wiederholter stationärer Behandlung, wobei der bloße Milieuwechsel den Patienten aus seiner Umgebung herausreißt, die einer Entbahnung der eingeschliffenen zwangsneurotisch rituellen Zeremonielle im Wege steht.

In Fällen von Kriminophobie ist die paradoxe Intention nicht weniger indiziert. Um ein Beispiel beizubringen:[34] Patientin ist 23 Jahre alt und leidet seit dem 17. Lebensjahr an der Zwangsvorstellung, sie könnte im Vorbeigehen, ohne es zu wissen, jemanden umgebracht haben. Muss dann mehrfach zurückgehen, sich vergewissern, ob nicht irgendwo am Weg eine tote Frau liegt. Sie wird von Frau Dr. Niebauer behandelt (paradoxe Intention). Der Patientin wird geraten, sie solle sich sagen: »Gestern habe ich schon dreißig umgebracht, heute erst zehn, da muss ich rasch weitergehen, damit ich mein heutiges Pensum noch rechtzeitig erledige.« Sechs Tage später (Tonbandaufnahme): »Ich muss sagen, das mit der paradoxen Intention haut hin, ich muss mich gar nicht noch umschauen. Mit der Zwangsvorstellung, dass ich jemanden ermordet hätte, werde ich ganz gut fertig – ich kann sie wegbringen!« – Frau Dr. Niebauer: »Wie verhalten Sie sich denn jetzt?« – Patientin: »Ganz einfach, ich sage mir, wenn eine solche Zwangsvorstellung aufkommt, dass ich gleich weitermuss, um mein Pensum rechtzeitig zu erledigen, da ich ja noch so viele umzubringen habe. *Dann ist aber auch der Zwang weg.*«

Eines besonderen Hinweises bedarf eine Untergruppe kriminophober Befürchtungen: die blasphemischen Zwangsvorstellungen. Ihnen begegnen wir therapeutisch wohl am besten, indem wir versuchen, den Patienten bei seiner Zwangsneurose zu packen, so zwar, dass wir ihn darauf aufmerksam machen, dass er durch die fortgesetzte Befürchtung, Blasphemien zu begehen, eine Blasphemie beginge; denn Gott für einen so schlechten Diagnostiker zu halten, dass man ihm die Fähigkeit abspricht, zwischen Blasphemie und Anankasmus diagnostisch zu differenzieren, bedeute an sich eine Gotteslästerung. In Wirklichkeit, so müssen wir dem Patienten versichern, rechne Gott eine blasphemische Zwangsvorstellung gewiss nicht der Person des Patienten zu. Die anankastische Psychopathie – das Substrat seiner Zwangsneurose – ist ja tatsächlich nicht seiner (geistigen) Person zurechenbar, haftet vielmehr seinem (seelischen) Charakter an. In dieser Hinsicht ist der Patient weder frei noch verantwortlich – umso mehr ist er es jedoch hinsichtlich seiner Einstellung gegenüber dem Anankasmus, und den Spielraum solcher Freiheit zu erweitern – indem Distanz geschaffen wird zwischen dem Menschlichen im Kranken und dem Krankhaften am Menschen – mit einem Wort: indem der fakultative psychonoetische Antagonismus mobilisiert wird – ist der eigentliche Zweck aller paradoxen Intention.

Solche Therapie ist keine symptomatische; im Gegenteil: Sie kümmert sich nicht viel um das Symptom, sondern wendet sich an die Person des Patienten – so zwar, dass sie um eine Änderung seiner Einstellung zum Symptom bemüht ist.*

Für die Zwangseinfälle selbst halten wir ja den Patienten gar nicht für verantwortlich; umso mehr ist er unseres Erachtens verantwortlich für die Einstellung zu seinen Zwangsvorstellungen.

2. *Dereflexion*

Bei Angstneurosen konnten wir immer wieder beobachten, dass sich zur *Erwartungsangst*, die bei ihnen ja so häufig ist – ge-

* Insofern, als die Logotherapie sich gerade nicht an das Symptom wendet, sondern einen Einstellungswandel, eine personale Umstellung gegenüber dem Symptom herbeizuführen versucht, ist sie echte personalistische Psychotherapie.

paart mit ihr und gezeugt von ihr –, ein *Beobachtungszwang* hinzugesellt; ja, er ist das Teuflischste an diesem Teufelskreis.

Bei Sexualneurosen, sahen wir, verhält es sich anders: Zur *forcierten Intention* der Sexuallust gesellt sich eine *forcierte Reflexion* des Sexualakts – beides ist pathogen: ein Übermaß sowohl an Absicht als auch an Aufmerksamkeit; denn in durchaus analoger Weise wie beim Schlafen macht sich beim Beischlaf, beim Sexualakt, ein Zuviel an Absicht ebenso wie ein Zuviel an Aufmerksamkeit störend geltend. Beiden jedoch liegt ursprünglich zugrunde eben jene Erwartungsangst, jene ängstliche Erwartung einer Störung, die eben einerseits den forcierten Wunsch nach einem ungestörten Funktionsablauf aufkommen lässt und anderseits die ebenso forcierte Selbstbeobachtung auf die gefürchtete Störung hin herbeiführt. Wir sehen also, wie alles Beabsichtigen ebenso wie alles Beobachten geeignet ist, eine Funktion in ihrem normalen Ablauf zu stören.

Bei Zwangsneurosen verhält es sich wieder anders: Es lässt sich nachweisen, dass der so typisch zwangsneurotische Wiederholungszwang auf eine *Insuffizienz des Evidenzgefühls* zurückgeführt werden kann und der Kontrollzwang auf eine *Insuffizienz der Instinktsicherheit*. Mit Recht hat E. Straus darauf hingewiesen, dass den Zwangsneurotiker eine Abneigung gegen alle Vorläufigkeit charakterisiert. Nicht weniger kennzeichnend ist unseres Erachtens eine Intoleranz gegenüber aller Beiläufigkeit. Nichts darf, wo es um Erkenntnis geht, beiläufig und, wo es um Entscheidung geht, vorläufig sein. Vielmehr soll alles definiert werden und definitiv bleiben.

Diese erkenntnisbezügliche, kognitive Insuffizienz versucht der Zwangsneurotiker durch Pedanterie und Überbewusstheit zu kompensieren und die entscheidungsbezügliche, dezisive Insuffizienz durch Skrupulosität und Übergewissenhaftigkeit. Im kognitiven Bereich kommt es bei Zwangsneurosen zu einer Hyperreflexion, eben zum Beobachtungszwang, während es im dezisiven Bereich, zu einer, ich möchte sagen: Hyperakusis des Gewissens kommt.

Adolf P.: »Niemals habe ich die Tatsache des Seins gespürt – ich kann nur von einem erspekulierten Sein sprechen; dabei ist diese Tatsache des Seins doch das Selbstverständlichste vom Selbstverständlichen: etwas, das jeder Ignorant weiß, will ich eben hundertprozentig bewiesen haben. Ich musste mir alles erst bewusst aneignen. Niemals fällt mir das Richtige ein. Immer komme ich erst nach einem langwierigen Denkprozess darauf: Ich muss mir alles erst mit dem Verstand einreden. So bin ich auf das Verstandesmäßige angewiesen, und so wurde es denn mein Grundsatz: Alles wissen – beobachten – aufpassen; aber mit dem bloß verstandesmäßigen Erkennen ist es nicht getan. Wie komme ich nur zu der selbstverständlichen Tatsache, im Sein eingebettet zu sein? Ich möchte mitglühen. Es muss doch im Weltall so etwas wie einen weißglühenden Mittelpunkt geben, von dem alles erwärmt wird. Anderseits komme ich ohne das Verstandesmäßige nicht aus: Wenn ich die einzige sichere Plattform – den Verstand und die Vernunft bzw. meinen überspitzten Rationalismus – verlasse, bin ich schon mitten im Unsinn drinnen. Will ich die übertriebene Gewissenhaftigkeit abschütteln, bin ich schon in der Gewissenlosigkeit drinnen; aus der Pedanterie falle ich gleich in die Schlamperei – aus übertriebener Verantwortung wird gleich Verantwortungslosigkeit: Ich bin instinktlos!«[35]

Den Zwangsneurotiker beseelt ein faustischer Drang, ein Wille zur Hundertprozentigkeit, das Ringen um eine hundertprozentig *sichere Erkenntnis* und um eine hundertprozentig *richtige Entschei-*

dung. Gleich Faust scheitert der Zwangsneurotiker, indem er empfindet, »dass dem Menschen nichts Vollkommnes wird«.

Noch gibt er den Kampf um die Hundertprozentigkeit des Erkennens und Entscheidens nicht auf: denn, wie sich bei Angstneurosen die Angst konkretisiert und um den Inhalt und Gegenstand als einen Kondensationskern kondensiert, so zieht sich bei Zwangsneurosen der kognitive und dezisive Absolutismus auf eine Pars pro toto (R. Bilz) zurück. Er beschränkt sich auf ein Pseudoabsolutes. Das brave Schulkind begnügt sich mit absolut reinen Händen, die tüchtige Hausfrau bescheidet sich mit absolut sauberer Wohnung, und der geistige Arbeiter gibt sich mit absoluter Ordnung des Schreibtisches zufrieden.

Der Zwangsneurotiker ebenso wie der Angstneurotiker sind gleichermaßen dadurch gekennzeichnet, dass ihr Sicherheitsstreben gleichsam abgebogen, »zurückgebogen«, reflektiert ist und ein gewissermaßen subjektivistisches, um nicht zu sagen: psychologistisches Gepräge hat. Um all dies jedoch besser verstehen zu können, müssen wir vom Sicherheitsstreben des Normalen ausgehen. Von ihm nun lässt sich aussagen: Sein Inhalt ist Sicherheit schlechthin. Das Sicherheitsstreben des neurotischen Menschen aber begnügt sich keinesfalls mit solcher Sicherheit, mit dieser vagen Sicherheit, der vagen Sicherheit alles kreatürlichen Seins. Beim Angstneurotiker nun richtet sich dieser Wille auf die Sicherung vor Katastrophen. Da es jedoch eine absolute Sicherung davor nicht gibt, ist der Angstneurotiker darauf angewiesen, sich auf das bloße Sicherheits*gefühl* zu beschränken. Damit aber wendet er sich auch schon von der Welt der Objekte und der Gegenstände ab und wendet sich dem Subjektiven und dem Zuständlichen zu: Der Ort der angstneurotischen Existenz ist längst nicht mehr in der Welt, die dem durchschnittlichen Menschen seine alltägliche Ruhe schenkt, jene Ruhe, die es bewenden lässt auch schon bei der relativen Unwahrscheinlichkeit einer Katastrophe – der Angstneurotiker will die absolute Unmöglichkeit einer Katastrophe. Dieser sein Wille zur absoluten Sicherung zwingt ihn jedoch, mit dem Sicherheitsgefühl eine Art Kult zu treiben; stellt doch die zugrundeliegende Abkehr von der Welt eine Art Sündenfall dar und erzeugt demzufolge gewissermaßen ein schlechtes Gewissen, das seinerseits nunmehr auf eine Kompensation drängt, die der Angstneurotiker nur noch in einer un-menschlichen Übertreibung seines reflektierend-subjektivistischen Sicherungsstrebens versuchen kann. Während es so dem Angstneurotiker um die absolute Sicherung vor einer Katastrophe zu tun ist – die er in ein forciertes Streben nach bloßem Sicherheitsgefühl umzubiegen gezwungen ist –, geht es dem Zwangsneurotiker um die Sicherheit seines Erkennens und Entscheidens; aber auch bei ihm ist dieses Sicherheitsstreben nicht etwa eingebettet in die Beiläufigkeit und Vorläufigkeit kreatürlichen Daseins, vielmehr erfährt auch sein Sicherheitsstreben eine subjektivistische Wendung und endet in einem verkrampften Streben nach dem bloßen Gefühl »hundertprozentiger« Sicherheit. Hier jedoch offenbart sich eine tragische Vergeblichkeit: Denn ist schon sein »faustisches« Streben nach absoluter Sicherheit an sich zum Scheitern verurteilt, so ist es das Streben nach dem absoluten Sicherheitsgefühl erst recht. Denn im Augenblick, wo dieses Gefühl als solches intendiert wird (statt dass es sich als bloße Folge sachhaltiger Vollzüge von selber einstellte), im selben Augenblick wird es auch schon vertrieben. Dem Menschen wird nun einmal keine vollkommene Sicherheit, weder in dieser noch in jener Beziehung; aber am allerwenigsten kann ihm gerade jenes absolute Sicherheitsgefühl zuteil werden, das der Zwangsneurotiker ebenso verkrampft zu erhaschen sucht.

Fassen wir zusammen, so können wir sagen: Der Normale will in einer halbwegs sicheren Welt sein – während der Neurotiker ein absolutes Sicherheitsgefühl anstrebt. Der Normale will sich dem geliebten Du hingeben – während der Sexualneurotiker den Orgasmus anstrebt, ihn als solchen intendiert und damit auch schon potenzgestört ist. Der Normale will ein Stück Welt »beiläufig« erkennen – während der Zwangsneurotiker ein Evidenzgefühl haben will, es als solches intendiert und damit auch schon in einem Progressus in infinitum vor sich hertreibt. Der Normale schließlich will das konkrete Dasein existentiell verantworten, während der zwangsneurotische Skrupulant nur das Gefühl eines – dafür aber absolut – guten Gewissens haben möchte: also ein Zuviel – vom Standpunkt des menschlich Wünschbaren – und zugleich ein Zuwenig – vom Standpunkt des menschlich Erfüllbaren.

Worauf es therapeutisch ankommt, das ist, dem Zwangsneurotiker eine goldene Brücke zu bauen, die schließlich zur Selbstaufhebung des Rationalismus führt. Auf diesen Weg geben wir dem Patienten die Losung mit: Am allervernünftigsten ist es, nicht allzu vernünftig sein zu wollen.*

Der Zwangsneurotiker will alles »machen«, mit Wissen und Willen, und dann sieht eben alles »gemacht« und »gewollt« aus, und nicht zügig, nicht flüssig. Aber das Gefühl kann viel feinfüh-

* Worauf es prophylaktisch ankommt, das ist eine Empfehlung, die auf eine Überwindung des Willens zur Hundertprozentigkeit, auf einen Verzicht auf den Anspruch auf eine hundertprozentig weise Erkenntnis und eine hundertprozentig gerechte Entscheidung hinausläuft. Die Empfehlung wurde längst schon vorweggenommen: »Sei nicht zu gerecht und mache dich nicht zu weise! Warum willst du wahnsinnig werden?« (Prediger, Kap. VII, Vers 16.) Der Betreffende wird nicht gerade wahnsinnig, irrsinnig, geisteskrank; aber wer wird schon der Bibel verargen, wenn sie noch nicht die Differentialdiagnose zwischen Neurose und Psychose stellte?

liger sein, als der Verstand jemals scharfsinnig zu sein vermöchte. So erweist sich das Gemüt und das Gefühl kognitiv überlegen allem Verstand und aller Vernunft, und so ist auch die unbewusste, will heißen: unreflektierte Geistigkeit des Menschen noch immer weiser, als er selbst, der Mensch, ahnt, und noch immer weiser, als er, der Mensch, sich selbst dünkt. Mit einem Wort: Die Herzensweisheit des Menschen hat eine unabsehbare kognitive Tragweite. Wobei ja Herz nichts anderes bedeutet als das Kernstück und die Mitte des Menschen, die Person, und zwar die intime Person, die geistige Tiefenperson.

Aus alledem erhellt, wie sehr in Fällen von Zwangsneurose eine Erziehung zum Vertrauen gegenüber dem Unbewussten nottäte, ein Vertrauen zur unbewussten Geistigkeit, zur kognitiven und dezisiven Überlegenheit des Gemüts – und Gefühlsmäßigen im Menschen gegenüber dem Vernunft- und Verstandesmäßigen an ihm – mit einem Wort: Was wir dem Zwangsneurotiker beibringen, was wir ihm wiedergeben, was wir ihn wieder finden lassen müssen, ist sein Vertrauen zur eigenen Herzensweisheit.

Uns ist ein Fall (Prof. Peter S.) bekannt, in dem der – eben zwangsneurotische – Patient in all seinem Sprechen und Denken dermaßen sich selbst zu beobachten pflegte, dass er es mit der Angst zu tun bekam, dieser sein Beobachtungszwang könnte dazu führen, dass er beim Sprechen den Faden verliere. Es entwickelte sich eine zunehmende Erwartungsangst, die sich zu einem wirklichen Handikap seiner Karriere auswuchs. Wir machen ihm klar, in dem Maße, in dem er darauf verzichten würde, ein guter Redner zu werden, im gleichen Maße würde er tatsächlich ein besserer Redner; denn er würde dann weniger auf das Wie und umso mehr auf das Was des jeweiligen Sprechens eingestellt sein und instand gesetzt werden, besser zu sprechen. Je mehr ich, um ein möglichst guter Redner zu werden, auf den *Sprechakt* an sich und als solchen eingestellt bin, desto weniger bin ich imstande, mich um den *Inhalt* und Gegenstand des Sprechaktes zu kümmern.

Fragen wir uns, was seinem Beobachtungszwang zugrunde gelegen war! Es war die Angst davor, die Kontrolle über sich zu verlieren, sich nicht in der Hand zu haben und sich fallenzulassen, sich seinem Unbewussten zu überlassen.

Es gibt aber nicht nur eine Herzensweisheit, als welche wir die unbewusste Geistigkeit des Menschen aufgefasst haben, sondern auch eine Weisheit der Sprache, und in ihr haben wir wohl den aufgespeicherten, angereicherten Geist der Menschheit zu sehen. Die Sprache in dieser ihrer Weisheit sagt, dass der Mensch in den Schlaf »fällt«; also auch die Unbewusstheit, die mit dem Schlaf einhergeht, ist etwas, in das wir uns eben fallenlassen müssen!

Heute dürfen wir keineswegs auf dem Standpunkt beharren, in der Psychotherapie komme es auf Bewusstwerdung um jeden Preis an; denn nur vorübergehend hat der Psychotherapeut etwas bewusstzumachen. Er hat Unbewusstes – und so auch geistig Unbewusstes – nur bewusstzumachen, um es schließlich wieder unbewusst werden zu lassen; er hat eine unbewusste Potentia in einen bewussten Actus überzuführen – zu keinem anderen Zwecke jedoch, als um schließlich einen wieder unbewussten Habitus herzustellen: *Der Psychotherapeut hat die Selbstverständlichkeit unbewusster Vollzüge schließlich wiederherzustellen.*

So gilt es in der Psychotherapie vielfach, etwas unbewusst bleiben oder wieder unbewusst werden zu lassen. Wir verstehen aber auch, dass das Wieder-unbewusst-Werden, das Vergessen, einen wesentlichen Schutzmechanismus darstellt, und wir begreifen die tiefe Weisheit, die aus einer Legende des Talmud spricht, der zufolge jedes neugeborene Kind, sobald es zur Welt kommt, von einem Engel einen Schlag auf seinen Mund bekommt, woraufhin es sofort vergisst, was es vorgeburtlich gelernt und gesehen hat. In Anbetracht dessen, dass wir diese platonische »Amnesie« als einen Schutzmechanismus ansehen müssen, können wir den talmudischen Engel einen Schutzengel nennen.

Es wird schon jetzt verständlich, dass es in der Psychotherapie nicht selten viel mehr darauf ankommen wird, die Aufmerksamkeit von irgendeinem Symptom abzulösen, um das diese Aufmerksamkeit fokal zentriert war, als darauf, das Symptom selbst aufzulösen. Man darf hierbei ruhig den Patienten an die bekannte Geschichte von jenem Tausendfüßler erinnern, der elend zugrunde ging, sobald er vergebens versucht hatte, sich selbst beobachtend seine »tausend Füße« bewusst in Bewegung zu setzen. Er wusste nicht mehr, mit welchem Fuß er den Gehakt beginnen bzw. in welcher Reihenfolge er die Füße innervieren sollte. Denn die Reflexion stört den Vollzug jener Akte, die normalerweise unbewusst und automatisch vor sich gehen.

Es ist klar, dass so wie wir gegenüber der Erwartungsangst die therapeutische Methode der paradoxen Intention zu wählen haben – dass in analoger Weise der Beobachtungszwang eine Dereflexion als Korrektiv notwendig macht. Während die paradoxe Intention den Patienten instand setzt, die Neurose zu *ironisieren*, ist er mit Hilfe der Dereflexion imstande, die Symptome zu *ignorieren.*

Dereflexion meint also letzten Endes: sich selbst ignorieren. Im *Tagebuch eines Landpfarrers* von Bernanos findet sich der schöne Satz: »Es ist leichter, als man glaubt, sich zu hassen; die Gnade besteht darin, sich zu vergessen.« Nun, wir dürfen diese Aussage variieren, und wir können dann sagen, was sich so mancher neurotische Mensch nicht oft genug vor Augen halten kann, nämlich: Viel wichtiger als sich viel zu verachten (Übergewissenhaftigkeit) oder sich viel zu beachten (Überbewusstheit) – viel wichtiger als dies wäre, sich endlich vollends zu vergessen. Nur dass es unsere Patienten dann nicht so machen dürften wie Kant – der einmal seinen diebischen Diener entlassen musste, seinen Schmerz darüber aber nicht verwinden konnte und, um sich dazu zu zwingen, an eine Zimmerwand eine Tafel hängte mit der Aufschrift: »Mein Diener muss vergessen werden.« So erging es ihm wie jenem Manne, dem man versprochen hatte, er könne aus Kupfer Gold machen, aber nur unter der Bedingung, dass er während der betreffenden alchimistischen Prozedur zehn Minuten hindurch an kein Chamäleon denke; woraufhin er auch schon an nichts anderes zu denken imstande war als an dieses seltsame Tier, an das er sein Lebtag nicht gedacht hatte.

So geht es nicht; sondern etwas ignorieren – also die geforderte Dereflexion leisten – kann ich nur, indem ich an diesem Etwas vorbei *agiere*, indem ich auf etwas anderes hin *existiere*. Und hier schlägt die Logotherapie um in Existenzanalyse – deren Wesen in gewissem Sinne ja darin liegt, dass der Mensch ausgerichtet wird und hingeordnet auf den (jeweils erst analytisch zu erhellenden) konkreten Sinn seines persönlichen Daseins.

Zum Wesen des Menschen gehört das Hingeordnet- und Ausgerichtetsein, sei es auf etwas, sei es auf jemand, sei es auf ein Werk oder auf einen Menschen, auf eine Idee oder auf eine Person (siehe oben: S. 252 f.)! Dieses Grundgesetz menschlichen Daseins müssen wir nun aber auch therapeutisch fruchtbar machen. Und hier ist es gerade der Angstneurotiker, der aus dem Teufelskreis seiner um seine Angst kreisenden Gedanken letzten Endes nur dann und erst dann und nur in dem Maße herausgerissen werden kann, als er nicht nur es lernt, seine Aufmerksamkeit vom Symptom abzuwenden, sondern auch es versteht, sich selbst einer Sache zuzuwenden. Je mehr, im Sinne solcher, wenn ich so sagen darf, neuen, nämlich neu erworbenen Sachlichkeit, der Kranke eine Sache in den Vordergrund seines Bewusstseins stellt, die sein Leben sinnvoll und lebenswert zu machen vermöchte, umso mehr rückt seine eigene Person und treten damit seine persönlichen Nöte in den Erlebnishintergrund.*

Erst in der Hingabe an eine Sache gestalten wir die eigene Person.** Nicht durch Selbstbetrachtung oder gar durch Selbstbespiegelung, nicht durch ein Kreisenlassen des Denkens um unsere Angst werden wir frei von dieser Angst, sondern durch Selbstpreisgabe, durch das Sich-Ausliefern und Sich-Hingeben an eine solcher Hingabe würdige Sache. Das ist das Geheimnis aller Selbstgestaltung, und es hat wohl niemand treffender ausgedrückt als Karl Jaspers, wenn er schreibt: »Was der Mensch ist, das ist er durch die Sache, die er zur seinen macht.«

So hätten wir denn vier wesentliche Einstellungstypen kennengelernt:

1. Die schlechte Passivität: das Davonlaufen des Angstneurotikers vor seinen Angstanfällen;
2. die schlechte Aktivität: a) das Ankämpfen des Zwangsneurotikers gegen seine Zwangseinfälle; b) 1. das forcierte Intendieren der Sexuallust, zu dem b) 2. das forcierte Reflektieren des Sexualaktes kommt (das eine ist nicht weniger pathogen als das andere);

* Vgl. G. W. Allport: *Becoming. Basic Considerations for a Psychology of Personality.* New Haven 1955, S. 95: »As the focus of striving shifts from the conflict to selfless goals, the life as a whole becomes sounder even though the neurosis may never completely disappear.«

** Vgl. Max Scheler: *Philosophische Weltanschauung.* Berlin 1954, S. 33: »Nur wer sich verlieren will an eine Sache, der wird sein echtes Selbst gewinnen.«

3. die rechte Passivität: das Ignorieren (Dereflexion!) – ja, das Ironisieren (paradoxe Intention!) des Symptoms;
4. die rechte Aktivität: das Am-Symptom-vorbei-Agieren – das Auf-etwas-hin-Existieren.

Im Übrigen darf nicht vergessen werden, dass sich nicht nur die Belastung, sondern auch die Entlastung als pathogen erweist. Worauf es ankommt, ist das therapeutische Korrektiv einer angemessenen Beanspruchung – eben seitens eines Etwas, auf das hin zu agieren (siehe oben) es dafürstünde. Gerade deshalb aber müssen wir den vorhin genannten 4. Punkt: die rechte Aktivität, zur Geltung bringen; erweist sich doch die Symptomatik soundso vieler Neurosen letztlich und eigentlich als die seelische Vakatwucherung in ein geistiges Vakuum hinein – aus der Sinnleere eines konkreten Daseins heraus. Wieder begegnen wir hier dem existentiellen Vakuum, der existentiellen Frustration.

Wie gesagt, versteht sich die Logotherapie nicht als einen Ersatz, vielmehr als eine Ergänzung der Psychotherapie.

Die Logotherapie geht selbstverständlich nicht darauf aus, die Psychotherapie im bisherigen und engeren Wortsinn zu ersetzen, sondern sie möchte sie nur ergänzen – er-gänz-en aber auch ihr Menschenbild zu einem Bild vom »ganzen« Menschen (zu dessen Ganzheit, wie wir gehört haben, das Geistige wesentlich mit dazugehört).

Die Logotherapie ist aber keineswegs etwa nur eine Ergänzung der Psychotherapie, sie ist auch eine Ergänzung der Somatotherapie – oder, besser gesagt, einer somatopsychischen Simultantherapie, die sowohl am Somatischen als auch am Psychischen den Hebel ansetzt, um die Neurose aus diesen zwei Angeln zu heben.

Sehen wir doch immer wieder, wie es zwischen vegetativen und endokrinen Funktionsstörungen einerseits und pathogenen Reaktionsmustern auf diese Funktionsstörungen anderseits zu einem Circulus vitiosus kommt, indem in eine vegetative Angstbereitschaft eine reaktive Erwartungsangst einklinkt, durch die sich der Patient in eine Angstneurose überhaupt erst hineinsteigert. Nun zeigte sich aber gerade in solchen Fällen, dass die Therapie erst vollendbar ist bzw. die Neurose erst vollends überwindbar wird durch eine Ausrichtung und Hinordnung des Patienten auf einen konkreten Sinn seines persönlichen Daseins, der auf existenzanalytischem Wege noch aufzuhellen ist.

All die neurotischen Zirkel können nämlich nur hineinwuchern in ein existentielles Vakuum, und so ist denn auch in solchen eigentlich somatopsychogenen Fällen, die keineswegs aus dem Geistigen entstanden sind, dennoch eine Therapie vom Geistigen her angebracht, als welche sich die Logotherapie versteht. Die Logotherapie stellt dann eine noetische Ergänzung der somatopsychischen Therapie dar.

Es ist also keineswegs so, als ob die Logotherapie das Biologische, Physiologische übersähe; sie möchte nur eines: dass nämlich über dem Physiologischen und dem Psychologischen nicht das Noologische vergessen wird. Wenn ein Haus gebaut wird und zum Schluss der Dachdecker an die Arbeit geht, wird ihm niemand den Vorwurf machen, dass er sich nicht um den Keller kümmert.

Selbstverständlich bleibt es dabei, dass zunächst einmal all das in Ordnung gebracht werden muss, was, wenn ich so sagen darf, *die naturale Bedingung der Möglichkeit der geistig personalen Existenz des Menschen* darstellt; verfehlt wäre es nur, wollten wir die Störungsquellen so einseitig und ausschließlich ins Psychische lokalisieren, wie es immer wieder geschieht; denn das hieße, sie fehllokalisieren. Nicht eines der Momente, die zur Ätiologie neurotischer Erkrankungen konfluieren, dürfen wir übersehen, und keines dürfen wir überschätzen, sollen wir nicht je nachdem einem Somatologismus, Psychologismus oder Noologismus verfallen.

Folgender kasuistischer Beitrag möge dies belegen: Frau Eleonore W., 30 Jahre alt.[36] Sie kommt mit schwerster Psychoto- und Kriminophobie, Homizid- und Suizidphobie. Die Psychotophobie bezieht sich auf hypnagoge Halluzinationen; anscheinend ist Patientin Eidetikerin. Abgesehen hiervon ist sie sichtlich eine schwere Anankastin, und ihr Anankasmus macht die psychopathische Seite der konstitutionellen Grundlage ihrer Neurose aus, während die neuropathische Seite in Form einer Sympathikotonie (an deren Legimität wir mit F. Hoff und Curtius nicht zu zweifeln brauchen) bzw. einer mit Letzterer sich überschneidenden Hyperthyreose zutage tritt: Thyreoidea vergrößert – Exophthalmus – Tremores – Tachykardie (Pulsfrequenz 140 p.m.) – Gewichtsabnahme (5 kg) – GU* +72 Prozent. Zu dieser konstitutionellen Grundlage tritt nun ein dispositionelles Moment hinzu: das vegetative Derangement durch eine vor zwei Jahren vorgenommene Strumektomie – und schließlich ein konditioneller Faktor: eine vegetative Desäquilibrierung; denn eines Tages nahm Patientin gegen ihre Gewohnheit einen starken Mokka zu sich, woraufhin sie einen vegetativen Angstanfall bekam, auf den sie mit reaktiver Erwartungsangst ansprach (»nach dem ersten Angstanfall habe ich beim bloßen Gedanken an ihn sofort wieder Angst bekommen«). Später kondensiert sich die Erwartungsangst, wie wir gehört haben, um ihre anankastischen Zwangseinfälle. Eine Existenzanalyse des Falles ekphoriert nun jenseits der psychopathischen und der

* GU = Grundumsatz (Anm. d. Red.)

neuropathischen Anlage und der konstitutionellen, der dispositionellen und der konditionellen Grundlage den existentiellen Hintergrund der Neurose – die Patientin verbalisiert ihn folgendermaßen: »Ein geistiger Leerlauf ist da; ich hänge in der Luft; alles erscheint mir sinnlos; am meisten geholfen hat mir immer, wenn ich für jemand zu sorgen hatte; aber jetzt bin ich allein; ich möchte wieder einen Lebenssinn haben.« Bei diesen Worten handelt es sich längst nicht mehr um die anamnestische Angabe einer Patientin. Was wir heraushören, ist vielmehr der Notschrei eines Menschen, und nichts anderes als ein existentielles Vakuum ist es, was die Patientin in den vorhin zitierten Worten zu umschreiben versuchte. Das Motiv der Patientin, aus dem heraus sie sich an uns gewandt hatte, lag also nicht etwa in ihrer existentiellen Frustration; der Effekt der Therapie jedoch war erst gegeben, sobald ihr der Weg zur Auffüllung ihres existentiellen Vakuums und zum Abbau all der neurotischen Vakatwucherungen gewiesen worden war.

In diesem Sinne bewährt sich die Logotherapie nicht nur als adäquate und kausale Therapie noogener Neurosen, sondern auch in nicht-noogenen: in psychogenen und somatogenen Fällen – ist sie als unspezifische Therapie wirksam; denn auch dort, wo das existentielle Vakuum nicht das eigentlich pathogene Moment war – denn die existentielle Frustration ist ja nicht obligat pathogen –, ist die Auffüllung dieses Vakuums »antipathogen« (Manfred Pflanz und Thure von Uexküll).

Und von diesen Fällen gilt das Wort des Paracelsus: Die Krankheit entsteht zwar aus der Natur, ihre Heilung aber ersteht aus dem Geist. Die Neurosen waren keine noogenen, und trotz alledem war auch bei ihnen eine mit der somatopsychischen Simultantherapie kombinierte Logotherapie indiziert.

Aber nicht jeder Patient reagiert auf jede Methode – und nicht jeder Arzt reüssert mit jeder Methode.

Aus welchem Grunde ich zu sagen pflege, Psychotherapie sei eine Gleichung mit zwei Unbekannten: $\psi = x + y$, wobei die eine Unbekannte, das eine irrationale und nicht errechenbare Moment, die Persönlichkeit des Arztes ist und die andere die Individualität des Kranken.

Und es gilt, das Technische nicht zu überschätzen; wollten wir uns allzu sehr um Technik kümmern, was Psychotherapie anlangt, so würden wir nur zugeben, dass wir hinter dem Kranken nicht den Menschen – vielmehr im Menschen eine Maschine sehen – mit anderen Worten: nicht den Homo patiens, sondern nur noch den *Homme machine*.

Der Text erschien erstmals in Handbuch der Neurosenlehre und Psychotherapie, *Band III, herausgegeben von V. E. Frankl, V. E. v. Gebsattel und J. H. Schultz. München/Berlin: Urban & Schwarzenberg 1959, S. 663–736.*

ANHANG

LITERATURANGABEN

Die bibliographischen Hinweise wurden für die Neuausgabe vereinheitlicht. Aktuelle Ausgaben sowie Bezüge zu Texten in vorliegendem Band stehen in eckigen Klammern.

Vorwort zur Neuausgabe

1 V. E. Frankl: *Ärztliche Seelsorge. Grundlagen der Logotherapie und Existenzanalyse. Und Vorarbeiten zu einer sinnorientierten Psychotherapie*, in: Ders.: *Gesammelte Werke*. Bd. 5, hg. v. A. Batthyány, K. Biller u. E. Fizzotti. Wien 1993, S. 347

2 So etwa bei D. Mourlane: *Resilienz. Die unentdeckte Fähigkeit der wirklich Erfolgreichen*. Göttingen 2012, S. 29 ff.

3 V. E. Frankl: *Psychologie des Konzentrationslagers. Synchronisation in Birkenwald*. Und ausgewählte Texte 1945-1993, in Ders.: *Gesammelte Werke*. Bd. 2, hg. v. A. Batthyany, K. Biller u. E. Fizzotti. Wien 2006, S. 185

4 Ders.: *Psychologie des Konzentrationslagers. Synchronisation in Birkenwald*. Und ausgewählte Texte 1945-1993, in Ders.: *Gesammelte Werke*. Bd. 2, hg. v. A. Batthyany, K. Biller u. E. Fizzotti. Wien 2006, S. 195 f.

5 Ders.: *Theorie und Therapie der Neurosen. Einführung in die Logotherapie und Existenzanalyse*. München 1993, S. 146

6 S. Freud: *Brief an Prinzessin Marie Bonaparte, 13.8.1937*, in: Ders.: *Briefe 1873–1939*, hg. v. E. u. L. Freud. Frankfurt a. M. 1960, S. 429

7 K. Eissler: *The Psychiatrist and the Dying Patient*. New York 1955, S. 190 f. (in der Übersetzung von Edith Weißkopf-Joelson)

Seelenärztliche Selbstbestimmung

1 O. Schwarz: *Sexualpathologie*. Wien 1935

2 E. Straus: *Geschehnis und Erlebnis*. Berlin 1930

3 Vgl. V. E. Frankl: »Psychotherapie und Weltanschauung. Zur grundsätzlichen Kritik ihrer Beziehungen«, in: *Internationale Zeitschrift für Individualpsychologie*, 1925 [in: Ders.: *Frühe Schriften 1923–1942*, hg. v. G. Vesely-Frankl. Wien/München/Bern 2005, S. 33–35]

4 K. Häberlin: *Die Bedeutung von Ludwig Klages und Hans Prinzhorn für die Psychotherapie*, in: Deutsche Seelenheilkunde, hg. v. M. H. Göring. Leipzig 1934

5 Gauger: *Politische Medizin. Grundriss einer deutschen Psychotherapie*. Hamburg 1934

6 *Zentralblatt für Psychotherapie*, 1933

7 Wl. Eliasberg: »Das Ziel in der Psychotherapie«, in: *Zeitschrift für die gesamte Neurologie und Psychiatrie*, 1925

8 Vgl. V. E. Frankl: »Zur geistigen Problematik der Psychotherapie«, in: *Zentralblatt für Psychotherapie*, 1938 [in diesem Band: S. 33–51]

9 Prof. Lic. F. K. Feigel, in: *Deutsche medizinische Wochenschrift*, 19. September 1936
10 *Zentralblatt für Psychotherapie*, 1937

Zur medikamentösen Unterstützung der Psychotherapie bei Neurosen

E. Guttmann: »The Effect of Benzedrine on Depressive States«, in: *Jour. Mental Science* 82, 1936, S. 618

Ders. / W. Sargant: »Observations on Benzedrine«, in: *Brit. Med. Jour.* I, 1937, S. 1013

A. Myerson: »Effect of Benzedrine Sulfate on Mood and Fatigue in Normal and in Neurotic Persons«, in: *Arch. Neur. and Psych.* 36, 1936, S. 816

M. Prinzmetal / W. Bloomberg: »The Use of Benzedrine for the Treatment of Narcolepsy«, in: *J. A. M. A.* 105, 1935, S. 2051

D. L. Wilbur / A. R. MacLean / E.V. Allen: »Clinical Observations on the Effect of Benzedrine Sulphate«, in: *Proc. Staff Meet. Mayo-Clinic* 12, 1937, S. 97

Psychologie und Psychiatrie des Konzentrationslagers

H. G. Adler: *Theresienstadt 1941–1945.* Tübingen 1955

Ders.: *Die verheimlichte Wahrheit.* Tübingen 1958

H. W. Bansi: »Spätschäden nach Dystrophie (in der Sicht des intermedizinischen Gutachters)«, in: *Materia med. Nordmark* 8, 1956, S. 319

B. Bettelheim: »Individual and Mass Behavior in Extreme Situations«, in: *Abnorm. Psychol. Albany* 38, 1943, S. 432

J. Bok: *De cliniek der hongerzietke* (Diss.). Leiden 1949

E. A. Cohen: *Human Behavior in the Concentration Camp.* London 1954

V. E. Frankl: *Ein Psycholog erlebt das KZ.* Wien 1946 (1. Aufl.), 1947 (2. Aufl.) [...*trotzdem Ja zum Leben sagen. Ein Psychologe erlebt das Konzentrationslager.* München 2015]

Ders.: *Un psicologo en el campo de concentración.* Buenos Aires 1955 (span.)

Ders.: *Yoru to kiri.* Tokio 1956 (jap.)

Ders.: *From Death-Camp to Existentialism. A Psychiatrist's Path to a New Therapy.* Vorwort von Gordon W. Allport. Boston 1959

Ders.: »Psychohygienische Erfahrungen im Konzentrationslager«, in: *Handbuch der Neurosenlehre und Psychotherapie*, Bd. IV, hg. v. V. E. Frankl, V. E. v. Gebsattel und J. H. Schultz. München/Berlin 1959, S. 735

Ders.: »Psychotherapie im Notstand – psychotherapeutische Erfahrungen im Konzentrationslager«, in: *The Affective Contact. Internationaler Kongress für Psychotherapie 1951.* Amsterdam 1952

Ders.: »Group Therapeutic Experiences in a Concentration Camp«, in: *Group Psychotherapie* 7, 1954, S. 81

S. Freud: *Gesammelte Werke* V. London 1942

G. M. Gilbert: *The Psychology of Dictatorship.* New York 1950

P. Helweg-Larsen / H. Hoffmeyer / J. Kieler / E. Hess-Thaysen / J. HessThaysen / P. Thygesen / M. Hertel-Wulff: *Famine Disease in German Concentration Camps etc.* Kopenhagen 1952

K. Hermann, *Atrophia cerebri. Acta psychiat. neurol. scand.* Suppl. 74, 1951

A. Hottinger / O. Gsell / E. Uehlinger / C. Salzmann / A. Labhart: *Hungerkrankheit, Hungerödem, Hungertuberkulose.* Basel 1948

K. Jaspers: *Der philosophische Glaube.* Zürich 1948

B. Kautsky: *Teufel und Verdammte.* Zürich 1946

K. Kolle: »Die Opfer der nationalsozialistischen Verfolgung in psychiatrischer Sicht«, in: *Nervenarzt* 29, 1958, S. 148

V. A. Kral: »Psychiatric Observations under Severe Chronic Stress«, in: *Amer. J. Psychiat.* 108, 1951, S. 185

M. Lamy / M. Lamotte / S. Lamotte-Barillon: »Études et Réflexions sur les Troubles Constantés dans les États de Dénutrition«, in: *Presse med.* 54, 1946, S. 510

M. Lazarsfeld / H. Zeisel: *Die Arbeitslosen von Marienthal.* Leipzig 1933

Z. Lederer: *Ghetto Theresienstadt.* London 1953

M. Michel: *Gesundheitsschäden durch Verfolgung und Gefangenschaft und ihre Spätfolgen.* Frankfurt 1955

J. E. Nardini: »Survival Factors in American Prisoners of War of the Japanese«, in: *Amer. J. Psychiat.* 109, 1952, S. 242

H. Rosencher: »Medicine in Dachau«, in: *Brit. med. J.* 1946, 2, S. 953

A. L. Vischer: *Die Stacheldrahtkrankheit.* Zürich 1918

P. M van Wulfften-Palthe: »Neuro-psychiatrie Experiences in Japanese lnternment Camps in Java«, in: *Docum. Neerl. Indones. Morb. Trop.* 2, 1950, S. 135–140

E. de Wind: »Confrontatie met de dood«, in: *Folia psychiat. neerl.* 6, 1949, S. 1–7

Rudolf Allers als Philosoph und Psychiater

1 Th. v. Aquin: *Über das Sein und das Wesen*, übersetzt und erläutert von Rudolf Allers. Frankfurt a. M./Hamburg 1959, S 109

2 R. Allers: *Das Werden der sittlichen Person.* Freiburg i. Br. 1930, S. 188

3 Ebd., S. 183

4 R. Allers: *Heilerziehung bei Abwegigkeit des Charakters.* Einsiedeln/Köln, S. 353

5 R. Allers: *Das Werden der sittlichen Person,* a. a. O., S. 166

6 Ebd., S. 169

7 Ebd., S. 192

8 Ebd., S. 100

9 Ebd., S. 243

10 Ebd., S. 92

11 Ebd., S. 114

12 L. Jugnet: Rudolf Allers ou l'Anti-Freud. Paris 1950, S. 10f.

13 Ebd., S. 26

14 R. Allers: *Über Psychoanalyse.* Berlin 1922, S. 42 f.

15 Ebd., S. 15

16 Ebd., S. 15f.

17 Ebd., S. 17

18 Ebd., S. 44

19 R. Allers: *Das Werden der sittlichen Person,* a. a. O. 1930, S. 278

20 Ebd., S. 279

21 R. Allers: »The Meaning of Heidegger«, in: *The New Scholasticism* 36, 1962, S. 445–474, hier: S. 471

22 Ders.: »Ontoanalysis: A New Trend in Psychiatry«, in: *Proceedings of the American Catholic Philosophical Association* 1961, S. 78–88, hier: S. 85

23 Ebd., S. 83

24 L. Jugnet: *Rudolf Allers ou l'Anti-Freud,* a. a. O., S. 9
25 R. Allers: *Das Werden der sittlichen Person,* a. a. O., S. 283

Psychologisierung – oder Humanisierung der Medizin?

1 V. E. Frankl: *Theorie und Therapie der Neurosen.* München 1983 (5. Aufl.)
2 H. Takashima: *Psychosomatic Medicine and Logotherapy.* New York 1977
3 F. Mlczoch: »Zur Konzeption des Asthma bronchiale«, in: *Therapiewoche* 26, 1976, S. 7630
4 F. A.: Freyhan: »Is psychosomatic obsolete?«, in: *Comprehensive Psychiatry* 17, 1976, S. 381
5 V. E. Frankl: *Das Leiden am sinnlosen Leben.* Freiburg i. Br. 1985 (9. Aufl.) [Freiburg i. Br. 2013]
6 L. Skolnick: »Kinder sind hart im Nehmen«, in: *Psychologie heute* 5, 1978, S. 44
7 V. E. Frankl: *Die Psychotherapie in der Praxis.* München 1986 (5. Aufl.) [München 2002]
8 Ders.: *… trotzdem Ja zum Leben sagen. Ein Psychologe erlebt das Konzentrationslager.* München 1986 (11. Aufl.) [München 2015]
9 Ders.: *Der Wille zum Sinn.* Bern 1982 (3. Aufl.) [Bern 2016]
10 Ders.: »Psychologie und Psychiatrie des Konzentrationslagers«, in: *Psychiatrie der Gegenwart,* Bd. III, Berlin/Göttingen/Heidelberg, S. 743–759 [in diesem Band: S. 85–120]; V. E. Frankl: *Die Sinnfrage in der Psychotherapie.* München 1985 (2. Aufl.) [München 2002]
11 Ders.: *Ärztliche Seelsorge.* Frankfurt a. M. 1985 (13. Aufl.) [München 2014]
12 J. B. Fabry: *Das Ringen um Sinn.* Freiburg 1978
13 W. v. Baeyer: *Gesundheitsfürsorge – Gesundheitspolitik* 7, 1958, S. 197
14 V. E. Frankl: *Der leidende Mensch. Anthropologische Grundlagen der Psychotherapie.* Bern 1984 (2. Aufl.) [Bern 2005]
15 J. Moltmann, in: *Zeitschrift für Allgemeinmedizin*

Die Begegnung der Individualpsychologie mit der Logotherapie

1 Michael Titze: *Lebensziel und Lebensstil.* München 1979, S. 194 (Hervorhebung nicht im Original)
2 V. E. Frankl: *… trotzdem Ja zum Leben sagen. Ein Psychologe erlebt das Konzentrationslager.* München 1986 (11. Aufl.) [München 2015]
3 Ders.: »Zur mimischen Bejahung und Verneinung«, in: *Internationale Zeitschrift für Psychoanalyse* 10, 1924, S. 437 [in: Ders.: *Frühe Schriften 1923–1942,* hg. v. G. Vesely-Frankl. Wien/München/Bern 2005, S. 21 f.]
4 Ders.: »Psychotherapie und Weltanschauung. Zur grundsätzlichen Kritik ihrer Beziehungen«, in: *Internationale Zeitschrift für Individualpsychologie* 3, 1925, S. 250 [in: Ders.: Frühe Schriften 1923–1942, hg. v. G. Vesely-Frankl. Wien/München/Bern 2005, S. 33–35]
5 W. Soucek: »Die Existenzanalyse Frankls, die dritte Richtung der Wiener psychotherapeutischen Schule«, in: *Deutsche Medizinische Wochenschrift* 73, 1948, S. 594
6 V. E. Frankl: »Forerunner of Existential Psychiatry«, in: *Journal of Individual Psychology* 26, 1970, S. 12.

7 Ders.: *Ärztliche Seelsorge. Grundlagen der Logotherapie und Existenzanalyse.* Wien 1946, 1985 (13. Aufl.) [München 2014]
8 Ders.: *Die Sinnfrage in der Psychotherapie.* München 1985 (2. Aufl.) [München 2002]
9 Ders.: *Die Psychotherapie in der Praxis. Eine kasuistische Einführung für Ärzte.* Wien 1947, 1986 (5. Aufl.) [München 2002]
10 Ders.: *Die Sinnfrage in der Psychotherapie,* a. a. O.
11 A. Adler: *Der Sinn des Lebens.* Frankfurt a. M. 1933, S. 55 [Frankfurt a. M 1978]
12 R. F. Antoch: *Studien zur individualpsychologischen Theorie und Praxis.* München 1981, S. 202
13 A. H. Maslow: »Comments on Dr. Frankl's Paper«, in: *Readings in Humanistic Psychology*, hg. v. A. Sutick u. M. A. Vieh, New York: The Free Press 1969
14 *Journal of Humanistic Psychology,* 1966, S. 107–112
15 V. E. Frankl: »Zur medikamentösen Unterstützung der Psychotherapie bei Neurosen«, in: *Schweizer Archiv für Psychiatrie* 43, 1939, S. 26–31 [in diesem Band: S. 71–83]
16 Ders.: *Die Psychotherapie in der Praxis,* a. a. O.
17 Ebd., S. 155 f.
18 J. Hand / Y. Lamontagne / I. M. Marks: »Group Exposure in vivo for Agoraphobics«, in: *Brit. J. Psychiat.* 124, 1974, S. 588
19 Sprüche 22, 13
20 L. Solyom / J. Garza-Perez / B. L. Ledwidge / C. Solyom: »Paradoxical Intention in the Treatment of Obsessive Thoughts«, in: *Comprehensive Psychiatry* 13, 1972, S. 291
21 M. L. Ascher / R. M. Turner: »Controlled Comparison of Progressive Relaxation, Stimulus Control, and Paradoxical Intention Therapies«, in: *Journal of Consulting and Clinical Psychology* 47, 1979, S. 500
22 Byung-Hak Ko: »Applications in Korea«, in: *The International Forum for Logotherapy* 4, 1981, S. 89
23 Unpubliziertes Manuskript
24 V. E. Frankl: *Die Psychotherapie in der Praxis,* a. a. O.
25 Ders.: »Logotherapy on Its Way to Degurufication«, in: *Analeeta Frankliana. The Proceedings of the First World Congress of Logotherapy* (1980), hg. v. Sandra A. Wawrytko. Berkeley: Institute of Logotherapy Press 1982

Der Mensch auf der Suche nach einem letzten Sinn

1 S. Freud: *Gesammelte Werke* XI, S. 370
2 H. Hartmann: »Ich-Psychologie und Anpassungsproblem«, in: *Psyche* 14 (1960), S. 81
3 S. Freud: *Gesammelte Werke* V, S. 415
4 W. B. Cannon: *The Wisdom of the Body.* New York 1932
5 S. Freud: *Gesammelte Werke* XI, S. 370
6 V. E. Frankl: »Zur geistigen Problematik der Psychotherapie«, in: *Zeitschrift für Psychotherapie* 10 (1938), S. 33 [in diesem Band: S. 33–51]
7 O. Pfister: *Die Willensfreiheit. Eine kritisch-systematische Untersuchung.* Berlin 1904, zit. n. Thomas Bonhoeffer: »Das Christentum und die Angst – dreißig Jahre später«, in: *Wege zum Menschen* 25, 11/12, 1973, S. 433
8 V. E. Frankl: *Der unbedingte Mensch.* Wien 1949
9 Ders.: *Pathologie des Zeitgeistes.* Wien 1955

10 I. D. Yalom: *Existential Psychotherapy.* New York 1980

11 V. E. Frankl: »Über Psychotherapie«, in: *Wiener Zeitschrift für Nervenheilkunde* 3 (1951), S. 461

12 M. Wertheimer: »Some Problems in the Theory of Ethics«, in: *Documents of Gestalt Psychology*, hg. v. M. Henle. Berkeley 1961

13 V. E. Frankl, *The Unconscious God. Psychotherapy and Theology.* New York 1985.

14 Ders.: *Der leidende Mensch. Anthropologische Grundlagen der Psychotherapie.* Bern 1984 [Bern 2005]

15 G. Moser: *Wie finde ich zum Sinn des Lebens?* Freiburg im Breisgau 1978, zit. n.: V. E. Frankl: *Die Sinnfrage in der Psychotherapie.* München 1985

16 V. E. Frankl: *Die Sinnfrage in der Psychotherapie,* a. a. O.

17 *Newsweek*, 26. April 1971

18 V. E. Frankl: *Die Sinnfrage in der Psychotherapie,* a. a. O.

19 Ders.: *Der unbedingte Mensch.* Wien 1949

20 Ders.: *Die Existenzanalyse und die Probleme der Zeit.* Wien 1947

21 K. Lorenz / F. Kreuzer: *Leben ist Lernen.* München 1981

22 V. E. Frankl: *Der leidende Mensch,* a. a. O.

23 Ders.: *Das Leiden am sinnlosen Leben.* Freiburg i. Br. 1987

24 Ebd.

25 G. W. Allport: *The Individual and His Religion.* New York 1956

26 V. E. Frankl: *Das Leiden am sinnlosen Leben,* a. a. O.

27 Ders.: *The Unconscious God,* a. a. O.

28 Ders.: *Der Wille zum Sinn.* Bern 1982

29 Ders.: *The Will to Meaning.* New York 1988

30 Ders.: *The Unconscious God,* a. a. O.

31 Vgl. Ders.: *Man's Search for Meaning.* New York 1985; Ders.: *The Will to Meaning,* a. a. O.

32 A. Einstein: *Out of My Later Years.* New York 1950

33 L. Wittgenstein: *Tagebücher 1914–1916.* Frankfurt a. M. 1960.

Bemerkungen zur Pathologie des Zeitgeistes

1 Vgl. V. E. Frankl: »Zur medikamentösen Unterstützung der Psychotherapie bei Neurosen«, in: *Schweizer Archiv für Neurologie und Psychiatrie* 43, 1939, 9, S. 26–31 [in diesem Band: S. 71–83]

Grundriss der Existenzanalyse und Logotherapie

1 F. W. Foerster: *Sexualethik und Sexualpädagogik.* Recklinghausen 1952 (6. Aufl.), S. 275

2 P. Schilder: *Psychoanalys, Man and Society.* New York 1951, S. 19

3 V. E. Frankl: *Ärztliche Seelsorge.* Wien 1946, S. 140, S. 196 [München 2014]

4 Ders.: *Der unbewusste Gott.* Wien 1948 (1. Aufl.), S. 37–47 [München 1992]

5 Vgl. Ders.: *Die Psychotherapie in der Praxis. Eine kasuistische Einführung für Ärzte.* Wien 1947, Anhang »Psychotherapie, Kunst und Religion« [Wien 1982]

6 Ders.: *Der unbedingte Mensch. Metaklinische Vorlesungen.* Wien 1949, S. 39

7 Ders.: »Psychagogische Betreuung endogen Depressiver«., in: Ders.: *Theorie und Therapie der Neurosen. Einführung in Logotherapie und Existenzanalyse* 5 München/Basel 1983, S. 67 ff.

8 Ders.: *Der unbewusste Gott,* a.a.O, S. 74; Ders.: *Logos und Existenz.* Wien 1951, S. 70; Ders.: *Theorie und Therapie der Neurosen. Einführung in Logotherapie und Existenzanalyse.* München/Basel 1983 (5. Aufl.), S. 23 [Stuttgart 2007]
9 R. J. Lifton, in: *American Journal of Psychiatry* 110 (1954), S. 733
10 V. E. Frankl: *Homo patiens.* Wien 1950, S. 36–37.
11 Ders.: *Der unbedingte Mensch. Metaklinische Vorlesungen,* a. a. O., S. VII
12 Charlotte Bühler, in: *Psychologische Rundschau*, Bd. VIII/I, 1956
13 Ebd.
14 G. W. Allport: *Becoming. Basic Considerations for a Psychology of Personality.* New Haven 1955, S. 48f.
15 V. E. Frankl: *Der unbewusste Gott,* a. a. O., S. 84
16 Ebd., S. 83
17 A. Portmann: *Biologie und Geist.* Zürich 1956, S. 36
18 Ebd., S. 63
19 V. E. Frankl: *Der unbewusste Gott,* a. a. O., S. 85
20 Ders.: *Homo patiens,* a. a. O., S. 110
21 Ebd.
22 Ebd., S. 109
23 Ebd.
24 Ders.: »Zur Definition und Klassifikation der Neurosen«, in: Ders.: *Theorie und Therapie der Neurosen. Einführung in Logotherapie und Existenzanalyse,* a. a. O., S. 43 ff.
25 Ders.: *Homo patiens*, a. a. O., S. 87f., S. 90
26 Ebd.
27 Vgl. K. Dienelt: *Erziehung zur Verantwortlichkeit (Die Existenzanalyse V. E. Frankls und ihre Bedeutung für die Erziehung).* Wien 1955
28 P. Polak: *Frankls Existenzanalyse in ihrer Bedeutung für Anthropologie und Psychotherapie.* lnnsbruck/Wien 1949
29 Neurologische Poliklinik amb. 1015/1948
30 G. W. Allport: *The Individual and his Religion. A Psychological Interpretation.* New York 1956, S. 92
31 Neurologische Poliklinik, 394/1955 bzw. 6264/1955
32 Ebd., 901/1956
33 Ebd., amb. 3578/1953 bzw. stat. 34/1953
34 Ebd., amb.-prot. Nr. 1015 ex 1957
35 Ebd., amb. 1015/1948
36 Ebd., amb. 3070/1952

WEITERE WERKE VON VIKTOR E. FRANKL

Eine vollständige Liste aller Bücher Viktor Frankls sowie eine umfassende Bibliographie über Logotherapie/Existenzanalyse finden Sie auf der Webseite des Viktor-Frankl-Instituts, www.viktor-frankl.org

… trotzdem Ja zum Leben sagen. Ein Psychologe erlebt das Konzentrationslager. Kösel-Verlag, München 2002 (8. Aufl.); ISBN 3-466-10019-4.

Ärztliche Seelsorge. Grundlagen der Logotherapie und Existenzanalyse. Deuticke im Zsolnay Verlag, Wien / dtv München 2005–2007 / 2011 (dtv); ISBN 3-552-06001-4

Bergerlebnis und Sinnerfahrung. Tyrolia, Innsbruck/Wien 2013 (7. Aufl.); ISBN 978-3-7022-3297-9

Das Leiden am sinnlosen Leben. Psychotherapie für heute. Herder/Kreuz, Freiburg i. Br. 2015; ISBN 978-3-451-61337-1

Dem Leben Antwort geben. Autobiografie (Neuauflage von *Was nicht in meinen Büchern steht. Lebenserinnerungen*). Beltz, Weinheim 2017; ISBN 978-3-407-86460-4

Der leidende Mensch. Anthropologische Grundlagen der Psychotherapie. Hans Huber, Bern / Serie Piper 1975–2005 (3. Aufl.); ISBN 3-456-84214-7

Der Mensch vor der Frage nach dem Sinn. Eine Auswahl aus dem Gesamtwerk. Serie Piper 289, München 1979–2015 (28. Aufl.); ISBN 9783-492-20289-3

Der unbewusste Gott. Psychotherapie und Religion. Deutscher Taschenbuch Verlag (dtv 35058) München 1992–2010 (10. Aufl.); ISBN 3–466 20302–3

Der Wille zum Sinn. Ausgewählte Vorträge über Logotherapie. Hogrefe, Bern 2016 (7. Aufl.); ISBN 978-3-456-85601-8

Die Psychotherapie in der Praxis. Eine kasuistische Einführung für Ärzte. Serie Piper 475, München 1986–2002; ISBN 978-3-492-20475-9 / 978-3-492-20475-0

Es kommt der Tag, da bist du frei. Unveröffentlichte Texte und Reden. Kösel-Verlag, München 2015; ISBN 978-3-466-37138-9

Gesammelte Werke 1: ... trotzdem Ja zum Leben sagen / Ausgewählte Briefe 1945–1949. Böhlau, Wien 2005; ISBN 3-205-77351-9

Gesammelte Werke 2: Psychologie des Konzentrationslagers / Synchronisation in Birkenwald / Ausgewählte Texte 1945–1993. Böhlau, Wien 2006; ISBN 3-205-77390-X

Gesammelte Werke 3: Die Psychotherapie in der Praxis / Und ausgewählte Texte über angewandte Psychotherapie. Böhlau, Wien 2008; ISBN 3-205-77664-X/978-3-205-77664-2

Gesammelte Werke 4: Grundlagen der Logotherapie und Existenzanalyse. Böhlau, Wien 2011; ISBN 978-3-205-78619-1

Gottsuche und Sinnfrage. Gütersloh 2005–2014 (5. Aufl.); ISBN 978-3-579-05428-5

Psychotherapie für den Alltag. Rundfunkvorträge über Seelenheilkunde. (Psychotherapie für jedermann.) Kreuz Verlag, Freiburg i. Br. 2015; ISBN 978-3-451-61373-9

Theorie und Therapie der Neurosen. Einführung in Logotherapie und Existenzanalyse. Uni-Taschenbücher 457, Ernst Reinhardt, München/Basel 1967–2007 (9. Aufl.); ISBN 978-3-497-01924-3

VIKTOR-FRANKL-INSTITUT

Leitung: Univ.-Prof. Dr. Alexander Batthyány

Das Viktor Frankl Institut wurde 1992 von einem internationalen Kollegen- und Freundeskreis in Wien unter dem Beisitz Viktor Frankls als wissenschaftliche Gesellschaft gegründet.

Aufgabe des Viktor-Frankl-Instituts (VFI) ist die Pflege des Lebenswerks Viktor Frankls und die Förderung und Verbreitung der Logotherapie und Existenzanalyse als psychiatrische, psychologische und philosophische Forschungsrichtung und als angewandte Psychotherapie, sowie die Qualitätssicherung der Psychotherapie- und Beraterausbildung in Logotherapie und Existenzanalyse. Das Viktor-Frankl-Institut Wien ist zudem auch die Akkreditierungsinstitution für Ausbildungen in klassischer Logotherapie und Existenzanalyse nach Frankl.

Eine internationale Liste der über 150 akkreditierten Institutionen und nationalen Verbände, die Ausbildungen in Logotherapie und Existenzanalyse anbieten, kann auf der Website des VFI eingesehen werden.

Das Institut hat exklusiven Zugang zum Viktor Frankl Privatarchiv und beherbergt die weltweit größte Sammlung von Texten und Forschungsarbeiten zu Logotherapie und Existenzanalyse.

In Kooperation mit der Stadt Wien wurde 1999 der Viktor-Frankl-Fonds der Stadt Wien gegründet. Im Sinne seiner Zielsetzung vergibt der Fonds jedes Jahr Preise und Stipendien zur Auszeichnung hervorragender Leistungen und zur Förderung von

Forschungsprojekten auf dem Gebiet einer sinnorientierten humanistischen Psychotherapie. Zusätzlich verleiht der Fonds einen jährlichen Ehrenpreis als Anerkennung und Würdigung des Lebenswerks herausragender Persönlichkeiten. Bisherige Ehrenpreisträger sind Heinz von Foerster, Paul Watzlawick, Kardinal Franz König, Dame Cicely Saunders, Bischof Erwin Kräutler, Kardinal Óscar Andrés Rodríguez Maradiaga, Eric Richard Kandel.

Das Institut betreut den weltweit ersten staatlich akkreditierten Doktoratsstudiengang für Logotherapie am Viktor-Frankl-Lehrstuhl für Philosophie und Psychologie an der Internationalen Akademie für Philosophie (Universität im Fürstentum Liechtenstein). In Zusammenarbeit mit dem 2012 gegründeten Department für Logotherapie und Existenzanalyse am Universitätsinstitut für Psychoanalyse in Moskau bietet es ein Master-Programm und Psychotherapieausbildung in Logotherapie an.

Über die Aktivitäten der Logotherapie-Institute in aller Welt kann man sich auf der Homepage des Viktor-Frankl-Instituts in Wien informieren. Dort findet sich neben Mitteilungen aus der logotherapeutischen Forschung und Praxis auch die umfassendste Bibliographie der logotherapeutischen Primär- und Sekundärliteratur.

Kontakt und weitere Informationen unter: www.viktorfrankl.org